Surviving ICU シリーズ

敗血症治療

一刻を争う現場での疑問に答える

真弓俊彦 編

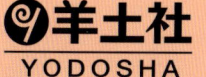
羊土社
YODOSHA

謹告

　本書に記載されている診断法・治療法に関しては，発行時点における最新の情報に基づき，正確を期するよう，著者ならびに出版社はそれぞれ最善の努力を払っております．しかし，医学，医療の進歩により，記載された内容が正確かつ完全ではなくなる場合もございます．

　したがって，実際の診断法・治療法で，熟知していない，あるいは汎用されていない新薬をはじめとする医薬品の使用，検査の実施および判読にあたっては，まず医薬品添付文書や機器および試薬の説明書で確認され，また診療技術に関しては十分考慮されたうえで，常に細心の注意を払われるようお願いいたします．

　本書記載の診断法・治療法・医薬品・検査法・疾患への適応などが，その後の医学研究ならびに医療の進歩により本書発行後に変更された場合，その診断法・治療法・医薬品・検査法・疾患への適応などによる不測の事故に対して，著者ならびに出版社はその責を負いかねますのでご了承ください．

序

　敗血症は現在でも頻度が高く，また死亡率も高い病態である．Surviving Sepsis Campaign が行われ，9月13日が world sepsis day と設定されるなど世界中で敗血症の死亡率を下げる取り組みが行われている．しかしながら，近年 sepsis の治療薬として開発されてきたものは悉く臨床治験で有効性を示せず，有用性が明確に示された治療法も非常に限られている．

　一方，国際的に使用されている Surviving Sepsis Campaign Guidelines と日本版ガイドラインの対比でも明らかなように，日本でのみ行われている治療法が多数存在し，世界標準とは大きくかけ離れている．この現状を十分認識し，それらを盲目的に使用することは避けなければならない．敗血症は原因疾患が多彩で，一種の症候群であり，病態によっては特殊な治療法が有用であるかもしれない．しかし，その病態を認識する術はまだ確立されていない．

　明白なことは，有効性が明らかな診断や治療をしっかり実践していくことである．**瀕死の患者を前にしても，今行っている確かな治療に自信をもって，有効性が定かではない治療を行わず，見守ることができることこそプロフェッショナルだ**．藁にでもすがるように，有効性が明確でない治療法を次から次と試すのではなく，現在，有効性が定かではない治療は行わないという確固たる信念が必要である．

　本書では，敗血症診療で悩んだり困ったりすることが多い事項に特に焦点をあて，各分野の専門家に，臨床でのポイントとコツを解説いただいた．明日からの診療の傍らにおいて実際に活用いただけるものと自負している．

　一方，現在はここまでしか敗血症診療は確立していないことを認識して，今後，質の高い研究を日本で実施し，日本人での知見に基づいたより良い診療が実施できるように繋げていただきたい．

2014年1月

真弓俊彦

Surviving ICU シリーズ

敗血症治療
一刻を争う現場での疑問に答える

Contents

序		真弓俊彦	3
資料：SSCG2012と日本版敗血症診療ガイドラインの対比		真弓俊彦	7
執筆者一覧			16

第1章 病態・診断

1. この人，敗血症？ Does this patient have sepsis？ ……… 柴﨑俊一，山中克郎 20
2. 敗血症の病態は？ ……… 城戸貴志 26
3. 敗血症の診断はどのように行うのか？ ……… 高本紘尚，岩田充永 33
4. 敗血症診断マーカーはどのように使用するのか？
   エンドトキシン，プロカルシトニン，プレセプシンなど Pro/Con
   ……… 鈴木　泰，高橋　学，松本尚也，遠藤重厚 37
5. 重症敗血症，敗血症性ショックとは？
   診断基準の変遷とその予後 ……… 小豆畑丈夫 43
6. グラム染色，血液培養はどのように行い，利用できるのか？ ……… 大野博司 47

第2章 治療①－輸液，カテコラミン，輸血

1. 輸液はどのように行うべきか？
   そのモニタリング，指標をどのように使い分けるか？ ……… 伊佐泰樹，蒲地正幸 54
2. 大量輸液は是か非か？
   SSCG通りに輸液を行うのか？ ……… 森澤健一郎，平　泰彦 61
3. カテコラミンはどのように使用するか？ ……… 長田圭司，蒲地正幸 66
4. アルブミン製剤と赤血球輸血の役割とは？
   いつ，どのように使用するか？ Pro/Con ……… 佐藤仁思，福岡敏雄 71

Pro/Con：各テーマにおける賛成論・反対論を挙げている項目です

第3章 治療② – 感染症に対する治療

1. 抗菌薬はどのように選択し，どのように投与するか？
   投与経路，1回投与量，投与回数 .... 矢野晴美 84

2. 抗菌薬の併用は重要なのか？ Pro/Con .... 谷崎隆太郎，大曲貴夫 90

3. 感染源のコントロールはどのように行うのか？ .... 竹末芳生 94

4. 感染源や起因菌が特定できない場合にはどうしたらよいか？ .... 鈴木富雄 99

5. 抗菌薬を使用していても，検査結果や症状が改善しない場合はどうするか？
   血液データや画像検査で改善が認められない場合，高熱が下がらない場合 .... 山岸由佳，三鴨廣繁 108

6. de-escalation は，真に遂行可能か？
   予後を改善するか？ 抗菌薬の投与期間はどうするか？ .... 志馬伸朗 114

7. 院内感染予防のために選択的消化管除菌（SDD）は行うべきか？ Pro/Con
   .... 鈴木 淳，長谷川隆一 120

8. 敗血症で免疫グロブリンを使用すべきか？ より有効な投与方法は？ Pro/Con
   .... 大坪広樹 125

第4章 治療③ – 臓器サポート

1. 敗血症性ショックでステロイドは必要か？ Pro/Con .... 上田剛士 132

2. 敗血症患者の栄養療法は？
   いつから，どのルートでどの栄養剤を投与する？ Pro/Con .... 海塚安郎 142

3. 敗血症における人工呼吸管理のポイントは？ .... 長岡由姫，中根正樹 150

4. 敗血症時の鎮静や鎮痛，筋弛緩は
   どのように行うのか？ .... 藤田 基，鶴田良介 157

5. 血糖コントロールは意味があるのか？
   血糖変動は敗血症の予後を示唆するか？ Pro/Con .... 江木盛時 162

第5章 意見の分かれる治療

1. SSCGと日本版敗血症診療ガイドラインの違いは？
   .... 真弓俊彦，遠藤武尊，染谷一貴，大坪広樹，高間辰雄，城戸貴志，亀崎文彦 168

2. 敗血症における体温異常—発熱があれば解熱すべきか？ Pro/Con .... 久志本成樹 172

3. この患者は敗血症性DICか？ DICの診断は意味があるのか？ .... 岡本好司 182

4. 敗血症性DICの治療はどうすればよいか？
   治療によって予後の改善が得られるか？ また，いつまで治療を行うのか？ Pro/Con
   .... 真弓俊彦，金澤綾子，染谷一貴，大坪広樹，高間辰雄，城戸貴志，亀崎文彦 192

5. 敗血症でタンパク分解酵素阻害薬，エラスターゼ阻害薬は必要か？ Pro/Con
   ....安達朋宏，安田英人　198
6. 敗血症でCRRTは必要か？ Pro/Con ....小林秀嗣，内野滋彦　204
7. 敗血症性ショックにおける重炭酸塩投与の意義とは？ Pro/Con
   ....北村浩一，鈴木利彦，藤谷茂樹　209
8. 敗血症性ショックでPMXは必要か？ ....齋藤伸行，杉山和宏　215

第6章 予防策，リハビリテーション，ゴール

1. 敗血症での深部静脈血栓症予防はどのように行うのか？ Pro/Con
   ....松尾耕一，讃井將満　222
2. 消化管潰瘍予防薬はどのように使用するか？
   経腸栄養中も使用するのか？ Pro/Con ....吉江範親，橋本篤徳，小谷穰治　228
3. 敗血症患者でのリハビリテーションは必要か？ ....畠山淳司，武居哲洋　232
4. どのような目標で，どこまでの治療を行うべきか？〜Goal of Care〜
   ....真弓俊彦，金澤綾子，染谷一貴，大坪広樹，高間辰雄，城戸貴志，亀崎文彦　238

索　引　..242

■ 本文中の文献一覧の★はエビデンスレベルを表しています

> ● 文献
> 必読 1) The Acute Respiratory Distress Syndrome ...
>   pared with traditional tidal volumes for acu...
>   Engl J Med.342：1301-1308, 2000 ★★★
>   2) Esteban A, et al：Prospective randomized ...
>   volume-controlled ventilation in ARDS. For...
>   117：1690-1696, 2000 ★★
>   3) Eichacker PQ, et al：Meta-analysis of acute lung injury and acute respiratory distress syndrome
>   trials testing low tidal volumes. Am J Respir Crit Care Med, 166：1510-1514, 2002
>   4) Hager DN, et al：Tidal volume reduction in patients with acute lung injury when plateau pressure
>
> ★★★：大規模（概ねワンアーム100症例以上）のRCT（LRCT）
> ★★　：上記以外のRCT
> ★　　：大規模（概ね200症例以上）の観察研究（LOS）

Color Atlas

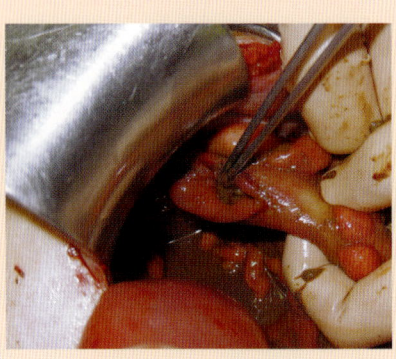

● 術中写真
S状結腸穿孔の状態．
腹腔内に便汁を認める
(p.182 図1参照)

資料 SSCG2012と日本版敗血症診療ガイドラインの対比

真弓俊彦

　SSCG2012と日本版敗血症診療ガイドライン（以下，日本版）の各々の概要とその相違について主なものについて表としてまとめたので，ご参照いただきたい（「第5章1．SSCGと日本版敗血症診療ガイドラインの違いは？」も参照）．詳細は各々のガイドラインを確認していただきたい．

●SSCG2012と日本版の推奨文のみでの対比（一部意訳しており，詳細は原著の本文等も参照のこと）

SSCG2012[1]	日本版[2]
作成方法	
GRADEシステム	GRADEシステムに準拠
敗血症の定義	
多数の臨床所見を示し，そのうちいくつを認めた場合（2001年の会議の定義）	感染に起因するSIRS（1991年の会議の定義）2001年の会議の定義も提示
A. 初期蘇生	
・early goal-directed therapy（EGDT）を推奨 ・適切な輸液後も低血圧，乳酸≧4mmol/Lではプロトコール化され定量化した輸液で6時間以内に以下を目標：CVP 8～12mmHg，MAP≧65mmHg，尿量≧0.5mL/kg/時，$ScvO_2$≧70％またはSvO_2≧65％（1C） ・乳酸値が上昇していれば正常化（2C）	・初期蘇生はEGDTに準じて施行（1A） ・血圧低下にこだわらず，代謝性アシドーシスの進行，血中乳酸値の上昇を認めた場合に，初期蘇生を開始する（1A） ・観血的動脈圧測定で血圧を連続的に監視し，動脈血ガス分析を時系列で行う（1D） ・輸液を中心とした初期蘇生により，CVP 8～12mmHg，MAP＞65mmHgを目標とし，尿量＞0.5mL/kg/時，$ScvO_2$＞70％が達成されるかどうかを評価する（1A） ・動脈血ガス分析および血中乳酸値測定を行い，代謝性アシドーシスの改善と乳酸クリアランスを少なくとも6時間ごとに評価する（1A） ・エコーなどにより心機能と前負荷を評価することで，輸液管理を適正化する（2D） ・平均血圧＞65mmHg，尿量＞0.5mL/kg/時，$ScvO_2$＞70％，血中乳酸値低下，代謝性アシドーシスの少なくとも6時間以内の改善を目標とする（1A） ・初期蘇生のアルゴリズムあり
B. 敗血症のスクリーニングと改善	
・重症患者で感染の可能性があれば早期の治療開始が可能となるようにルーチンのスクリーニング（1C） ・重症敗血症の診療の病院全体での改善（UG）	画像診断について記載

CVP：中心静脈圧，MAP：平均動脈圧，$ScvO_2$：中心静脈血酸素飽和度，SvO_2：混合静脈血酸素飽和度

SSCG2012[1]	日本版[2]
C.診断	
●抗菌薬投与が＞45分遅れないのであれば，投与前に培養検体採取（1C），血液培養は最低2セット採取，48時間以上血管内留置カテーテルが入っていれば，1セットはそのカテーテルから採取（1C） ●カンジダ感染が疑われ測定可能であればβDグルカン（2B），マンナンおよびその抗体アッセイ（2C）を施行 ●原発巣確定のための迅速な画像診断（UG）	●すべての症例において抗菌薬投与開始前に，血液培養を行う（1D） ●同時に推定感染原因部位からの検体を無菌的に採取し，塗抹検査と培養同定・感受性検査を行う（1D） ●穿刺部の皮膚を，アルコール含有クロルヘキシジン，アルコール含有10％ポビドンヨードあるいはアルコール前清拭後水溶性10％ポビドンヨードで消毒する（1B） ●血管経皮穿刺により，1セットあたり20mLを2セット以上（感染性心内膜炎を疑う場合には3セット）採取する（1C） ●原因となる感染部位は，腹腔内，呼吸器，血流（カテール関連を含む），皮膚・軟部組織，尿路などが多い．原因菌としては，黄色ブドウ球菌（MRSA，MSSA），大腸菌，肺炎桿菌，緑膿菌，エンテロバクタ属などが多い（1C） ●感染巣のコントロールと治療方針の早期決定のため，感染巣の同定は初期蘇生後速やかに行うべきである（1C） ●ベッドサイドで施行が可能な単純X線写真やエコー検査に加えて，感染巣の特定が困難な場合，広範なスクリーニングが可能なCTが有用である（1D） ●造影CTで感染巣の確定に至らない場合には，MRI検査を検討するが，検査施行前に放射線科専門医へのコンサルテーションが望ましい（2D） ●CRP，IL-6，プロカルシトニンについて言及

SSCG2012[1]	日本版[2]
D. 抗菌薬	
・有効な抗菌薬を1時間以内に投与，septic shock（1B），severe sepsis（1C） ・すべての想定される起因菌（細菌または真菌またはウイルス）に有効で，感染巣と思われる部位に適切な濃度となる1つ以上のエンピリックな抗菌薬を使用（1B） ・毎日抗菌薬療法を見直し，de-escalationの可能性を探る（1B） ・当初sepsisと思われたもののその後感染の徴候がない場合，抗菌薬中止の判断にプロカルシトニンなどのバイオマーカーを使用してもよい（2C） ・好中球減少症でsevere sepsis（2B），AcinetobacterやPseudomonas類などの多剤耐性菌（2B）での複数のエンピリック抗菌薬使用．septic shockで呼吸不全では，P. aeruginosa血症に対する広域スペクトラムのβラクタム＋（アミノグリコシドまたはキノロン）（2B），Streptococcus pneumoniae血症からのseptic shockではβラクタム＋マクロライド（2B） ・エンピリックな多剤抗菌薬は3～5日までとし，起因菌が判明すれば最適な単剤にde-escalationする ・通常治療は7～10日で，臨床的に改善が遅延，感染巣がドレナージできていない，S. aureus菌血症，一部の真菌やウイルス，好中球減少を含む免疫不全では延長（2C） ・ウィルス感染からのsevere sepsisまたはseptic shockでは，できるだけ早く抗ウイルス療法を開始（2C） ・感染によらない重症炎症反応の患者では抗菌薬は使用しない（UG）	・診断後，1時間以内に経験的抗菌薬投与を開始する（1C） ・経験的治療では，原因感染症を推定し，その感染症で疫学的に頻度の高い原因菌を十分カバーできる広域抗菌薬の投与を行う（1C）（「疑わしい感染症別の経験的治療薬」を提示） ・原因菌が確定したら，感受性結果を評価し，「原因菌別の標的治療薬」の表を参考に，抗菌薬を標的治療薬に変更する（1D）．標的治療薬は，単剤を基本とする（2B） ・黄色ブドウ球菌やカンジダ属が血液培養から検出された場合には，感染症専門医へのコンサルトが望ましい（2D） ・高度薬剤耐性菌や多剤耐性菌の治療と管理では「高度薬剤耐性菌，多剤耐性菌の標的治療薬」の表を参考にするが，高度な専門知識が要求されるので，感染症専門医へのコンサルトが望ましい（2D） ・抗菌薬投与は，PK/PD理論を考慮して行う．βラクタム系薬剤はTime above MIC（TAM）を高く保ち，アミノグリコシド，キノロン，グリコペプチド系薬剤は最高血中濃度（Cmax）や濃度下面積（AUC/MIC）を高く保つ（1C＊） ・原因菌が同定され初期治療の反応が良好であれば，可及的狭域の薬剤を用いた標的治療へ変更する（de-escalation）．細菌感染症でないと判断した場合，直ちに抗菌薬を中止する（1C） ・抗菌薬中止の判断は，バイタルサンの安定化や感染を起こした臓器機能の改善などを考慮し，臨床的な総合判断で行う（1D） ・代表的な感染症では標準的治療期間（「代表的な感染症の標準的治療期間」の表）を参考に治療期間を決定する（1C） ・抗菌薬中止の判断にプロカルシトニン値の利用を考慮してもよい（2A＊）
E. 感染巣コントロール	
・できるだけ早く迅速な感染巣コントロールが必要な部位がないか検索し，可能であれば12時間以内に実施（1C） ・膵周囲壊死の感染の場合には，壊死部分が明確になるまでインターベンションは遅くする（2B） ・感染巣コントロールは経皮ドレナージなどできるだけ侵襲の少ないものとする（UG） ・感染源の可能性がある血管内留置カテーテルは，他のカテーテルを留置し，直ちに抜去する（UG）	記載なし
F. 感染予防	
・人工呼吸器関連肺炎減少のためのSDDを推奨，有効な地域では一般の患者にも導入できる（2B） ・severe sepsisでは経口グルコン酸クロルヘキシジンを人工呼吸器関連肺炎減少のため推奨（2B）	・集中治療を要する患者でSDDとSODの施行により死亡率の低下が報告されている．しかし，耐性菌保菌者での有効性が不確定であり，耐性菌出現率が増加する可能性があるため，積極的には行わない（2B＊）

SDD：selective digestive decontamination，SOD：selective oropharyngeal decontaminatin

SSCG2012[1]	日本版[2]
G. 輸液	
・severe sepsis, septic shockでは初期には晶質液を使用（1B）し，hydroxyethyl starchesは推奨しない（1B）が，大量に晶質液が必要な場合にはアルブミンも推奨（2C） ・循環血液量減少での低血圧では晶質液（または同等のアルブミン）を30 mL/kg投与するが，一部の患者ではそれ以上の速さや量が必要である（1C） ・大量輸液は，輸液によって動的（pulse pressureの変化，stroke volume variation）あるいは静的（動脈圧，心拍数）に循環動態が改善するのであれば行う（UG）	・初期蘇生はEGDTに準じて施行し（1A），初期輸液には，晶質液だけでなく，アルブミンと赤血球輸血を考慮する（2B）
H. 昇圧薬	
・血管収縮薬は初期にはMAP 65mmHgを目標に使用する（1C） ・ノルアドレナリン（NAD）を最初に用いる（1B） ・血圧を維持するためNADと併用あるいは代わりにアドレナリンを用いる（2B） ・MAPの上昇あるいはNADの減量のためNADと併用してバソプレシン（0.03 U/分）を用いることができる（UG）が，それより少量は推奨されず，それより高量は温存しておく（UG） ・ドパミンはごく限られた（頻脈をきたしにくい，徐脈）の患者でのNADの代用である（UG） ・フェニレフリンはseptic shockでは推奨されず，NADで重篤な不整脈を生じる，心拍出量は多いが低血圧が持続，昇圧薬やバソプレシンが無効の場合にのみ推奨（1C） ・腎保護のために少量ドパミンを使用すべきでない（1A） ・昇圧薬が必要な患者ではできるだけ早く動脈圧カテーテルを留置する（UG）	・敗血症初期の末梢が温暖なwarm shockでは，血管作動薬としてノルアドレナリン（0.05 μg/kg/分～）を第一選択とする（1A） ・ノルアドレナリンへの反応性が低下している場合には，ノルアドレナリン（0.05 μg/kg/分～）に加えて，バソプレシン（0.03 単位/分）の併用を考慮する（2B）
I. 強心薬	
・(a) 前負荷が上昇しても心拍出量が低い，(b) 循環血液量やMAPを適正化しても低灌流の場合での20 μg/kg/分までのドブタミン（1C） ・心係数を正常以上に設定しない（1B）	・ドブタミンは推奨せず ・ホスホジエステラーゼIII阻害薬，カルシウム感受性増強薬の併用に言及（推奨度の記載なし）

SSCG2012[1)]	日本版[2)]
J. ステロイド	
・成人septic shockで適切な輸液や昇圧薬が使用される前にはハイドロコルチゾンを推奨しないが，これらを達成後も循環が不安定であれば，ハイドロコルチゾンのみを200mg/日で提案（2C） ・ハイドロコルチゾンの適応を判断するためのACTHテストは行わない（2B） ・昇圧薬が不要となれば，ハイドロコルチゾンを漸減する（2D） ・ショックでなければ，ハイドロコルチゾンは使用しない（1D） ・ハイドロコルチゾンを投与する場合には持続で投与する（2D）	・初期輸液と循環作動薬に反応しない成人敗血症性ショック患者に対し，ショックからの早期離脱目的に投与する（2B） ・ステロイド投与の適応決定にACTH試験は不要である（2B） ・副作用として，高ナトリウム血症，高血糖のほか，新たな敗血症，敗血症性ショックなど重感染の発生率が有意に高いことに注意する（2B） ・ステロイドはショック発症早期に投与する（2C） ・ハイドロコルチゾンで300mg/日以下，5日以上の少量・長期投与が推奨される（1A） ・ハイドロコルチゾン換算量で200mg/日を4分割，または100mgボーラス投与後に10mg/時の持続投与（240mg/日）を行う（2B） ・ステロイドとしてはハイドロコルチゾンを使用する（1A）．代替としてメチルプレドニゾロンも使用できる（2C）．なお，デキサメサゾンやフルドロコルチゾンは投与すべきでない（2B） ・ステロイドは循環作動薬の投与が必要なくなれば，徐々に中止する（2D）
K. 血液製剤	
・組織低灌流を改善でき，心筋虚血，重度低酸素，活動性出血，虚血性心疾患など酌量すべき点がなければ，7g/dL未満で濃厚赤血球を輸血し，7〜9g/dLを目標とする（1B） ・エリスロポエチンは使用しない（1B） ・出血や出血が危惧される場合以外ではFFPやPCは使用しない（2D） ・severe sepsis, septic shockではアンチトロンビン製剤を使用しない（1B）	・敗血症に合併するDICは，臓器不全発症の一因であり治療対象となりうる（1C＊） ・急性期DIC診断基準は最も感度が高く，敗血症に伴うDICの早期診断に推奨される（1B＊） ・急性期DICと診断された時点でDICの治療を開始することが望ましい（2C＊） ・敗血症性DICの治療薬として，未分画ヘパリン（2D＊），低分子ヘパリン（2C＊），ダナパロイド（2D＊），アンチトロンビン製剤（2C），ヒトリコンビナント・トロンボモジュリン（2C＊）．また，メシル酸ガベキサート（GM）やメシル酸ナファモスタット（NM）などの合成タンパク分解酵素阻害薬は，未分画ヘパリンと同等の有用性が証明されており（2D＊），特に活動性の出血や合併症が危惧される場合に使用することができる（2D＊） ・DICに対する輸血は，通常推奨されない．ただし，それぞれの血液成分の減少などによって出血傾向がある場合は，抗凝固薬の投与下に使用する（1D＊）
L. 免疫グロブリン	
・severe sepsis, septic shockでは投与しない（2B）	・成人敗血症患者への免疫グロブリン投与による予後改善効果は根拠が不十分である（2B）が，人工呼吸期間の短縮やICU生存率の改善を認めるため，免疫グロブリンの投与を考慮してもよい（2C） ・敗血症発症早期に免疫グロブリンの投与を考慮してもよい（2C） ・免疫グロブリンの総投与量は0.2g/kg以上，投与期間は3日間以上行い（2C），完全分子型製剤を使用する（2C）

ACTH：adrenocorticotrophic hormone（副腎皮質刺激ホルモン），FFP：新鮮凍結血症，PC：濃厚血小板

SSCG2012[1]	日本版[2]
M. セレン	
severe sepsisでは使用しない（2C）	記載なし
N. 活性化プロテインC	
歴史を記載	記載なし
O. 呼吸管理	
・ARDSではTVを6mL/kg（12mL/kgに対して1A）を目標，当初のプラトー圧は≦30cmH$_2$Oに制限（1B），高めのPEEPを推奨（2C），P/F比≦100mmHg時，経験豊富な施設では腹臥位を推奨（2B），ARDSの一部では，NIV（2B），控えめな輸液（1C）を推奨 ・極度の低酸素血症では肺リクルートメントを推奨（2C） ・ウィーニング方法（1A）を記載 ・人工呼吸患者ではギャッジアップ30〜45°（1B） ・肺動脈カテーテル（1A），β$_2$刺激薬（1B）の使用を控える	・プラトー圧を30cmH$_2$O以上としない条件で6mL/kg（標準体重）前後の1回換気量を設定する（1A＊） ・人工呼吸中の吸気プラトー圧が高くなるほど予後は悪化するが，至適値を設定することは困難である（2B＊） ・適切なPEEPレベルを用いることで，肺損傷が防止でき，生命予後が改善する可能性がある．しかし，画一的な至適PEEP値を設定することは困難である（1B＊） ・重度低酸素症（P/F比＜100）においては，腹臥位を考慮する（2C＊）
P. 鎮静，筋弛緩	
・人工呼吸患者で目標を定めた最小限の，持続または間欠鎮静を推奨（1B） ・ARDSでないsevere sepsisでは筋弛緩薬は，推奨しない（1C）が，使用する場合には間欠またはT of 4モニター下で使用する（1C） ・ARDSまたはP/F比＜150 mmHgでは診断48時間以内では，筋弛緩薬を使用してもよい（2C）	記載なし
Q. 血糖	
・2回連続＞180 mg/dLであれば，インスリンを使用し，≦180mg/dLを目標（1A） ・血糖値が落ち着くまでは1〜2時間ごと，それ以降は4時間ごとに血糖測定（1C） ・簡易測定法では測定値が正しくないかも知れない（UG）	・180mg/dL以上の高血糖を呈する重症敗血症患者に対し，血糖値を低下させるために経静脈的インスリン持続投与を行う（1A＊） ・血糖値のコントロールを行う際には，目標血糖値は144〜180mg/dLとし（2A＊），血糖値を80〜110mg/dLに維持する強化インスリン療法は行わない（1A＊） ・経静脈的インスリン療法を受けているすべての患者は血糖値とインスリン投与量が安定するまで1〜2時間ごとに，安定したのちは4時間ごとに，血糖値をモニターする（1C＊） ・毛細管血を使用した簡易血糖測定法は誤差が大きく，正確性に欠けるため推奨しない（1B＊） ・敗血症患者では動脈血・静脈血を用いた簡易血糖測定法，あるいは血液ガス分析器による迅速血糖測定を使用する．その際，適宜中央検査室での血糖測定を行い，その正確性を確認する（1B＊）

TV：1回換気量，NIV：noninvasive mask ventilation，T of 4：train-of-four

SSCG2012[1)]	日本版[2)]
R. 血液浄化	
・腎不全時，持続でも間欠でも同等（2B） ・循環が不安定な際にはCRRTを使用してもよい（2D）	・急性腎傷害に対する腎代替療法（RRT）の開始時期として血中尿素窒素，クレアチニンなどの腎機能の明確な基準はない（2C＊） ・初期蘇生を行っても尿量が得られない重症敗血症，敗血症性ショックでは早期開始を考慮してもよい（1C＊） ・CRRTはIRRTに比較して予後を改善するとのエビデンスは得られていない（2A＊） ・循環動態が不安定な患者には体液バランス管理の点からもIRRTではなくCRRTまたはSLEDを推奨する（1C＊） ・予後と浄化量（透析液流と濾過液量の総和）に関するRCTは複数存在するが至適浄化量を見出すには至っていない（1A＊） ・サイトカインなどのメディエータ除去を行うには，吸着特性を有する膜の選択，大孔径膜の選択，あるいは血液浄化量を増やすなどの方法が必要である（2C） ・上記方法により循環動態の改善を図ることができる可能性がある（2C）が，生命予後を改善するというエビデンスはない（2C） ・敗血症性ショックに対するPMX–DHPの有効性についての記載がある（2C） ・しかし，腹部緊急手術を要する敗血症性ショックに対しては，循環動態改善効果，呼吸機能改善効果が示されている（2C）が，予後を改善するかどうかの結論を出すには根拠が不十分である（2C）
S. 重炭酸	
・循環血液量減少性ショックに伴う乳酸アシドーシスでpH≧7.15であれば，循環安定化やカテコラミン減量のための投与は推奨しない（2B）	記載なし
T. 深部静脈血栓症	
・静脈血栓症の薬剤による予防（1B）．低分子ヘパリンを用いる〔vs 未分画ヘパリン2回/日（1B），3回/日（2C）〕．クレアチニンクリアランスが＜30 mL/分であれば，ダルテパリン（1A）か腎代謝が少ない他の低分子ヘパリン（1A）を用いる ・可能であれば薬剤とともに間欠空気圧迫器具も用いる（1C） ・血小板減少，重篤な凝固異常，活動性出血などヘパリンが禁忌である場合には，予防的薬剤は投与しない（1B）が，圧迫ストッキングや間欠空気圧迫器具も使用できる（2C）．リスクが減少すれば薬剤を開始する（2C）	記載なし
U. ストレス潰瘍予防	
・出血のリスクがあれば，H_2受容体拮抗薬やプロトンポンプ拮抗薬を用いる（1B） ・用いるのであればH_2受容体拮抗薬よりもプロトンポンプ拮抗薬を用いる（2D） ・リスクがなければ予防的投与は不要である（2B）	記載なし

CRRT：continuous renal replacement therapy（持続的腎機能代替療法），IRRT：intermittent renal replacement（間歇的腎機能代替療法），SLED：sustained low efficiency dialysis（低効率血液透析）

SSCG2012[1]	日本版[2]
V. 栄養	
・診断48時間以内に完全絶食やブドウ糖のみの投与よりも，可能であれば経口または経腸栄養を行う（2C） ・最初の1週間のカロリーは少なくてよく（2B），中心静脈栄養ではなく，グルコースの静脈的投与と経腸栄養を併用する（2B） ・特殊な免疫改変栄養ではなく，通常の栄養を用いる（2C）	・静脈栄養より経腸栄養を優先的に行うべきである（1B＊） ・目標カロリーは，簡便な体重換算式（25kcal/kg/日），消費カロリー予測式あるいは間接熱量計による計測を使用して行う（2D＊） ・肥満患者（BMI＞30）では，間接熱量計による計測，あるいは理想体重を利用した計算を行うべきである（2D＊） ・経腸栄養は可能な限り入室後24時間以内に開始すべきである（1B＊） ・循環作動薬が使用されていることは早期経腸栄養の禁忌とならないが，血行動態の不安定な患者では慎重に開始する（1C＊） ・最初から全必要カロリー量を投与することは推奨しない（1B＊） ・重症化以前に栄養失調がない限り，敗血症発症後7日間は経腸栄養によるカロリー投与を中心に行い，目標総カロリーを達成するための積極的な補足的静脈栄養を行わない（1B＊） ・グルタミンの経腸的補充投与を推奨する十分なデータはない（2B＊） ・重症敗血症にはアルギニンを含んだ栄養剤の投与は推奨しない（2B） ・EPA，DHA，γリノレン酸，抗酸化物質を強化した栄養剤の使用を考慮してもよい（2B）
W. ケアの目標の設定	
・患者，家族とケアや予後の目標を検討する（1B） ・緩和ケアの原理を活用し，ケア目標を治療や終末期ケアの計画に取り入れる（1B） ・ICU入室後72時間以内にケアの目標を定める（2C）	記載なし
X. タンパク分解酵素阻害薬	
記載なし	・タンパク分解酵素阻害薬の敗血症への適応について記載 ・ウリナスタチン：敗血症性ショックに対する有効性の根拠は不十分である（2D） ・シベレスタットナトリウム：ALI/ARDSに対して考慮してもよい（2C＊）
Y. bundle	
提示（3時間，6時間での達成目標を提示）	6時間での達成目標は提示してあるが，bundleとしての提示はない
Z. 小児	
記載あり	記載なし

■ Grade システムについて

Grade システムでは，個々の論文ではなく，ある介入行為に関する知見のレベル（表a）を定め，さらに，表bに示す種々の要因から最終的なエビデンスを決定する．また，推奨に関しても，表cのような実行可能か，利益・リスク，コストなどを勘案し，推奨度を決定するシステムである．

SSCG では，Grade システムで，日本版は Grade システムに準じてエビデンスレベルと推奨度が決定されている．なお，日本版では，質の高い研究であっても，対象が敗血症に特定されていない研究しかエビデンスとして存在しないものに関しては，こうした背景による臨床研究から得られた結果である旨を記載し，その文献レベルに＊（アスタリスク）を付している．そして，そのエビデンスが敗血症に特定したものでないことを考慮して，推奨度が決定されている．

表a ● SSCG・日本版での論文のランク付け

エビデンスレベル	研究方法
レベルA	RCT（無作為化比較対象試験）
レベルB	質の低いRCTまたは質の高い観察研究，コホート研究
レベルC	対象と比較した観察研究，コホート研究
レベルD	症例集積研究または専門家の意見

表b ● SSCGでのエビデンスレベルを上下する要因

グレードを下げる場合
1. 得られたRCTの計画や実行の質が低く，高いバイアスを示唆する
2. 結果の非一貫性，サブグループ解析などの問題
3. エビデンスの非直接性（異なった対象，介入，対照群，転帰，比較）
4. データの不精確さ
5. 出版バイアスの可能性が大きい

グレードを上げる場合
1. 効果の程度が大きい（直接的な効果，相対危険度[#1]＞2で行楽因子がない）
2. 非常に大きな効果（相対危険度[#1]＞5で正当）（2段階レベルを上げる）
3. 用量―反応勾配[#2]

筆者注　#1：相対危険度は各々＜1/2，および＜1/5の誤りか？
　　　　#2：用量が大きいと効果も大

表c ● 日本版での推奨の強さ決定の要因

考慮すべき事項	推奨過程
エビデンスの質	エビデンスの質が低い場合，強い推奨にはしない
アウトカムの相対的重要性	価値や基準がばらつく場合，強い推奨はしない
アウトカムのベースラインリスク	より高いリスク，より大きな利益
相対危険度の大きさ（利益，害，負担を含む）	より大きい相対危険度の減少は強い推奨，有害な相対危険度の増加は弱い推奨
絶対的な効果の大きさ	絶対的な効果や害がより上回る場合，それぞれ強い推奨，弱い推奨
効果予測の精度	精度が大きいほど強い推奨
コスト	コストが高いほど弱い推奨

表d ● SSCG・日本版での推奨の強さ

推奨1．（強い推奨）	推奨に従った場合の望ましい効果（転帰，負担，コスト）が不利益を明らかに上回る
推奨2．（弱い推奨）	推奨に従った場合の望ましい効果が不利益を上回ることが予想されるが，十分な根拠が不足しているか，確実性が不足している

＜文献＞

1) Dellinger RP, et al：Surviving Sepsis Campaign：International Guidelines for Management of Severe Sepsis and Septic Shock：2012. Crit Care Med, 41：580-637, 2013
2) 日本集中治療医学会Sepsis Registry 委員会：日本版敗血症診療ガイドライン．日集中医誌，20：124-173, 2013

執筆者一覧

■ 編　集

真弓　俊彦
産業医科大学医学部救急医学講座

■ 執　筆 (掲載順)

真弓　俊彦
産業医科大学医学部救急医学講座

柴﨑　俊一
諏訪中央病院内科

山中　克郎
藤田保健衛生大学救急総合内科

城戸　貴志
産業医科大学救急医学/呼吸器内科学

高本　紘尚
藤田保健衛生大学救急総合内科

岩田　充永
藤田保健衛生大学救急総合内科

鈴木　泰
岩手医科大学医学部救急医学講座

高橋　学
岩手医科大学医学部救急医学講座

松本　尚也
岩手医科大学医学部救急医学講座

遠藤　重厚
岩手医科大学医学部救急医学講座

小豆畑丈夫
日本大学医学部
救急医学系救急集中治療医学分野

大野　博司
洛和会音羽病院 ICU/CCU

伊佐　泰樹
産業医科大学病院集中治療部

蒲地　正幸
産業医科大学病院集中治療部

森澤健一郎
聖マリアンナ医科大学救急医学

平　泰彦
聖マリアンナ医科大学救急医学

長田　圭司
産業医科大学病院集中治療部

佐藤　仁思
倉敷中央病院救命救急センター

福岡　敏雄
倉敷中央病院救命救急センター

矢野　晴美
自治医科大学感染症科

谷崎隆太郎
国立国際医療研究センター病院
国際感染症センター

大曲　貴夫
国立国際医療研究センター病院
国際感染症センター

竹末　芳生
兵庫医科大学感染制御学

鈴木　富雄
名古屋大学医学部附属病院総合診療科

山岸　由佳
愛知医科大学病院感染症科

三鴨　廣繁
愛知医科大学大学院医学研究科臨床感染症学

志馬　伸朗
国立病院機構京都医療センター救命救急科

鈴木　淳
公立陶生病院呼吸器・アレルギー内科

長谷川隆一
公立陶生病院救急部

大坪　広樹
産業医科大学医学部救急医学講座

上田　剛士
　洛和会丸太町病院救急・総合診療科

海塚　安郎
　製鉄記念八幡病院救急・集中治療部

長岡　由姫
　山形県立河北病院麻酔科

中根　正樹
　山形大学医学部附属病院集中治療部

藤田　基
　山口大学医学部附属病院
　先進救急医療センター

鶴田　良介
　山口大学医学部附属病院
　先進救急医療センター

江木　盛時
　岡山大学病院集中治療部

遠藤　武尊
　産業医科大学医学部救急医学講座

染谷　一貴
　産業医科大学医学部救急医学講座

高間　辰雄
　産業医科大学医学部救急医学講座

亀崎　文彦
　産業医科大学医学部救急医学講座

久志本成樹
　東北大学大学院
　医学系研究科外科病態学講座救急医学分野

岡本　好司
　北九州市立八幡病院
　消化器・肝臓病センター外科

金澤　綾子
　産業医科大学医学部救急医学講座

安達　朋宏
　武蔵野赤十字病院救命救急センター

安田　英人
　亀田総合病院集中治療科

小林　秀嗣
　東京慈恵会医科大学麻酔科集中治療部

内野　滋彦
　東京慈恵会医科大学麻酔科集中治療部

北村　浩一
　東京ベイ・浦安市川医療センター
　腎臓・内分泌内科

鈴木　利彦
　東京ベイ・浦安市川医療センター
　腎臓・内分泌内科

藤谷　茂樹
　東京ベイ・浦安市川医療センター

齋藤　伸行
　日本医科大学千葉北総病院
　救命救急センター

杉山　和宏
　東京都立墨東病院救命救急センター

松尾　耕一
　みさと健和病院集中治療部

讃井　將満
　自治医科大学附属さいたま医療センター
　麻酔科・集中治療部

吉江　範親
　兵庫医科大学救急・災害医学

橋本　篤徳
　兵庫医科大学救急・災害医学

小谷　穣治
　兵庫医科大学救急・災害医学

畠山　淳司
　横浜市立みなと赤十字病院集中治療部

武居　哲洋
　横浜市立みなと赤十字病院集中治療部

第1章

病態・診断

第1章 病態・診断

1. この人，敗血症？
Does this patient have sepsis ?

柴崎俊一，山中克郎

Point
- 敗血症の定義を知る．敗血症≠菌血症！
- 早期に敗血症を疑うことは，患者予後を改善する
- 早期に敗血症を疑うにはバイタルサイン・見た目が大事
- バイタルサインのピットフォールを知る．原因不明の病態では改めて敗血症を疑う

はじめに

みなさんは"The World Sepsis Declaration"（世界敗血症宣言）をご存じだろうか？これは非営利団体Global Sepsis Allianceが，敗血症診療の向上を目的として発表した宣言である．

これによれば，先進国では敗血症罹患率が8〜13％/年の割合で劇的に増加している．しかも，医療の向上にかかわらず，敗血症の院内死亡率は30〜60％と予後不良である[1,2]．

この状況を打破するには，私たち医療関係者の敗血症診療のさらなる質向上が必須であることは言うまでもない．一緒により良い敗血症診療を探っていきたい．

症例

82歳男性．最近徐々に認知症が進むほかには，過去に大きな既往なし．来院前日の昼までは元気であったようだが，夕食はほとんど食べず元気がなかった．来院当日の朝から，どことなく様子が変であるため，家人に連れられて救急外来を受診した．救急外来では「俺はもう帰るぞ！」とやや興奮気味な様子である．

バイタルサイン：体温 35.8℃，血圧 128/54 mmHg，脈拍 88回/分，呼吸数 32回/分，SpO_2 91％．

この患者は敗血症なのだろうか？

表 1 ● 敗血症の旧定義（1991 年）

敗血症は感染症に伴う SIRS と定義する.
SIRS とは，以下の 4 項目のうちに 2 項目以上を満たすものとする
1．体温＞38℃ または＜36℃
2．心拍数＞90 回/分
3．呼吸数＞20 回/分または $PaCO_2$＜32 Torr
4．白血球＞12,000/μL または＜4,000/μL，または未熟顆粒球＞10％

（文献 3 より引用）

1　敗血症の定義を知る

1）敗血症定義のよくある勘違い

敗血症の定義はご存知だろうか？ よくある勘違いは「敗血症」＝「菌血症」である．当たり前に感じる方も多いと思うが，改めて強調させていただきたい．**敗血症≠菌血症であり，敗血症では血液中の菌の存在は問わない**．では，敗血症の真の定義とは何だろうか？

2）敗血症の定義の変遷

実は，敗血症の定義は徐々に変化しつつある．

まずは有名な 1991 年に提唱された定義から見ていこう（表 1）．ここでの敗血症の定義は「感染症に伴う全身性炎症反応症候群（systemic inflammatory response syndrome：SIRS）」である[3]．シンプルな基準であり，実臨床では使い勝手がよいのが特徴だ．

上記の SIRS の基準は「非特異的であり，正確な病態を診断できない」との理由で，2001 年に新たな定義が提唱された（表 2）[4]．

実際，Surviving Sepsis Campaign Guidelines（以下 SSCG）2012 でも上記とほぼ同様の定義が採用されている[5]．

3）旧基準 vs. 新基準

新基準はより詳細である一方で，あまりに煩雑であるなど実臨床で使いづらい点は否めない．旧基準では本当にダメか？

このことに関して 1991 年の敗血症の定義は感度 94.6％，特異度 61.0％ であるのに対し，2001 年の敗血症定義は感度 96.9％，特異度 58.3％ とほとんど差がない[6]という報告がある．つまり，**実臨床では旧基準「敗血症＝感染＋SIRS」を使うので問題ない**．

2　敗血症の早期認識は患者の予後を変えるのか？

さて，敗血症を早期から疑うことは患者の予後を変えるのだろうか？ 言いかえれば，「敗血症が疑わしき時点から加療を開始すべきなのか？」それとも「検査で確定診断してから治

表2 ● 敗血症の新定義（2001年）

感染症の存在が確定もしくは疑いがあり，かつ下記のいくつかを満たす（項目数規定なし）

1．全身所見
- 発熱：深部体温＞38.3℃
- 低体温：深部体温＜36℃
- 頻脈：心拍数＞90回/分，もしくは＞年齢平均の2SD
- 頻呼吸：呼吸数
- 精神状態の変化
- 明らかな浮腫または体液過剰：24時間以内でのプラスバランス20 mL/kg
- 高血糖：糖尿病の既往がない症例で血糖値＞120 mg/dL

2．炎症所見
- 白血球＞12,000/μL
- 白血球＜4,000/μL
- 白血球正常で＞10％の未熟顆粒球を認める
- CRP＞基準値の2SD
- プロカルシトニン＞基準値の2SD

3．循環所見
- 血圧低下：収縮期血圧＜90 mmHg，平均血圧＜70 mmHg，もしくは成人で正常値より＞40 mmHgの低下，小児で正常値より＞2SDの低下
- 混合静脈血酸素飽和度（$S\bar{v}O_2$）＜70％
- 心係数（CI）＞3.5 L/分/m²

4．臓器障害所見
- 低酸素血症：P/F（PaO_2/F_iO_2）＜300
- 急性の乏尿：尿量＜0.5 mL/kg/時が少なくとも2時間持続
- クレアチニンの増加：＞0.5 mg/dL
- 凝固異常：PT-INR＞1.5，もしくはAPTT＞60秒
- イレウス：腸蠕動音の消失
- 血小板減少＜10万/μL
- 総ビリルビン上昇＞4 mg/dL

5．組織灌流所見
- 高乳酸血症＞1 mmol/L
- 毛細血管の再灌流減少，もしくはmottled skin（斑状皮膚）

日本版敗血症診療ガイドライン（2012）でも本定義をもとに敗血症診断のための補助的指標が示されている（p.35 第1章-3，表2参照）
（文献4より引用）

療すべきなのか？」

　SSCGに則り，早期から敗血症認識ができ，治療が開始されると院内死亡率が37％から30.8％に低下したという観察研究がある[7]．つまり，**敗血症を早期に疑い診療を開始することで予後が改善する**．では，敗血症の定義を踏まえつつ，臨床的に敗血症を早期から疑うコツとはなんだろうか？

表3 ● 敗血症を疑うとき

全身所見のみで疑えるようになろう！
①原因不明の頻脈
②原因不明の頻呼吸
③原因不明の体温異常（発熱だけでなく，低体温も！）
④原因不明の精神状態の変化（なんか様子がおかしい，元気がないなど）
⑤原因不明の急な食思不振
⑥原因不明の急な倦怠感

③ 原点回帰：バイタルサインの重要性

旧基準のSIRS基準に注目していただきたい．4項目中3項目がバイタルサインを採用している．新基準でも同様に「全身所見」の項目に重きがおかれている．早く敗血症を診断するには，まずは「敗血症ではないか？」と疑うところから始まる．**疑うきっかけはバイタルサインを含めた全身所見である**．まさに医療の基本へ立ち返ることが肝要のようだ．表3に改めて「敗血症を疑うとき」をまとめた．

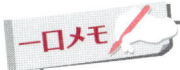

呼吸数のすゝめ

筆者はバイタルサインのなかで「呼吸数」を特に大事にしている．心停止した症例を振り返ると，72時間前から乱れたバイタルサインは呼吸数のみという観察研究[8]があるように，**呼吸数は最も早期から乱れるバイタルサインだからだ**．「そうは言っても，1分間数えるのが大変」という方もいらっしゃるかもしれない．**筆者のオススメは『10秒間集中して数える』である**．10秒間で4回以上あれば，24回／分以上と同等であり，頻呼吸である．ぜひ，明日からの診療で「10秒の呼吸観察」お試しあれ．

④ バイタルサインのピットフォール

一方で，バイタルサインも決して万能ではなく，ピットフォールは存在する．

1つは薬剤の修飾である．体温なら非ステロイド性抗炎症薬（NSAIDs）で「正常体温」となる．脈拍数もβ遮断薬やカルシウム拮抗薬で「正常な脈拍数」となってしまう．

2つめに精神・心因性の修飾である．パニック発作がその代表だが，脈拍数や呼吸数は精神的ストレスで容易に変化してしまい，本来の病態と乖離を生じうる．

そのため，現実的には「バイタルサインにほぼ異常がなくても，敗血症を疑う」という場面が少なからず存在する．筆者は表4に挙げたような「原因不明の病態」のときには，改めて敗血症を鑑別に挙げ，血液培養を採取するようにしている．実際そのおかげで，患者も"筆者も"救われたことは数知れない．

表4　血液培養採取のタイミング

①原因不明の代謝性アシドーシス（特に乳酸アシドーシス）
②原因不明の低血糖・高血糖
③原因不明の白血球異常高値・異常低値
④原因不明の炎症反応（CRP・プロカルシトニン）上昇
⑤原因不明の脳血管障害
⑥原因不明の急性腎不全
⑦原因不明のDIC・多発する紫斑
⑧原因不明のイレウス
⑨原因不明の高ビリルビン血症

（文献9を参考に作製）

5 症例の続き

はじめに挙げた症例では，原因不明の低体温と頻呼吸を認め，精神状態の変化も伴っている．発熱こそないが，強く敗血症を疑うべきである．敗血症となりやすい感染部位は，①肺，②腹腔内，③尿路，④皮膚である．聴診をしてみると右下葉でラ音が聴取され，肺炎に伴う敗血症と診断し，痰培養と血液培養を採取した．痰のグラム染色ではグラム陽性双球菌を認めたため，肺炎球菌を疑い抗菌薬を投与したところ，すみやかに上記症状は改善した．痰培養・血液培養からは，いずれも肺炎球菌が検出された．

◆ 文献

1) Angus DC, et al：Epidemiology of severe sepsis in the United States: analysis of incidence, outcome, and associated costs of care. Crit Care Med, 29（7）：1303-1310, 2001

2) Sasse KC, et al：Long-term survival after intensive care unit admission with sepsis. Crit Care Med, 23（6）：1040-1047, 1995

3) Members of the American College of Chest Physicians/Society of Critical Care Medicine Consensus Conference：definitions for sepsis and organ failure and guidelines for the use of innovative therapies in sepsis. Crit Care Med, 20（6）：864-874, 1992
   → 敗血症をシンプルな定義で提唱した歴史的論文．原点を知るためにぜひ一読したい

4) Levy MM, et al：2001 SCCM/ESICM/ACCP/ATS/SIS International Sepsis Definitions Conference. Crit Care Med, 31（4）：1250-1256, 2003
   → 現在も継承される敗血症の定義を提唱

必読 5) Dellinger RP, et al：Surviving Sepsis Campaign：international guidelines for management of severe sepsis and septic shock, 2012. Intensive Care Med, 39（2）：165-228, 2013
   → 現時点での敗血症診療の世界基準と言ってよいだろう．これを読まねば何も始まらない

6) Zhao H, et al：An evaluation of the diagnostic accuracy of the 1991 American College of Chest Physicians/Society of Critical Care Medicine and the 2001 Society of Critical Care Medicine/European Society of Intensive Care Medicine/American College of Chest Physicians/American Thoracic Society/Surgical Infection Society sepsis definition. Crit Care Med, 40（6）：1700-1706, 2012 ★
   → ICU患者960名の観察研究で，Sepsisの定義を新旧で比べたもの．旧基準でも実臨床では十分であることを証明した意義は大きい

7) Levy MM, et al：The Surviving Sepsis Campaign：results of an international guideline-based performance improvement program targeting severe sepsis. Crit Care Med, 38（2）：367-374, 2010 ★
　　→ SSCGが敗血症診療にどう貢献したかを検証した論文．どんな変化が実際に生じたかきわめて興味深い論文
8) Fieselmann JF, et al：Respiratory rate predicts cardiopulmonary arrest for internal medicine inpatients. J Gen Intern Med, 8（7）：354-360, 1993
　　→ 規模こそ小さいが，呼吸数に注目した面白い観察研究．バイタルサインを大事にしていると自負している人は，周囲への啓蒙のためにも必読
9) 「感染症入門レクチャーノーツ」（大野博司／著），p.10, 医学書院, 2006

第1章 病態・診断

2. 敗血症の病態は？

城戸 貴志

Point

- PAMPs（pathogen-associated molecular patterns）は微生物由来（外因性）の強力な炎症イニシエーターである
- 免疫細胞はPRRs（pattern recognition receptors）によりPAMPsを認識し，炎症性サイトカインなどの産生を開始する
- サイトカインには炎症性サイトカインと抗炎症性サイトカインが存在し，敗血症では後者が優位となり免疫不全状態になることがある
- alarminは，内因性の炎症イニシエーターであり，HMGB-1（high-mobility group protein B1）がその代表である．alarminは敗血症においては後期メディエーターである

はじめに

　敗血症（sepsis）は，以前は「菌血症」と考えられていたが，抗菌薬のみでは重症敗血症の制御は困難で，1990年代以降は血液中の菌の有無ではなく，全身性炎症反応症候群（systemic inflammatory response syndrome：SIRS）を伴う感染症と捉えられるようになった．しかし，全身炎症の程度は，原因病原体や感染臓器，宿主である人の状態（年齢，性別，遺伝子，併存症，薬剤）により千差万別であり，さらに複雑なことには，抗炎症性サイトカイン（anti-inflammatory cytokine）による免疫抑制や二次感染，アラーミン（alarmin）による遅発性の炎症，血管拡張物質，接着分子，凝固因子，神経活性化，細胞死導入シグナルなども関与する．この分野は非常に熱心に研究も行われているため知見集積は日進月歩であり，また今後の敗血症治療の進歩にはこの複雑な病態の把握が不可欠である．本稿では初学者向けに近年考えられている分子生物学的病態の概要を整理して考えてみたい．

1 敗血症の病態の総論

　免疫細胞は病原体の侵入に対して，レセプター（pattern recognition receptors：PRRs）を介して認識微生物由来の特定の分子構造（pathogen-associated molecular patterns：PAMPs）を認識し，免疫反応が活性化する（図1）．認識した宿主免疫細胞は転写因子の活性を介して，炎症性サイトカイン（proinflammatory cytokine），ケモカイン，血管拡張物

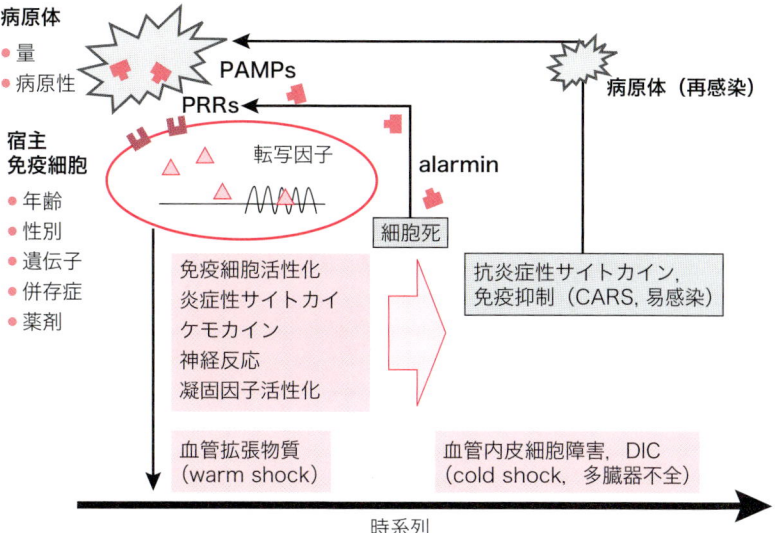

図1 ● 敗血症の分子生物学的病態
CARS：compensatory anti-inflammatory response syndrome（代償性抗炎症反応症候群）
DIC：disseminated intravascular coagulation（播種性血管内凝固症候群）
PAMPs：pathogen-associated molecular patterns
PRRs：pattern recognition receptors

質，接着分子，凝固因子，神経活性化，細胞死導入シグナルなどを誘導する[1,2]．炎症は本来，免疫細胞などの感染局所への移動などによる感染に対する宿主防御のためであるが，過剰炎症は血管内皮細胞障害，全身血管拡張，毛細血管透過性亢進を起こし，このleakage syndromeは血圧低下，血液濃縮，高分子の血管外漏出，浮腫，ARDS（acute respiratory distress syndrome）などを起こす．さらに，血管内皮機能障害や上皮細胞の破綻によるバリア機能の低下や血管透過性の亢進は，病原体の播種につながる[3]．また，凝固障害によるDIC（disseminated intravascular coagulation）などとともに多臓器不全につながっていく．細胞死は，臓器障害だけでなく，alarminを放出し遅発性の炎症を誘発する．また，炎症性サイトカインなどの炎症誘導物質に対して，抗炎症性サイトカインの産生も行われる．抗炎症性サイトカイン産生による易感染状態から再感染が起こり，負のスパイラルとなる場合もある（図2）．

2 敗血症の病態の各論

1）PAMPs

病原体由来（外因性）の分子配列であり，炎症イニシエーターである．炎症性サイトカインなどに比べても非常に強力な炎症を誘導するものが多い．最も代表的なものはグラム陰性桿菌の外膜に存在するリポ多糖類であるlipopolysaccharide（LPS）であるが，PAMPsは多様であり，また同時に複数が作用することもある．

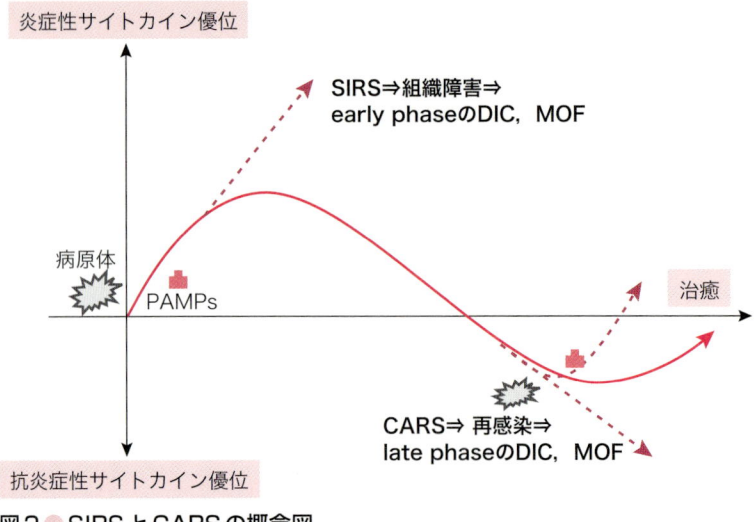

図2　SIRSとCARSの概念図
MOF：multiple organ failure（多臓器不全）
SIRS：systemic inflammatory response syndrome（全身性炎症反応症候群）

2）PRRs

　PRRsは主に4つに分類される（toll-like receptors：TLRs，C-type lectin receptors：CLRs，retinoic acid inducible gene 1-like receptors：RLRs，nucleotide-binding oligomerization domain-like receptors：NLRs）．PRRsは，宿主であるヒトの樹状細胞やマクロファージなどの免疫細胞のみでなく，上皮細胞や血管内皮細胞にも存在する[4]．また，細胞表面と細胞内に存在するものがある．最も代表的で研究が進んでいるPRRsは，LPSを認識するTLRsである．PAMPsがPRRsに認識された結果，細胞内でnuclear factor κB（NF-κB）をはじめとした転写因子の活性化，核内への移行が起き，サイトカイン，ケモカイン，血管拡張物質，凝固因子，細胞死シグナルなどの産生や放出が始まる．

3）alarmin

　PAMPsが細菌やウィルスなど外因性の分子配列であることに対して，alarminは内因性の分子配列であり，PAMPsと同様にPRRsに認識され炎症の活性化を誘導する．DAMPs（damage-associated molecular patterns）はPAMPsとalarminの総称として使われることが多いが，異なる使い方をされることもあり注意が必要である．alarminは外傷など非感染性の炎症で注目されていた．しかし，敗血症病態においても過剰な炎症は細胞死や組織障害を誘導し，細胞傷害によりHMGB-1（high-mobility group protein B1），S100タンパク，RNA，DNA，ヒストンを代表としたalarminが細胞外へ放出され，遅発性の炎症誘導要因となりうる．

4）炎症性サイトカイン

　炎症性サイトカインは敗血症早期における炎症反応の主役であり，1990年代にはサイト

カインストームという言葉も生まれた[3]．tumor necrosis factor（TNF）-α，interleukin（IL）-1，-6，-8，-12，interferon（IFN）-γ，macrophage immigration inhibitory factor（MIF）などが代表的である．炎症は，病原体に対する必要な免疫反応ではあるが，過剰な炎症性サイトカインは好中球活性化や細胞死，凝固異常などを介して組織障害を起こし，多臓器不全の要因となる．われわれも，IL-6などを気管内注入すると，血管機能障害が起こることを証明している[5]．

5）抗炎症反応および免疫抑制

炎症からの組織障害を緩和するため，あるいは回復過程として抗炎症性サイトカイン産生や，免疫細胞のアポトーシス，免疫抑制細胞の活性化，神経反応を介した免疫抑制が起こる[1]．抗炎症性サイトカインとしてIL-4，-10，-13やtransforming growth factor（TGF）-βが代表的である．炎症性サイトカインに対して抗炎症性サイトカインが優位となる状態は24〜72時間のうちにくることが多いと考えられる．抗炎症反応が過剰な状態では，易感染性となり感染の増悪や再感染の危険がある．このような状態にはCARS（compensatory anti-inflammatory response syndrome，代償性抗炎症反応症候群），過剰炎症と免疫不全が混在する状態にはMARS（mixed antagonistic receptor syndrome）という概念があり，実際には非常に複雑であると考えられている[6]．

敗血症患者の白血球機能低下は免疫抑制と関係して認められると報告されている．敗血症患者の単球のHLA-DRの発現低下は，免疫力低下やCARSの指標となると考えられている[7]．神経反応も炎症抑制に重要と考えられている．迷走神経から求心性に脳に伝達され，さらに遠心性に脾臓や肝臓，副腎，末梢神経などを介して，アセチルコリンや神経内分泌物質（副腎皮質ステロイドなど）が放出され，免疫抑制がかかる．アセチルコリンはマクロファージ表面のα7コリンレセプターに作用して炎症性サイトカインの放出を抑制すると考えられている．迷走神経やα7コリンレセプター刺激はLPS投与動物モデルの炎症を減弱するという報告がある[8]．

6）細胞死

細胞死はネクローシス，アポトーシス，オートファジーを伴う細胞死，と形態学的に分類されることが多い．ネクローシスは細胞が壊死しその際に周囲に酵素などが漏れるため強い炎症を起こすと考えられている．アポトーシスは計画的な細胞死であり，比較的炎症は起こさないためにネクローシスと比べて臓器保護的であると考えられている．例えば，好中球のアポトーシスが正常に行われなければ，細胞死とともに放出される好中球エラスターゼなどによって組織障害が起き，炎症が遷延・増悪する．しかし，アポトーシスもまたさまざまなシグナルを産生することや，臓器にとって必要な細胞機能が失われることなどより，過剰なアポトーシスは臓器障害や死亡率と密接に関係してことも多くの報告で示されている．例えば肺胞上皮細胞は，サイトカインの分泌，ガス交換などの機能的役割だけでなく，組織を被覆しており臓器保護にも重要な役割を果たしているが，過剰なアポトーシスは微生物やフリーラジカルからの組織障害を容易にし，病態の悪化につながる．血管においても血管内皮

障害による細胞死は，血管の拡張／収縮反応の消失や，正常なNOなどの産生機能の消失，血栓形成などにつながる．また，上述のように死に陥った細胞はalarminを放出し，炎症を誘導しうる．

7）凝固異常と血管内皮細胞

さまざまな細胞の組織因子（tissue factor：TF）活性化により過凝固が起こり，プロテインC，活性化プロテインC（activated protein C：APC），組織因子経路インヒビター（tissue factor pathway inhibitor）の低下により抗凝固の低下が起こる（図3）．APCの産生低下は，血管内皮細胞の2つの受容体，トロンボモジュリン（thrombomodulin：TM）と内皮細胞プロテインC受容体（endothelial protein C receptor）の発現低下とも関連する[1]．一方，プラスミノーゲン活性化因子インヒビター1（plasminogen activator inhibitor type1：PAI-1）の活性化から線溶低下が起こる．以上の，過凝固，抗凝固低下，線溶低下によるフィブリン沈着により血栓形成が起こり，さらに細胞死した好中球から放出されるneutrophil extracel-

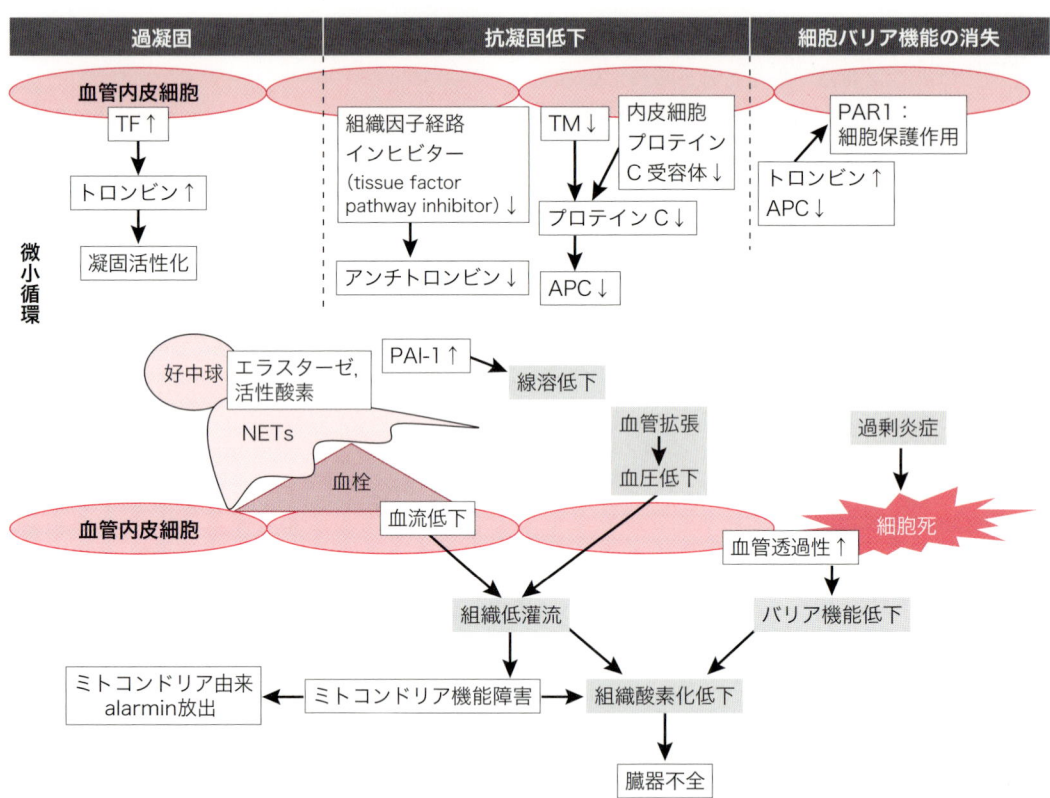

図3　血管内皮細胞と凝固異常
APC：activated protein C（活性化プロテインC）
NETs：neutrophil extracellular traps
TF：tissue factor（組織因子）
TM：thrombomodulin（トロンボモジュリン）
PAI-1：plasminogen activator inhibitor type1（プラスミノーゲン活性化因子インヒビター1）
PAR1：protease-activated receptors 1（プロテアーゼ活性化受容体1）
（文献1を参考に作製）

lular traps（NETs）などにより血栓形成は促進される．血栓形成による血流低下に，ショック，赤血球の変形能低下が加わり組織灌流の低下が起こる．

　血管内皮細胞は血管細胞の内側に位置することより，最も炎症の影響を受けやすく，過剰な炎症性サイトカインや好中球活性化は，細胞死などによる脱落や機能低下，バリア機能の破綻を起こし，皮下や体腔の浮腫を招く．プロテアーゼ活性化受容体1（protease-activated receptors 1：PAR1）は血管内皮細胞保護作用を有するため重要とされている[9]．APCや少量のトロンビンに対しては細胞保護作用を有するが，多量のトロンビンは血管内皮細胞のバリア機能を破綻させる[10]．

　さらに，酸化ストレスによるミトコンドリア機能障害などにより，細胞内の酸素利用障害も発生する[11]．また，ミトコンドリア機能障害はミトコンドリアDNAなどalarminを放出し，新たな炎症惹起の原因となる[12]．

8）ショック

　warm shockは，血管拡張物質（NO，エンドセリン，プロスタグランジンなど）の放出に血管内皮細胞や血管平滑筋が反応して起こる．心拍数増加は，神経反応を介した交感神経終末からのノルアドレナリン，副腎髄質からのアドレナリン放出により起こる．また，敗血症では初期輸液後に心機能障害が顕在化しうるが，敗血症動物モデルでは心筋のTNF-α，IL-1β，IL-6，IL-10の発現量が増加し，心収縮性が低下することが一因と考えられている[13]．敗血症性ショックが進行し，血管内で血管内皮細胞障害による機能低下や血栓形成が起こると，末梢循環が保たれなくなりcold shockへ移行する[2]．

3 まとめ

　敗血症は非常に複雑な病態であり，未解明な点も多い．本稿は初学者が概要を理解するためのものであり，遺伝子多型に関することなどを含めて説明不足な点も多々あると思われるが，2013年のNEJMの総説[1]からの引用を中心に解説を試みた．少しでも読者の病態理解の役に立てれば，幸いである．

◆ 文献

必読 1）Angus DC & van der Poll T：Severe sepsis and septic shock. N Engl J Med, 369：840-851, 2013
　　→最新の知見が記載された敗血症のレビューであり，必読と考えます

2）Matsuda N & Hattori Y：Vascular biology in sepsis：pathophysiological and therapeutic significance of vascular dysfunction. J Smooth Muscle Res, 43：117-137, 2007

3）Schulte W, et al：Cytokines in sepsis：potent immunoregulators and potential therapeutic targets-an updated view. Mediators Inflamm. Article ID 165974, p.16, 2013

4）Akira S：Pathogen recognition by innate immunity and its signaling. Proc Jpn Acad Ser B Phys Biol Sci, 85：143-156, 2009

5）Kido T, et al：Particulate matter induces translocation of IL-6 from the lung to the systemic circulation. Am J Respir Cell Mol Biol, 44：197-204, 2011

6) Bone RC : Sir Isaac Newton, sepsis, SIRS, and CARS. Crit Care Med, 24 : 1125-1128, 1996
7) Bone RC, et al : Sepsis : a new hypothesis for pathogenesis of the disease process. Chest, 112 : 235-243, 1997
8) Andersson U & Tracey KJ : Reflex principles of immunological homeostasis. Annu Rev Immunol, 30 : 313-335, 2012
9) Levi M & van der Poll T : Inflammation and coagulation. Crit Care Med, 38 : S26-34, 2010
10) Ruf W : New players in the sepsis-protective activated protein C pathway. J Clin Invest, 120 : 3084-3087, 2010
11) Galley HF : Oxidative stress and mitochondrial dysfunction in sepsis. Br J Anaesth, 107 : 57-64, 2011
12) Zhang Q, et al : Circulating mitochondrial DAMPs cause inflammatory responses to injury. Nature, 464 : 104-107, 2010
13) Horton JW : A model of myocardial inflammation and dysfunction in burn complicated by sepsis. Shock, 28 : 326-333, 2007

第1章 病態・診断

3. 敗血症の診断はどのように行うのか？

高本紘尚，岩田充永

Point
- 高齢者ではSIRS基準を満たさなくても重症感染症の可能性がある
- 血液培養での病原微生物，あるいは血液中への病原微生物の毒素検出は診断において必須ではない
- 敗血症の診断に特異的なバイオマーカーはないため検査所見に過度に依存しない

はじめに

　敗血症の定義は感染によって発症した全身性炎症反応症候群（systemic inflammatory response syndorome：SIRS）である[1]．しかし，臨床現場ではSIRSが感染に起因するか判断に悩む場合や，高齢者でSIRS基準を満たさない場合でも実は重症感染症だったという場面に遭遇することがある．そこで本稿ではSurviving Sepsis Campaign Guidelines（SSCG）をもとに敗血症の診断において注意すべきポイントに関して解説する．

症例
　70歳，女性．昨日からの食思不振，嘔吐を主訴に来院．普段のADLは自立しているが車いすで入室．食事摂取は少なめだが可能．
　意識清明，血圧：110/70 mmHg，心拍数：92回・整，SpO_2：95％（room air），呼吸数：24回/分，体温：35.8℃，心窩部に軽度の圧痛を認める以外は身体所見に異常なし．
　担当医は「熱もないし，食事も何とか摂取できているのか．対症薬で経過をみよう」と考えたが，付添いの家人から「食事もあまり摂れていないので点滴してほしい」と希望あり．「食事が摂れているならあまり意味がないのにな…」と思いつつ，どうせ点滴するならと採血もオーダーした．血液検査では白血球：15,700/μL（好中球88％），CRP：12 mg/dL，プロカルシトニン：5.8 ng/mLと上昇していた．尿のグラム染色でグラム陰性桿菌を認め，後日の尿培養から*E.Coli*が検出された．血液培養は陰性であったが尿路感染症による敗血症と診断した．

表 1 ● SIRS の診断基準

（1）	体温＞38℃または＜36℃
（2）	心拍数＞90/分
（3）	呼吸数＞20/分または PaCO$_2$＜32 Torr
（4）	白血球数＞12,000/μL または＜4,000/μL あるいは未熟顆粒球＞10％

以上の2項目以上が該当するとき SIRS と診断する

1 敗血症の診断について

1) SIRS

SIRS とは侵襲に対する全身性炎症反応を指す（表1）.

4項目中3項目がバイタルサインであり，その変化には敏感になる必要がある．本症例の場合も SIRS 基準は満たしており，敗血症は念頭におく必要があった．ただし，**高齢者などでは生体反応が低下しているため，SIRS の基準を満たさなくても，実は重症感染症ということもありうるので注意が必要である**．SIRS 基準のなかで若年者に比較して高齢者では発熱，白血球増加，頻脈などの項目は認められにくく，呼吸数増加などの所見が認められやすいと言われている[2]．高齢者などで SIRS を満たさず，診断に苦慮する場合は，表2に示した補助的指標が参考になる．

2) 敗血症≒血液培養陽性！？

2012年度版の日本版敗血症ガイドラインでは「敗血症の診断には血液培養で病原微生物が検出される（菌血症），あるいは血液中に病原微生物の毒素が検出される（エンドトキシン血症など）必要はない」と記されている[1]．血液培養が陽性だから敗血症だと誤解されている場合もあるが，あくまでも**敗血症の定義は感染症によって生じた SIRS であり，培養結果には影響されない**．

2 SIRS は感染に起因するものか

● 診断に有用なバイオマーカーは？

臨床現場では，今生じている SIRS が感染によるものかの判断が非常に悩ましい場合が多々ある．補助診断としてさまざまなバイオマーカーが提唱されているが，未だ確立されたものはない．一例を表3に示す[3]．

高齢者では CRP 値が 5.0 mg/dL 以上であれば感染症である確率は75％，10 mg/dL 以上であれば感染症である確率は94％になるとの報告もある[4]．ただし，例えば重度の肝不全患者などでは敗血症でも CRP 値が低値のこともあり，やはり総合的に判断する必要がある[5]．

近年注目されるバイオマーカーとしてはプロカルシトニン（PCT）が挙げられる．術後や

表2 ● 敗血症診断のための補助的指標（日本版敗血症診療ガイドライン）

全身的指標
- 発熱（深部温＞38℃）
- 低体温（深部温＜36℃）
- 心拍数（＞90/分，または年齢の基準値よりも＞2 SD：標準偏差）
- 頻呼吸（＞20/分）
- 精神状態の変化
- 著明な浮腫または体液増加（24時間で＞20 mL/kg）
- 高血糖（血糖値＞120 mg/dL，ただし非糖尿病患者）

炎症反応の指標
- 白血球増多（WBC＞12,000/μL）
- 白血球減少（WBC＜4,000/μL）
- 白血球数正常で未熟型白血球＞10％
- CRP（＞2.0 mg/dL＊）
- PCT（＞0.5 ng/mL，重症敗血症＞2.0 ng/mL）
- IL-6（重症敗血症＞1,000 pg/mL＊）

循環動態の指標
- 低血圧（成人では収縮期血圧＜90 mmHgもしくは平均血圧＜70 mmHg，または収縮期血圧40 mmHg以上の低下，小児では年齢基準値よりも2 SD以上の低下）

臓器障害の指標
- 低酸素血症（PaO_2/F_IO_2＜300）
- 急な尿量減少（尿量＜0.5 mL/kg/時）
- Creの上昇（＞0.5 mg/dL）
- 凝固異常（PT-INR＞1.5またはAPTT＞60秒）
- イレウス（腸蠕動音の消失）
- 血小板数減少（＜100,000/μL）
- 高ビリルビン血症（T-Bil＞4 mg/dL）

臓器灌流の指標
- 高乳酸血症（＞2 mmol/L）
- 毛細血管再充満時間の延長，またはまだらな皮膚

＊参考値：測定法により異なる
APTT：activated partial thromboplastin time
Cre：creatinine
IL：interleukin
PCT：procalcitonin
PT-INR：prothrombin time-international normalized ratio
SD：standard deviation
T-Bil：total bilirubin
（文献1より引用）

外傷など非感染性の炎症の際にも上昇することが知られているが，有用な指標として期待されている（詳細は「第1章-4．敗血症診断マーカーはどのように使用するのか？」参照）．

表3 ● ICUへの入院患者が感染症を発症している割合

	CRP (mg/dL)	PCT (μg/L)	好酸球数 (個/μL)
カットオフ値	＞7.0	＞1.5	＜50
感度（％）	94	84	81
特異度（％）	84	92	65
陽性的中率（％）	83	90	66
陰性的中率（％）	94	87	80

（文献3を参考に作製）

◆ 文献

必読 1) 日本集中治療医学会Sepsis Registry委員会：日本版敗血症診療ガイドライン．日集中医誌，20：124-173，2013

2) 岩田充永：高齢者の敗血症を見逃さないためには？．レジデントノート，11：1136-1138，2008

3) Hamid Shaaban, et al：Eosinopenia：Is it a good marker of sepsis in comparsion to procalcitonin and C-reactive protein levels for patients admitted to a critical care unit in an urban hospital?. J Crit Care, 25：570-575, 2010

4) Cox ML, et al：Real-time measurement of serum C-reactiveprotein in the manegment of infection in the elderly. Age Ageing, 15：257-266, 1986

5) Sivestre JP, et al：Impact of fulminant hepatic failure in C-reactive protein? J Crit Care, 25：657, 2010

第1章 病態・診断

4. 敗血症診断マーカーはどのように使用するのか？

エンドトキシン，プロカルシトニン，プレセプシンなど

鈴木　泰，高橋　学，松本尚也，遠藤重厚

Point

- 敗血症を早期に診断，その重症度を把握し早期治療を行うことが重要である
- 敗血症診断に診断マーカーを用いるとき，それぞれのマーカーの有用性，問題点を理解し治療に役立てることが望まれる

はじめに

　本稿ではエンドトキシン，プロカルシトニンと新規感染症マーカーであるプレセプシンについて，これらが敗血症早期診断に有用であり敗血症の重症度を反映する点について述べたい．また，これらの診断マーカーの有用性と共に今後の問題点についても言及する．

1 敗血症診断になぜ早期診断マーカーが必要か

　近年，さまざまな生体侵襲に対する反応を全身性炎症反応症候群（systemic inflammatory response syndrome：SIRS）としてとらえるようになってきた[1]．SIRSの診断基準は体温，脈拍，呼吸数，白血球数で判断し，多くの医療施設で容易に評価できる．またSIRSの診断項目を多く満たす症例や，SIRSの状態が長期持続する症例は，予後が不良と言われている[2]．敗血症（sepsis）は，感染によって惹起されたSIRSであり，組織灌流障害で臓器不全が生じると重症敗血症（severe sepsis），治療抵抗性の血圧低下がみられると敗血症性ショック（septic shock）に分類される．従来の敗血症の概念では，細菌学的に菌血症（bacteremia）状態が必要とされていたが，さらに臨床を反映した診断基準がSIRSの診断基準である．

　SIRSの病態下では，サイトカインをはじめとした多くのメディエーターが産生され，複雑なネットワークが形成されるが，敗血症では感染症を伴うので，炎症性サイトカイン，可溶性接着分子，一酸化窒素，ホスフォリパーゼA_2，エイコサノイドなどが産生され，感染を伴わないSIRSとは大きく異なることになる[3]．よってこれらを感染症のバイオマーカーに用いることは，特異的産生を敗血症時にきたすとは限らないので，多くの問題を残す．

　重症感染症から重症敗血症，敗血症性ショックに移行すると，重篤な病態から多臓器不全に陥り救命率が著しく低下し長期治療が必要となる．

重症度がさまざまで，さらに感染病巣が生じている臓器別で敗血症早期診断を行うことは非常に困難である．しかし，敗血症早期診断の意義は非常に重要で，特異的治療の早期施行を可能にすることができる．理想的診断法や診断マーカーは，安価で測定が容易で，高度に鋭敏でかつ迅速性に優れたことが重要であり，かつ重症度に相関し早期治療に反映することが望ましい．

② 敗血症診断マーカーにはどのようなものがあるか

敗血症では，TNF-α，IL-6，IL-8などの炎症性サイトカインやエンドトキシン，活性酸素，一酸化窒素，タンパク分解酵素，乳酸，プロカルシトニンなどの体内に過剰に産生された体液性メディエーター（humoral mediator）が病態をさらに重篤化する．よって臨床現場で可能であればエンドトキシン，IL-6，乳酸，プロカルシトニンのようなマーカーの測定を迅速に行い，病態・病勢を的確に把握することが重要である．

筆者らの施設では，比濁時間分析法による高感度エンドトキシン測定，β-Dグルカン測定と同時に，プロカルシトニン値と可溶性CD14サブタイプであるプレセプシン値を測定し診断に役立てるとともに，経時的に測定し治療効果判定にも用いている．

③ 比濁時間分析法による高感度エンドトキシン測定法

エンドトキシンとは，グラム陰性菌細胞壁の外膜に存在する，脂質と多糖で構成された内毒素である．多様な生物活性を有しており，特に単球・マクロファージ，顆粒球系細胞を活性化する．その活性の本体はリポ多糖（lipopolysaccharide：LPS）であり，脂質部分はリピドAとも呼ばれており，エンドトキシン活性の役割を果たしている．

筆者らの施設では，敗血症が疑われた患者には比濁時間分析法による高感度法[4, 5]以外に，米国食品医薬品局（FDA）が血中エンドトキシン測定法として唯一認可しているendotoxin activity assay（EAA）[6, 7]，エンドトキシン散乱測光法（endotoxin scattering photometry：ESP）[8]についても検討したが，現在は高感度法のみで測定している．しかし，EAAの問題点として，エンドトキシン血症を意味しているのではなく，好中球活性化能をみていることが挙げられる[9, 10]．

比濁時間分析法はトキシノメーター®を用いて，検体とカブトガニ血球から調整されたリムルス試薬を混和させた溶液のゲル化時間を測定する．リムルス反応を利用した点で，特異度は非常に高いが，測定時間が短いと感度は低下する．しかし，筆者らはトキシノメーターを改良し高感度法測定とし0.01 ng/mLまでのエンドトキシン測定が理論上可能となった．筆者らの施設の高感度法測定機器を図1に示す．また，敗血症診断のエンドトキシン値の最適カットオフ値は1.1 pg/mLとすると，敗血症診断における感度81.3％で特異度86.1％となり従来に比較し感度・特異度ともに3倍以上の改良が認められた（図2）．迅速で正確なエンドトキシン測定は，エンドトキシン血症における循環不全に対して早期にエンドトキシン吸着療法を施行するパラメーターになるため，非常に重要な診断法である．

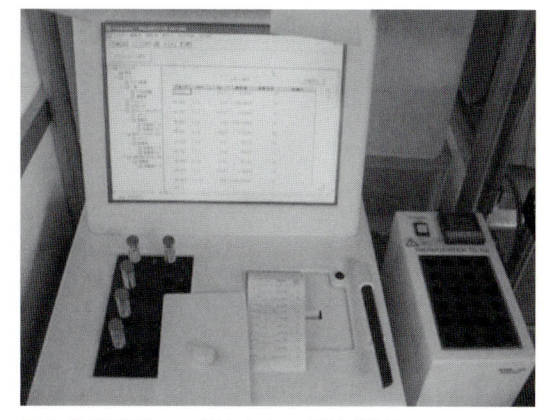

図1● 高感度エンドトキシン測定機器
岩手県高度救命救急センター外来に配置されているトキシノメーター®・MT-5500（和光純薬株式会社，大阪）．常に稼働しているため高感度測定法が24時間可能である．測定は救急医によって行われている．

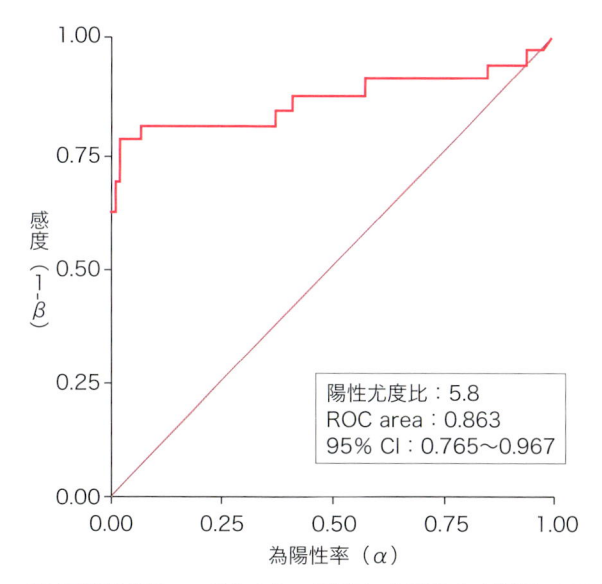

陽性尤度比：5.8
ROC area：0.863
95% CI：0.765〜0.967

図2● 高感度エンドトキシン測定による敗血症診断のROC曲線
ROC：receiver operating characteristic curve（受信者動作特性曲線）
（文献5より引用）

4　細菌感染マーカーであるプロカルシトニン

　細菌感染のバイオマーカーであるプロカルシトニンの有用性は多く報告されている[11〜15]．重症全身感染症では劇的に増加することが知られ，重症細菌感染症あるいは炎症マーカーとして用いられている[14]．プロカルシトニン値で気をつけなければいけない点は，**感染を伴わないSIRS症例群でも上昇することがあることである**．特異的診断力に関しては，まだ検討しなければならない．しかし，敗血症の病態下では，APACHE IIスコアとプロカルシトニン値は相関し，感染においての重症度を反映していると考えられる[15]．

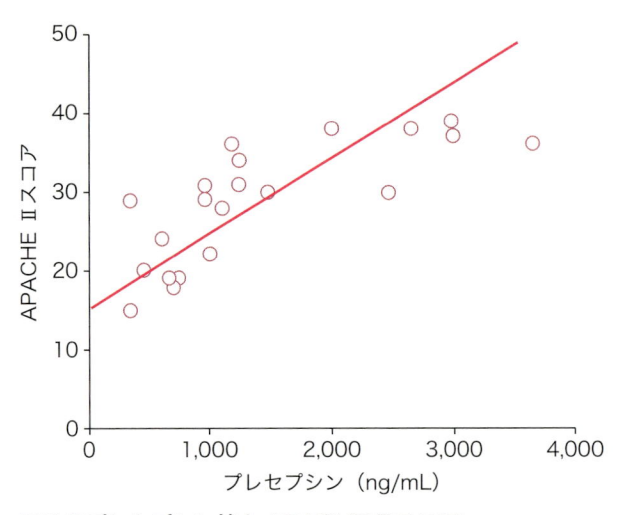

図3 ● プレセプシン値とAPACHE Ⅱスコア
プレセプシン値は重症度スコアと正の相関関係である（r = 0.7536, p < 0.0001）
（文献20より引用）

定量だけではなく，ブラームスPCT-Qキット（イムノクロマトグラフィー法）を用いた半定量測定も可能である．通常採血検体で測定可能で，また，血漿分離後の測定時間は15～20分と迅速・簡便という特徴がある．

> **一口メモ　プロカルシトニン**
>
> プロカルシトニンは，カルシトニンの前駆体であり，半減期は約24時間である．細菌感染特異的マーカーであるが，重症マラリア患者で上昇した報告があるものの，関連性は見出されていない．

5 新規敗血症診断マーカーであるプレセプシン

新規敗血症診断マーカーとして筆者らの施設で研究されてきたプレセプシン（presepsin：soluble CD14 subtype）は敗血症重症度マーカーとして発症早期から有用であることが報告されている[16, 17]．さらにプレセプシンは高エンドトキシン血症患者にpolymyxin B immobilized fiber- direct hemoperfusion（PMX-DHP）を施行した前後の測定で，症状の改善に伴いすみやかに低下したことも報告されている[18]．熱傷面積60％の重症熱傷患者が9日目に敗血症性ショックに陥った際，プレセプシン値はショック時に980 ng/mLと上昇したが，10日目から減少を示した．このプレセプシン値の推移はTNF-α値と同じ推移を示した．一方，IL-6値とCRP値は同様の推移を示すものの，プレセプシン値やTNF-α値よりほぼ1日遅れて低下したことが報告されている[19]．また，プレセプシンはAPACHE Ⅱスコアと正の相関があり（図3），今後プレセプシンは広く重症感染症診断と治療効果判定に用いられることが期待されている[20]．

しかし，慢性透析患者で高値がみられることより，透析患者への応用はまだ臨床的問題を残す．

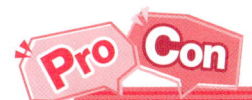

論点のまとめ

敗血症診断マーカーの問題点と有用性

- EAAは，真のエンドトキシン血症を意味しているのではなく，好中球活性化能をみている[9, 10]
- プレセプシンは敗血症早期に上昇し，重症度に相関する鋭敏な敗血症診断マーカーである[21]
- プロカルシトニンは，重症細菌感染症の診断のみならず，その重症度指標ともなりうる診断マーカーである

文献

1) Members of American College of Chest Physicians/Society of Critical Care Medicine Consensus Conference Committee：Definitions for sepsis and organ failure and guidelines for the use of innovative therapies in sepsis. Chest, 101：1644-1655, 1992

2) 芳賀克夫，小川道雄：手術侵襲におけるSIRSの対策．集中治療，7：1313-1318, 1995

3) Takakuwa T, et al：Assesment of inflammatory cytokines, nitrite/nitrate, type Ⅱ phospholipase A2 and soluble adhesion molecules in systemic inflammatory response syndrome. Res Commun Molecul Pathol Pharmacol , 98：43-52, 1997

4) Oishi H, et al：Automated limulus amoebocyte lysate（LAL）test for endotoxin analysis using a new toxinometer ET-201. J Parenter Sci Technol, 39：194-200, 1985

5) 八重樫泰法　ほか：血漿高感度エンドトキシン測定法について．エンドトキシン血症救命医療研究会誌，7：25-28, 2003
   → ROC曲線により高感度エンドトキシン測定法が優れた測定法であることを示している

6) Romacschin AD, et al：A rapid assay of endotoxin in whole blood using autologous neutrophil dependent chemoluminescence. J Immunol Methods, 212：169-185, 1998

7) Marshall JC, et al：Diagnostic and prognostic implications of endotoxemia in critical illness：Results of the MEDIC study. J Infect Dis, 190：527-534, 2004 ★★

8) Obata T, et al：Eary detection of the limulus amoebocyte lysate reaction evoked by endotoxins. Anal Biochem, 373：281-286, 2008

9) 松本尚也　ほか．ステロイド投与によるendotoxin activity assay（EAA）値の検討．エンドトキシン血症救命治療研究会誌，14（1）：134-139, 2010

10) Matsumoto N, et al：Interleukin-8 induces an elevation in the endotoxin activity assay（EAA）level：does the EAA truly measure the endotoxin level？J Infect Chemother, 19：825-832, 2013

11) Assicot M, et al：High serum procalcitonin concentrations in patients with sepsis and infection. Lancet, 41：515-518, 1993 ★★

12) Dandonna P, et al：Procalcitonin increases after endotoxin injection in normal subjects. J Clin Endocrinol Metab 79：1605-1608, 1994

13) Smith MD, et al：Elevated serum procalcitonin levels in patients with melioidosis. Clin Infec Dis, 20：641-645, 1995

14) 遠藤重厚　ほか：敗血症診断法としてのプロカルシトニン値測定の意義．日本外科感染症学会雑誌，4（3）：319-327, 2007

15) 遠藤重厚　ほか：systemic inflammatory response syndromeにおける感染症診断および重症度の指標としてのプロカルシトニン値測定の意義．侵襲と免疫，8（1）：3-6, 1999

16) Yaegashi Y, et al：Evaluation of a newly soluble CD14 subtype as a maker foe sepsis.J Infect Chemo, 11：234-238, 2005

17) Shozushima T, et al：Usefulness of presepsin（sCD14-ST）measurements as a maker for the diag-

nosis and severity of sepsis that satisfied diagnostic criteria of systemic inflammatory response syndrome.J Infect Chemother, 17：764-769, 2011

18) 小豆嶋立頼　ほか：可溶性CD14サブタイプはpolymxin-B immobilized fiber-direct hemoperfusion（PMX-DHP）施行効果をよく反映する．エンドトキシン血症救命治療研究会誌．15（1）：116-122, 2011

19) 石部頼子　ほか：可溶性CD14サブタイプ（プレセプシン）は敗血症の重症度をよく反映する．日本救命医療学会雑誌，26：29-33, 2012

必読 20) Endo S, et al：Usefulness of presepsin（soluble CD14 subtype）as a diagnostic maker for sepsis. JJAAM, 23：27-38, 2012
→ プレセプシンのレヴューであり，症例ごとの有用性についても記述されている

21) 遠藤重厚　ほか：プレセプシン．感染症内科，1（1）：68-75, 2013

第1章 病態・診断

5. 重症敗血症, 敗血症性ショックとは？
診断基準の変遷とその予後

小豆畑丈夫（あずはたたけお）

Point
- 疾患を知るためには定義を理解することが必須である
- 敗血症の定義は「感染に起因する全身性炎症反応症候群」である
- 重症敗血症, 敗血症性ショックの死亡率はいまだに高い

はじめに

疾患を診断するにはその定義を知ることが前提となる. 敗血症"sepsis"の語源はギリシャ語のseptikosであり, 紀元前8世紀頃から,「崩壊」「腐敗」といった意味で使用されていた[1]. sepsis（septicemia）としては, 1914年にSchottmullerらが, "septicemia is a state of microbial invasion from a portal of entry into the blood stream which causes signs of illness"と定義し[2], その後最近になるまでsepsis, toxemia（毒血症）, bacteremia（菌血症）という単語は混同して使用されてきた. 20世紀後半に多施設共同研究など同じ定義のもとで比較, 研究する必要性が認識され, 敗血症の定義が求められるようになり1992年に明確な敗血症の定義が提唱された. 現在の敗血症治療・研究はすべてこの定義・診断基準に基づいて行われている.

1 敗血症, 重症敗血症, 敗血症性ショックの診断

1）ACCP/SCCMの定義（1992年）

1989年にBoneらは「敗血症は感染に伴う全身性炎症反応症候群（systemic inflammatory response syndrome：SIRS）である」という"sepsis syndrome"という概念を提唱した. 1991年にAmerican College of Chest Physicians（ACCP）とSociety of Critical Care Medicine（SCCM）は合同カンファレンスを開き, Boneらの提唱をもとに敗血症, 重症敗血症（severe sepsis）, 敗血症性ショック（septic shock）の明確な定義を作成し1992年に発表した[3]. その中身を概略する（表）.「**敗血症は感染に起因するSIRSである**」というのが柱である. したがって, SIRSの定義が必要となり同時に発表された. 以前は菌血症と敗血症が

表 ● American College of Chest Physician/Society of Critical Care Medicine (ACCP/SCCM, 1992) の敗血症診断基準

a) 敗血症：感染に起因するSIRS

● 感染症	あり
● SIRS	あり
体温	＜36.0℃もしくは＞38.0℃
心拍数	＞90/分
呼吸数	＞20/分
白血球数	＜4,000/μLもしくは＞12,000/μL または未成熟好中球＞10％
以上の2項目以上を満たすもの	

b) 重症敗血症

● 臓器障害	あり
● 臓器灌流異常	
乳酸アシドーシス	あり
乏尿	あり
意識混濁	あり
以上のいずれかを満たすもの	

c) 敗血症性ショック

重症敗血症のなかで十分な輸液負荷を行った後の低血圧（収縮期圧＜90 mmHgまたは通常より40 mmHg以上の低下）

（文献3を参考に作製）

同意義で使用されており，敗血症においても血液中の細菌の証明が必要であるという考え方があったが，この定義では当てはまらない．**同時に重症敗血症は「敗血症に臓器への低灌流や臓器障害を合併した病態」とされその診断基準が示された．敗血症性ショックは重症敗血症の条件を満たし，かつ十分な輸液を行っても低血圧が合併した病態**（収縮期血圧＜90 mmHgまたは通常血圧から40 mmHg以上の低下）」と定義された．

2）診断基準の近年の動向

前述の1992年のACCP/SCCM診断基準はシンプルで臨床での使用も容易なので急速にworld standardとなった．しかし，SIRSを呈する病態は感染症だけではなく，外傷や膵炎などの多くの原因を含んでいることが問題視され，非感染性疾患の除外診断が求められた．それを受けて，2001年に行われたInternational Sepsis Definition Conferenceにて，定義に変更は必要がないものの敗血症の多彩な兆候を拾い上げるために，生体反応を細かく評価する方法が提唱された（p.22 第1章-1，表2参照）[4]．国際的な敗血症診療ガイドラインであるSurviving Sepsis Campaign Guidelines 2012（SSCG 2012）[5]はこの定義に非常に近いものを提唱している．しかしながら，この方法は簡便性を欠き，また，それを追加したことによる効果が認められないとの報告もあり[6]，2012年に日本集中治療医学会が発表した日本版敗血症診療ガイドライン[7]はその利用を補助的な意味合いにとどめている．

2003年に1992年の診断基準の見直しが行われた際，唯一曖昧であった臓器障害の評価について進歩があった．臓器障害の程度の指標であるSOFAスコア（sepsis-related organ failure assessment score）[8]やMODSスコア（multiple organ dysfunction score）[9]を利用することが提唱されたのである．

1992年のACCP/SCCM診断基準は，SSCG 2012や日本版敗血症診療ガイドラインにおいてもその理念は継承されている．そのなかで，敗血症性ショックの診断についての進歩が認められる．それは2006年のショック管理に関する会議での提言「血圧だけでショックを診断す

べきではなく，むしろ乳酸アシドーシスの進行，血中乳酸値の上昇[10]，中心静脈血酸素飽和度（central venous oxygen saturation：$ScvO_2$）[11]の低下で評価することを推奨する」[12]を反映したことによる．両ガイドラインは，血中乳酸値≧4 mmol/Lを敗血症性ショックの診断基準に加え，$ScvO_2$が70％以上をキープするように初期蘇生を行うことを推奨している[5, 7]．

以上をまとめると1992年のACCP/SCCMの敗血症の定義と診断基準は2013年の現在も不変である．しかし現在は，重症敗血症の臓器障害の指標としてSOFAスコアやMODSスコアを利用し，敗血症性ショックの診断に血圧低下だけではなく，組織酸素代謝の指標である血中乳酸値や$ScvO_2$を利用するというのがstandardな考え方といえる．

② 重症敗血症，敗血症性ショックの予後

1995年の検討でそれぞれの死亡率が敗血症で16％，重症敗血症で20％，敗血症性ショックで46％と報告された[13]．1998年のFriedmanらによってなされた131論文を対象としたメタ解析では敗血症性ショックの死亡率は49.7％とされている[14]．このような重症敗血症／敗血症性ショックの高い死亡率を改善するために，前述した敗血症に対する診療ガイドラインが作成された．Mitchellらは2010年にSSCG導入により重症敗血症の院内死亡率は37％から30％に改善したと報告している[15]．しかし，ガイドライン遵守率の問題などが残り十分な検討とはいえないのが現状である．

③ 起因菌による予後の違い

敗血症の起因菌によっても死亡率は異なり，*Candida*などの真菌や*Enterococcus*属によるものは死亡率が高く，真菌血症は複数の研究で死亡に関する独立した危険因子であることが示されている[13, 16]．耐性菌が予後に影響を及ぼすかどうかについては，血流感染症症例においてグラム陽性菌を中心になされている．メタ解析の結果，バンコマイシン耐性腸球菌やMRSAは感性菌に対して死亡率が高いことが明らかにされている[17, 18]．一方，グラム陰性菌においては，基質特異性拡張型βラクタマーゼ（extended spectrum-β-lactamase：ESBL）産生菌による血流感染症では治療失敗や死亡率が高いという報告もある[19, 20]．一方，差はなかったという報告もある[21]．またわが国の臨床現場で増加しつつあるメタロβラクタマーゼ産生緑膿菌では，血流感染症において死亡率が非感染菌と比較して1.6倍であるという報告がある[22]．しかし，グラム陰性菌に対する検討は，今のところ質の高い研究が少ないため，予後に影響があるかどうかの結論は出せない．さらなる疫学研究が必要と考える．

◆ 文献

1) 森澤健一郎，藤谷茂樹：Sepsisの定義．Intensivist, 1：181-189, 2009
2) Budelmann G：[Hugo Schottmuller, 1867-1936. The problem of sepsis]．Internist（Berl），10：92-101, 1969

必読 3) Members of the American College of Chest Physicians/Society of Critical Care Medicine Consensus Conference Committee：Definitions for sepsis and organ failure and guidelines for the use of innovative therapies in sepsis. Crit Care Med, 20：864-874, 1992
→ ACCP/SCCMの敗血症，重症敗血症，敗血症性ショックの定義を記している

4) Levy MM, et al.：2001 SCCM/ESICM/ACCP/ATS/SIS International Sepsis Definitions Conference. Crit Care Med, 31：1250-1256, 2003
→ 文献5のSSCG 2012の敗血症の定義は，この論文をもとにつくられたと考える

必読 5) Dillinger RP, et al：Surviving sepsis campaign：international guidelines for management of severe sepsis and septic shock：2012. Crit Care Med, 41：580-637, 2013
→ 国際的な敗血症診療ガイドラインの最新版

6) Weiss M, et al.：Different patient care mix by applying the 2003 SCCM/ESICM/ACCP/ATS/SIS sepsis difinisions inetead of the 1992 ACCP/SCCM sepsis difinitions in surgical patients：a retrospective observational study. BMC Med Infirm Decis Mak, 9：25, 2009

必読 7) 日本集中治療医学会Sepsis Registry 委員会：日本版敗血症診療ガイドライン．日集中医誌, 20：124-174, 2013
→ 日本集中治療医学会がつくった，日本の特性を考慮した敗血症診療ガイドライン

8) Vincent JL, et al.：The SOFA（Sepsis-related Organ Failure Assessment）score to describe organ dysfunction/failure. Intensive Care Med, 22：707-710, 1996 ★

9) Marshall JC, et al：Multiple organ dysfunction score：a reliable descriptor of a complex clinical outcome. Crit Care Med, 23：1638-1652, 1995

10) Mikkelsen ME, et al：Serum lactate is associate with mortality in severe sepsis independent of organ failure and shock. Crit Care Med, 37：1670-1677, 2009 ★

11) Van Beest PA, et al：The incidence of low venous oxygen saturation on admission to the intensive care unit：a multi-center observational study in the Netherlands. Crit Care, 12：R33, 2008 ★

12) Antonelli M, at al：Hemodynamic monitoring in shock and implications for management. International Consensus Conference, Paris, France, 27-28 April 2006. Intensive Care Med, 33：575-590, 2007

13) Rangel-Frausto MS, et al：The natural history of the systemic inflammatory response syndrome（SIRS）．A prospective study. JAMA, 273：117-123, 1995 ★

14) Friedman G, et al：Has the mortality of septic shock changed wth time. Crit Care Med, 26：2078-2086, 1998

15) Mitchell ML, et al：The Surviving Sepsis Campaign：Results of an international guideline-based performance improvement program targeting severe sepsis. Crit Care Med, 38：367-374, 2010 ★

16) Guidet B, et al：Incidence and impact of organ dysfunctions associated with sepsis. Chest, 127：942-951, 2005

17) Cosgrove SE, et al：Comparison of mortality associated with methicillin-resistant and methicillin-susceptible *Staphylococcus aureus* bacteremia：a meta-analysis. Clin Infect Dis, 36：53-59, 2003

18) DiazGarandos CA, et al：Comparison of mortality associated with vancomycin-resistane and vancomycin-susceptible enterococcus bloodstream infections：a meta-analysis. Clin Infect Dis, 41：327-333, 2005

19) Kang CI, et al：Risk factors for and clinical outcomes of bloodstream infections caused by extended-spectrum β-lactamase-producing Klebsiella pneumonia. Infect Control Hosp Epidemiol, 25：860-867, 2004

20) Tumbarello M, et al：Bloodstreem infections caused by extended-spectrum β-lactamase-producing *Klebsiella pneumonia*：risk factors, molecular epidemiology, and clinical outcome. Antimicrob Agents Chemother, 50：498-504, 2006

21) Marra AR, et al：Nosocomial bloodstream infections caused by *Klebsiella pneumonia*：impact of extended-spectrum β-lactamase（ESBL）production on clinical outcome in a hospital with high ESBL prevalence. BMC Infect Dis, 6：24, 2006

22) Zavaschi AP, et al：The influence of metallo-β-lactamase production on mortality in nosocomicalPseudomonas aeruginosa infections. J Antimicrob Chemother, 58：387-392, 2006

第1章 病態・診断

6. グラム染色，血液培養はどのように行い，利用できるのか？

大野博司

Point

- グラム染色のメリットは，迅速に簡便に診断に役に立つことである
- グラム染色はくり返し行い，微生物検査技師の指導を受けることで最も上達する
- 血液培養は抗菌薬投与前に必ず2セット採取する
- 血液培養結果を臨床経過と照らし合わせ，コンタミネーションかどうか，そして感染臓器の推定に役立てる

はじめに

　敗血症診療は，臨床感染症診療と同様，病歴，身体所見から感染臓器を絞り，適宜診断のための検査および細菌感染症では適切な検体の培養（特に抗菌薬投与前の血液培養2セット）と想定される感染臓器のグラム染色を行い，抗菌薬を中心とした治療が開始される．
　ここでは血液培養とグラム染色についてどのように行い，どのように臨床現場で生かすかについてとりあげる．

1 グラム染色のやりかた

　グラム染色について簡単にふれる（図1）．検体を薄くスライドグラスに引きのばすことが重要なポイントである．また染色は"来る！朝！（クリスタルバイオレット，ルゴール，アルコール，サフラニンレッド）"と覚える．染色時のポイントはアルコールによる脱色である．クリスタルバイオレットの紫色が全体的にぬけて青みが若干残る程度にすることが重要である．

2 グラム染色のメリットと評価のしかた

　グラム染色のメリットは，治療開始前で，培養結果が出る前に，迅速に簡便に感染臓器・原因微生物を推定できることである．特に検体が妥当であり見慣れれば臨床的に重要な菌種

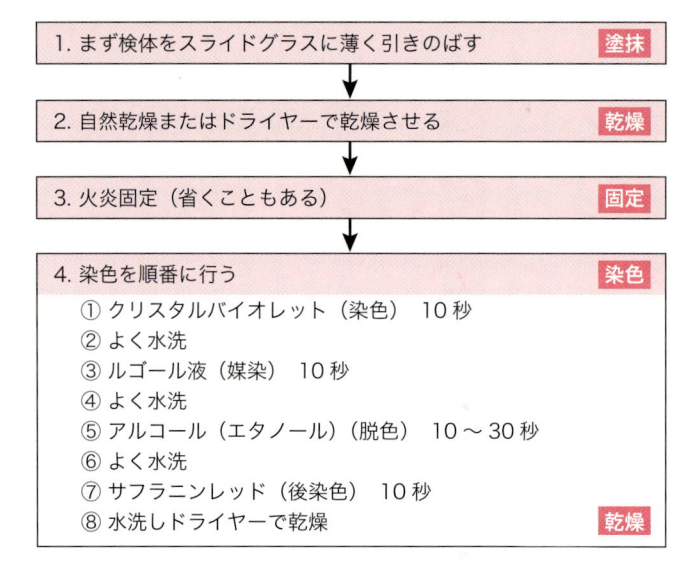

図1 ● グラム染色法

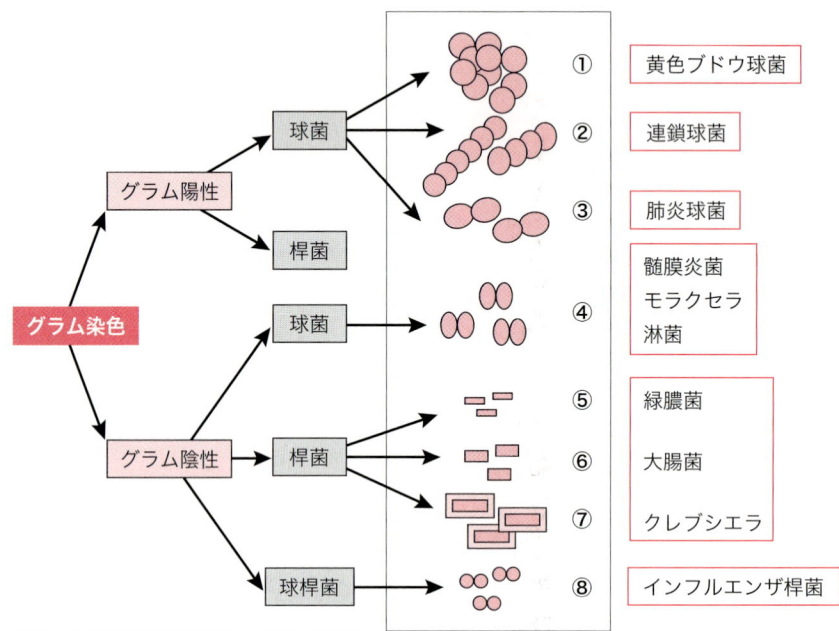

1. まず検体をスライドグラスに薄く引きのばす 〔塗抹〕
2. 自然乾燥またはドライヤーで乾燥させる 〔乾燥〕
3. 火炎固定（省くこともある） 〔固定〕
4. 染色を順番に行う 〔染色〕
   ① クリスタルバイオレット（染色） 10秒
   ② よく水洗
   ③ ルゴール液（媒染） 10秒
   ④ よく水洗
   ⑤ アルコール（エタノール）（脱色） 10～30秒
   ⑥ よく水洗
   ⑦ サフラニンレッド（後染色） 10秒
   ⑧ 水洗しドライヤーで乾燥 〔乾燥〕

図2 ● 代表的な起炎菌とグラム染色

グラム染色により，臨床上で重要な10菌種の判別が可能となる．①cluster，②chain，③lancet form，④pink kidney shape，⑤"小型"，⑥"中型"，⑦"大型"でハローを伴う，⑧球桿菌～桿菌となり緑膿菌と間違えやすい
（文献1より引用）

グラム陽性
- 球菌
  - ① 黄色ブドウ球菌
  - ② 連鎖球菌
  - ③ 肺炎球菌
- 桿菌

グラム陰性
- 球菌
  - ④ 髄膜炎菌／モラクセラ／淋菌
- 桿菌
  - ⑤ 緑膿菌
  - ⑥ 大腸菌
  - ⑦ クレブシエラ
- 球桿菌
  - ⑧ インフルエンザ桿菌

を推定できる（図2）．
　また検体に良否について，特に喀痰では口腔内唾液分泌物との区別が大切であり，喀痰の肉眼的品質評価として，Miller & Jonesの分類がある（表1）．

表1● 喀痰の肉眼的品質評価（Miller & Jonesの分類）

M1	唾液，完全な粘性痰
M2	粘性痰の中に膿性痰が少量含まれる
P1	膿性痰で膿性部分が1/3以下
P2	膿性痰で膿性部分が1/3〜2/3
P3	膿性痰で膿性部分が2/3以上

（文献1を参考に作製）

❸ 血液培養のやりかた

　血液培養の感度は採取量に依存し，十分量20 mLを血液培養ボトル（好気，嫌気で1セット）に入れる．そして特異度を上げるために皮膚の消毒および2セット以上を提出する．また感染性心内膜炎を疑う場合は3セット以上採取するよう心がける．

　皮膚の消毒はアルコール含有の0.5ないし2％のクロルヘキシジン製剤かイソジン®消毒で行い，必ず乾燥してから採血を行う．血液培養ボトルのキャップはアルコール消毒ないしイソジン®消毒しておく．可能な限り上肢から採取し，汚染しやすい鼠径部（大腿動静脈）は可能な限り避けることが大切である．

　採取後は冷蔵せず，直ちに細菌検査室へ運ぶ．また血液が十分採取できない場合は好気性ボトルのみに入れる．

❹ 血液培養はどのような場合に採取するか

　臨床現場では，特に重症なケース，敗血症が疑われるケースであるほど，また入院加療が必要で経静脈的に抗菌薬投与が必要なケースでは，抗菌薬投与前に血液培養2セット採取をルーチンにすることが必要である．

　よく38℃以上発熱時に血液培養2セットの約束指示をみることがあるが，発熱時に関係なく表2のセッティングでは積極的に血液培養採取を心がける必要がある．

❺ 血液培養結果による判断

1）コンタミネーションかどうかの見極め

　血液培養結果で，それが真の菌血症なのかコンタミネーションなのかの鑑別の判断のしかたは表3の通りである．

2）血液培養結果から推定される感染臓器

　培養検体の結果については，一般的に本来無菌状態である部位からの検体なのか，汚染さ

表2 ● 血液培養の適応

① 発熱，悪寒戦慄（shaking chill）があるとき
② 原因不明の意識障害・せん妄
③ 原因不明の血圧低下
④ 原因不明の代謝性アシドーシス
⑤ 原因不明の心不全
⑥ 原因不明の呼吸不全
⑦ 原因不明の肝不全
⑧ 原因不明の播種性血管内凝固（DIC）
⑨ 原因不明の腎不全
⑩ 原因不明の横紋筋融解症
⑪ 原因不明の低体温
⑫ 原因不明の白血球異常高値・異常低値
⑬ 原因不明の血小板異常高値・異常低値
⑭ 原因不明のCRP異常高値・プロカルシトニン異常高値
⑮ 特に新たな広域抗菌薬に変更せざるを得ない場合

特に急激に臓器障害が進行し，その原因がはっきりしない場合に血液培養が適応となることに注意する．
DIC：disseminated intravascular coagulation

表3 ● 血液培養結果が菌血症なのかコンタミネーションなのかの判断のしかた

a）本当の菌血症を示唆する所見

- 陽性になるまで1〜2日
- 血液培養2セットで両方にわたって陽性になる場合
- 検出される菌が連鎖球菌（肺炎球菌，A群溶連菌，B群溶連菌，G群溶連菌），黄色ブドウ球菌（MSSA，MRSA），大腸菌，クレブシエラ，髄膜炎菌，カンジダの場合は起因菌として考えるべき

b）コンタミネーションを示唆する所見

- 陽性になるまで時間がかかる（3〜5日）
- 何種類もの菌が陽性
- 検出される菌が皮膚の常在菌：コアグラーゼ陰性ブドウ球菌，バシラス，プロピオニバクテリウム，コリネバクテリウム
- もともとの感染巣と異なる菌がでている
- 臨床像が敗血症を示唆しない

れた部位からの検体の培養かで結果の解釈は異なる．血液培養の場合も採取部位によって，特に鼠径部からの検体の場合，コンタミネーションの可能性が高くなるため，感染臓器，臨床経過，そのほかの培養結果も含めて考える必要がある．感染臓器ごとの血液培養陽性率は表4のような報告がある．

培養結果で陽性となった菌が起因菌であるかどうかを判断するにはどうしたらよいか？そ

表4 ● 感染臓器ごとの血液培養陽性率

市中肺炎	7〜16％
細菌性髄膜炎	51〜66％
壊死性筋膜炎	20〜57％
人工呼吸器関連肺炎（VAP）	24％
蜂窩織炎	＜5％
腎盂腎炎	21〜42％

VAP：ventilator associated pneumonia
（文献2より引用）

表5 ● 血液培養結果から考慮すべき感染臓器

起因菌	感染臓器
緑色連鎖球菌	深頸部感染症，歯肉膿瘍，感染性心内膜炎
A/B/C/G群溶連菌	カテーテル関連血流感染症，皮膚軟部組織感染症，骨関節感染症
黄色ブドウ球菌	感染性心内膜炎，カテーテル関連血流感染症，皮膚軟部組織感染症，骨関節感染症
腸球菌陽性	腎盂腎炎，感染性心内膜炎，腹腔内感染症（特に胆道系感染症，上部消化管穿孔），カテーテル関連血流感染症
腸内細菌科（大腸菌，クレブシエラ，プロテウスなど）	腎盂腎炎，急性前立腺炎，腹腔内感染症（胆道系感染症，上・下部消化管穿孔），病院内肺炎，皮膚軟部組織感染症（特に血流不全を伴う），カテーテル関連血流感染症
緑膿菌，アシネトバクター，セラチア	病院内肺炎，腎盂腎炎，急性前立腺炎，カテーテル関連血流感染症
嫌気性菌	深頸部感染症，腹腔内感染症（特に下部消化管穿孔），皮膚軟部組織感染症（特に血流不全を伴う）
グラム陽性桿菌（バシラス）	胆道系感染症，末梢ライン感染
酵母様真菌（カンジダ）	カテーテル関連血流感染症，腹腔内感染症（特に胆道系感染症，上部消化管穿孔）
酵母様真菌（クリプトコッカス）	髄膜炎，肺炎

れは，感染臓器ごとの検体のグラム染色を同時に行い，その結果と感染臓器の培養結果を照らし合わせ，そのうえで血液培養結果をみるとよい．

血液培養陽性となりやすい感染臓器ごとの主な起因菌は表5を参照してほしい．

また高齢者や基礎疾患が複数ある患者の重症感染症では血液培養結果が逆に感染臓器を推定するヒントを与えてくれることもある．

> **一口メモ　臨床感染症診療への近道**
>
> 　特に重症患者および入院加療が必要になる感染症患者では，グラム染色，血液培養を含む検体採取を行い，治療を開始する時点で可能な限り①感染臓器の推定，②起因菌の推定，を各自で行い，それをもとに抗菌薬を選択する習慣をつけるべきである．特にグラム染色では微生物検査技師に指導を受けるとよい．
>
> 　そして血液培養陽性結果が戻ってきたとき，治療開始時の感染臓器，グラム染色での原因微生物だったかどうか，検体がコンタミネーションか否か，選択した抗菌薬が妥当であったかどうかを検討することを怠らないことが，臨床感染症診療ができるようになるためには遠回りのようで近道だと考える．

◆ 文献

1) 椎木創一，遠藤和郎：グラム染色と抗酸菌染色 - スメアを自分の武器にしよう．Medicina, 43：564-548, 2006
2) 笠原　敬：血液培養．「感度と特異度からひもとく感染症診療のDecision Making」（細川直登／編）文光堂，2012
3) 大野博司：血液培養陽性．Medicina, 50：672-675, 2013
4) 「レジデントのための感染症診療マニュアル第2版」（青木　眞／著），医学書院，2008
5) Miller JM：A guide to specimen management in clinical microbiology. ASM Press, 1996

第 2 章

治療①
─ 輸液, カテコラミン, 輸血

第2章 治療①-輸液,カテコラミン,輸血

1. 輸液はどのように行うべきか？
そのモニタリング,指標をどのように使い分けるか？

伊佐泰樹,蒲地正幸

Point

- 敗血症性ショックは循環動態の破綻を意味しており,早期にearly goal directed therapy(EGDT)を目標とした初期蘇生を開始する
- 初期輸液には晶質液を用い,アルブミンの使用は状況に応じて判断する
- 輸液反応性の評価は1つの指標だけではなく,複数の指標を総合して判断する
- 敗血症診療において,肺動脈カテーテル(PAC)やPiCCO®をルーチンに用いるべきではない

はじめに

　敗血症における初期蘇生として輸液療法は必須であるが,何をどの程度用いるかについては一定の見解が得られていない.そもそも輸液は疾患の種類,患者の年齢,体格,その都度保護すべき臓器が違うなどさまざまな要因にて変動するため,初期に適切な輸液量として一定の基準を定めるのは困難である.主治医の裁量による部分が非常に大きく,その決定には非常に頭を悩ませてしまう.

　近年さまざまなモニタリングデバイスが開発され,輸液療法を行う際に欠かせないものとなってきているが,それぞれのデバイスの特徴について理解して用いなければ,予後の改善につながらず,不必要な侵襲を与え,コスト面での負担を強いる結果となることもある.本稿では輸液療法やモニタリング指標について解説していく.

1 初期蘇生開始のタイミング

　敗血症のなかでも重症敗血症や敗血症性ショックは循環動態が破綻した状態であり,致死率が高く,すみやかに初期蘇生を開始しなければならない.意識レベルの低下や皮膚のチアノーゼ・冷感,尿量減少(0.5 mL/kg/時)などは組織低灌流を示唆する重要な所見であり,注意深く観察する必要がある.収縮期血圧＜90 mmHg,平均動脈圧(MAP)＜65 mmHg,基準の血圧より40 mmHgを超える低下,毛細血管再充満時間の延長(capillary refilling time：CRT＞2.0秒),乳酸値の上昇(lactate＞1.0 mmol/L,9 mg/dL),中心静脈血酸素飽和度の低下($ScvO_2$＜70％)を認める場合は循環動態の破綻した状態を示唆しており,すみ

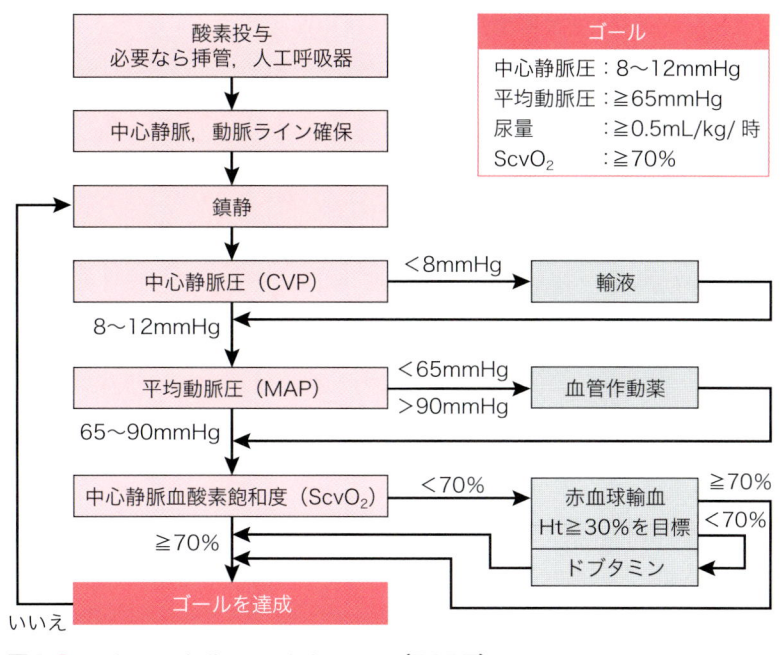

図1 ● early goal directed therapy（EGDT）
（文献1を参考に作製）

やかに初期蘇生を開始する必要がある．

初期蘇生は敗血症診療の世界的ガイドラインである，Surviving Sepsis Campaign Guidelines（SSCG）で強調されるEGDTに基づき，6時間以内に目標に到達するよう行う（図1）．

2 輸液ルートの選択

輸液療法を開始する際，まずは末梢静脈ルートを確保し輸液負荷を開始する．EGDTでは中心静脈（central venous：CV）カテーテルを挿入し$ScvO_2$や中心静脈圧（central venous pressure：CVP）を測定することを明記しているが，CVカテーテルは初期輸液ルートとしては適切ではない．**末梢静脈ルートの方が容易に確保でき，急速に輸液負荷を行える**．ショック状態では血管が虚脱しており，CVカテーテルの挿入が困難となることや，慌てて確保することで，感染や誤穿刺のリスクが高まり，合併症を増やす要因となる．まずは**末梢静脈ルートを確保し十分量の輸液を行った後に確保するよう心がけてほしい**．

3 輸液療法に用いる製剤

以前から，初期蘇生における輸液製剤として，晶質液と膠質液のどちらを用いるかについてさまざまな臨床試験が行われてきたが，SSCG 2012でようやく晶質液を第一選択として用いることが推奨されるようになった（Grade1B）．ただし，**晶質液のなかでも生理食塩水やリンゲル液を用い，ヒドロキシエチルスターチ（hydroxyethyl starch：HES）を用いな**

表1 ● SSCG 2012における輸液療法

1. 重症敗血症，敗血症性ショックの蘇生では初期輸液の選択として晶質液を推奨する（Grade 1B）
2. 重症敗血症，敗血症性ショックの輸液蘇生ではヒドロキシエチルスターチ（HES）を用いないことを推奨する（Grade 1B）
3. 大量の晶質液を必要とする患者には，重症敗血症，敗血症性ショックの輸液蘇生にアルブミンを用いてもよい（Grade 2C）
4. 敗血症による組織低灌流と血管内容量減少をきたした患者における初期輸液負荷は，晶質液を最低30 mL/kg投与することを推奨する（一部はアルブミンで代用してもよい）．患者によってはより急速で大量の輸液を必要とすることがある（Grade 1C）
5. 初期輸液は動的指標（脈圧の変化，一回心拍出量変化）や静的指標（動脈圧，心拍数）に基づいた循環動態の改善が得られるまで継続するという輸液負荷法を適応することを推奨する（ungraded）

Gradeについてはp.15 資料 参照
（文献2を参考に作製）

いことが推奨されている（Grade1B）[2]．生理食塩水やリンゲル液は輸液されると約25％が血管内に，75％が間質に分布し，HESの場合約75％が血管内に留まるため，血管内容量の維持にはHESの方が優れている[3]．しかし，6 S trial[4] [LRCT]，CHEST trial[5] [LRCT]，VISEP trial[6] [LRCT]といった大規模臨床試験において，HESは生理食塩水やリンゲル液と比較し，循環動態の安定化に必要な輸液量を抑えられ，過剰輸液を防止できる可能性を示唆したものの，死亡率を改善せず，腎障害や出血傾向などの有害事象が有意に増加したことが報告された．わが国で用いられているHES（70/0.5）は海外で用いられているHES（200/0.5 or 130/0.5）よりも低分子であり，腎障害などの有害事象を増加させないとの報告もあるため[7]，同様の結果となるかは不明である．しかし，2013年7月に国内外でHESの適正使用について警告が発表される事態となっており，現時点で敗血症へのHESの使用は控えるべきである．

アルブミンについても晶質液とのさまざまな比較試験がなされ，腎障害といった有害事象の増加がなく，晶質液と比較し死亡率を改善させる可能性が示されているものの，有意差までは出ていない[8,9] [8:LRCT]．そのため，SSCG 2012において推奨度はGrade2Cと低く，大量輸液を必要とする例や，もともと低アルブミン血症を合併している例にかぎって考慮すべきである（表1）．

4 初期輸液の至適用量とは

原疾患や年齢，体格，その時々で保護すべき臓器の優先順位によって輸液の必要量は異なってくるため，初期に輸液必要量を決定することは困難である．**敗血症性ショックでは短時間に組織循環不全から多臓器不全へと進行するため，初期には躊躇することなく，十分量の輸液をすることが必要である**．SSCG 2012では最低でも30 mL/kg以上の晶質液を初期輸液として投与することを推奨している（Grade1C）．初期負荷を行いながらEGDTでの目標が達成されているか，そのほかに，乳酸値の低下や下大静脈（inferior vena cava：IVC）径の拡大・呼吸性変動の有無について評価し，十分でない場合には適時輸液を追加する．しかしながら過剰輸液は死亡率を増加させることが報告されており[10]，**漫然と輸液負荷を続けず，輸液への反応性が乏しい場合には昇圧薬の併用を考慮すべきである**．

表2 ● 主なモニタリング指標とその基準値

	基準値
毛細血管再充満時間（CRT）	2.0秒以内
平均動脈圧（MAP）	65〜90 mmHg
尿量	≧ 0.5 mL/kg/時
下大静脈（IVC）径，呼吸性変動	21mm以上，50％以下
心係数（CI）または心拍出量（CO）	2.6〜4.2 L/分/m^2 または 4.0〜8.0 L/分
収縮期血圧変動率（PPV）	＜13％
一回拍出量変動率（SVV）	＜13％
乳酸値（lactate）	≦ 1.0 mmol/L or 9 mg/dL
中心静脈圧（CVP）	8〜12 mmHg
中心静脈血酸素飽和度（ScvO$_2$）	≧ 70％
混合静脈血酸素飽和度（SvO$_2$）	≧ 65％
末梢血管抵抗（SVRI）	1,700〜2,400 dynes/秒/cm^5/m^2

5 モニタリング指標

近年さまざまなモニタリングデバイスが開発され，診断・治療に有用な情報を得られるようになったが，すべて鵜呑みにしてしまうと，ときに情報に惑わされてしまうことがある．モニタリングデバイスで得られた情報を自らの診察所見と照らし合わせながら評価するようにしたい．

各種モニタリング指標を表2に示す．

1）身体所見

意識状態や皮膚所見（チアノーゼや発汗，末梢の冷感・温かさなど），外頸静脈の怒張・虚脱，血圧，CRT，尿量は特殊な装置がなくても評価が可能である．

passive leg raising（PLR）testは両下肢を挙上することにより静脈灌流量を増加させ，心拍出量を評価することにより輸液反応性を推測する方法で，約500 mLの輸液負荷と同等の効果が得られる[11]．下肢挙上時に心拍出量が増加する場合には輸液反応性が高い状態と判断できる．心拍出量の評価が難しいときには，血圧の上昇を参考にする．

2）エコー

循環動態の評価には低侵襲で行えるエコーは必須である．IVC径が21 mm以下で呼吸性変動が50％以上のときには循環血液量の減少が示唆され，輸液反応性が高い状態である．心エコーでは，ドップラーを用い左室流出路断面で計測することにより，一回拍出量を算出することが可能である．一回拍出量の減少は循環血液量の減少を示唆し，輸液反応性が高いと判断できる．エコーは技術により左右されがちであるが，低侵襲で手軽に行えるため，ぜひ

とも身につけておきたい．

3）観血的動脈圧ライン

　敗血症の治療を行う際，血行動態が不安定な場合や頻繁に動脈血採血が必要な場合が多いため，動脈ラインを挿入し持続的に動脈圧を測定する．平均血圧は臓器灌流を反映すると考えられており，EGDTで定められた65 mmHg以上を目標とする．もともと高血圧を伴う患者ではより高い圧が必要となることもあり，尿量や乳酸値などとともに観察する必要がある．動脈圧波形は過小評価されたり，オーバーシュートし過大評価されることがあるため，定期的にマンシェットによる非観血的血圧測定を行うべきである．FloTrac-Vigileo®（Edwards Lifesciences Corporation, U.S.）やLiDCOrapid®（Argon Medical Devices, U.S.）は動脈圧波形から心拍出量や収縮期血圧変動率（pulse pressure variation：PPV），一回拍出量変動率（stroke volume variation：SVV）をモニタリングすることができる．PPVやSVVが大きい場合には循環血液量の不足を意味し，輸液反応性が高い状態と考えられる[11]．ただし，心房細動などの不整脈時には必ずしも正しい値を表示しないため，注意を要する．

　乳酸値は全身組織の酸素代謝異常の指標となり，乳酸値の上昇を伴う症例では正常化させることを目標とした初期蘇生を行う必要がある．

4）中心静脈カテーテル

　SSCG 2012ではCVPを8〜12 mmHgにすることを目標としている．CVPは以前より血管内容量を反映する指標と考えられてきたが，腹腔内圧や三尖弁逆流，陽圧換気などさまざまな要因の影響を受けるため，必ずしも血管内容量を反映するものではないことが示された[12]．CVPの数値自体の信頼性は低く，IVC径など他の指標とともに評価すること，経時的な変化に注視すべきである．また，カテーテル先端は誤差を減らすため，できる限り右房近くに留置する必要がある．

　$ScvO_2$は酸素需要と供給のバランスを評価する指標であり，低下した場合には心拍出量の低下や酸素消費量の増加を示唆する．CVカテーテルからその都度採血し測定することも可能だが，PreSep CV Oxymetory Catheter®（Edwards Lifesciences Corporation, U.S.）を用いれば，持続的なモニタリングが可能である．また，動脈ラインと併用することで全末梢血管抵抗係数（systemic vascular resistance index：SVRI）の測定が可能であり，その低下は血管拡張の病態を示し，輸液反応性の乏しい症例ではノルアドレナリンなどカテコラミンの使用を検討すべき判断材料となる．

5）肺動脈カテーテル（PAC）

　肺動脈カテーテル（pulmonary artery catheter：PAC）は肺動脈圧や肺動脈楔入圧，心拍出量，混合静脈血酸素飽和度（$S\bar{v}O_2$），CVPなどのモニタリングが可能である．ショックの病態把握や循環管理の指標として古くから用いられてきたが，近年，死亡率を改善しないとの報告が相次ぎ，なかでもShahらは，PACが死亡率を改善しないばかりでなく，強心薬や

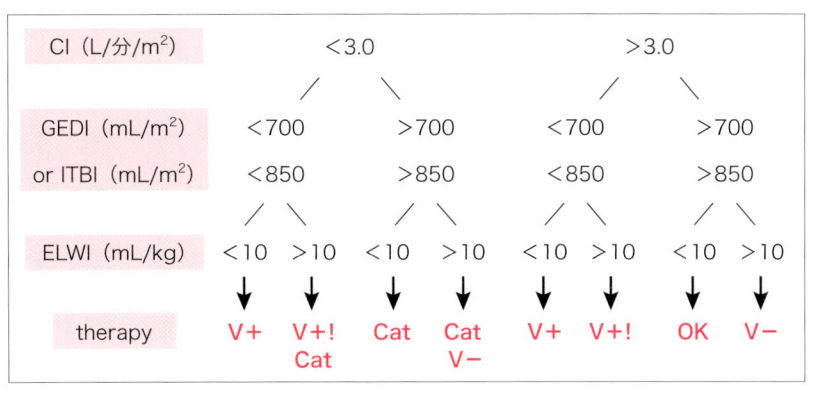

CI (L/分/m²)		<3.0				>3.0		
GEDI (mL/m²) or ITBI (mL/m²)	<700 <850		>700 >850		<700 <850		>700 >850	
ELWI (mL/kg)	<10	>10	<10	>10	<10	>10	<10	>10
therapy	V+	V+! Cat	Cat	Cat V−	V+	V+!	OK	V−

図2 ● PiCCO®による治療方針の決定
V＋＝容量負荷（！＝注意しながら）
V－＝容量減量
Cat＝カテコラミン/血管作動薬
CI＝心係数（3.0～5.0 L/分/m²）
GEDI＝心臓拡張末期容量係数（680～800 mL/m²）
ITBI＝胸腔内血液容量係数（850～1,000 mL/m²）
ELWI＝肺血管外水分量係数（3.0～7.0 mL/kg）
（PiCCO Technology – Decision Tree より引用，東機貿より許可を得て掲載）

血管拡張薬の使用を増加させたと報告した[13]．現在ではPACをルーチンに挿入する意義は乏しく，病態把握が難しい重症例や循環動態が不安定な例，心機能低下例などにおいてのみ検討すべきである．

6）PiCCO®

PACは循環動態を主に圧で評価するが，圧の評価が必ずしも容量を反映するものではない．圧の評価から量の評価を可能にしたのがPiCCO®（TOKIBO, Japan）である．専用の動脈カテーテルとCVカテーテルが必要だが，心臓拡張末期容量係数（global enddiastolic volume index：GEDI）や胸腔内血液容量係数（intrathoracic blood volume index：ITBI），肺血管外水分量係数（extravascular lung water index：ELWI）などがモニタリングできる．GEDIやITBIは血管内容量，ELWIは血管透過性亢進の指標として有用であり，輸液反応性や輸液負荷を中断するタイミング，カテコラミンの使用を見極める指標として活用できる（図2）．PiCCO®はPACと比較し低侵襲で挿入できるため，敗血症診療においてPACに変わるツールとして期待されているが，現時点ではPACとの比較試験において死亡率や人工呼吸器装着期間，ICU入院期間に有意差はなく，明確な優位性は示されていない[14]．

6 まとめ

①敗血症性ショックでは循環動態が破綻した状態であり，EGDTを目標とした早期の治療開始が必要である．
②輸液には晶質液を用い，HESの使用は控えるべきである．アルブミンの使用は状況に応じて検討する．

③さまざまなデバイスやモニタリング指標にはそれぞれの特徴があるため，うまく組み合わせて用いる必要がある．モニタリング指標だけを鵜呑みにせず，身体所見と照らし合わせながら評価していくことが重要である．

④PACやPiCCO®は輸液管理に有用な情報を提示してくれるが，漫然とした使用は予後を改善せず，不要な侵襲を加えるばかりとなる．

文献

1) Rivers E, et al：Early goal-directed therapy in the treatment of severe sepsis and septic shock. N Engl J Med, 345：1368-1377, 2001 ★★★
   → 敗血症患者に対してEGDT実践群とそうでない群の予後を比較したRCT

必読 2) Dellinger RP, et al：Surviving Sepsis Campaign：International Guidelines for Management of Severe Sepsis and Septic Shock：2012. Crit Care Med, 41：580-637, 2013
   → 国際敗血症ガイドラインとして発表されたSSCG 2012

3) 「The ICU book 第3版」（稲田英一／監訳），メディカルサイエンスインターナショナル，2008
   → 膠質液と晶質液についてそれぞれの特徴を解説

4) Perner A, et al：Hydroxyethyl Starch 130/0.42 versus Ringer's Acetate in Severe Sepsis. N Engl J Med, 367：124-134, 2012 ★★★
   → 重症敗血症患者の初期輸液療法をHESやリンゲル液で行った場合の効果を比較した大規模RCT

5) Myburgh JA, et al：Hydroxyethyl Starch or Saline for Fluid Resuscitation in Intensive Care. N Engl J Med, 367：1901-1911, 2012 ★★★
   → 重症敗血症患者の初期輸液療法をHESや生理食塩水で行った場合の効果を比較した大規模RCT

6) Brunkhorst FM, et al：Intensive Insulin Therapy and Pentastarch Resuscitation in Severe Sepsis. N Engl J Med, 358：125-139, 2008 ★★★
   → 重症敗血症患者における強化インスリン療法や輸液療法について予後の比較検討を行った大規模RCT

7) Endo A, et al：Intraoperative Hydroxyethyl Starch 70/0.5 Is Not Related to Acute Kidney Injury in Surgical Patients：Retrospective Cohort Study. Anesth & Analg, 115：1309-1314, 2012 ★
   → わが国で採用されているHES製剤の合併症を外科術後患者を対象に比較した観察研究

8) Finfer S, et al：A Comparison of Albumin and Saline for Fluid Resuscitation in the Intensive Care Unit. N Engl J Med, 350：2247-2256, 2004 ★★★
   → ICU患者の輸液療法をアルブミンや生理食塩水で行った場合の予後を比較した大規模RCT

9) Delaney AP, et al：The role of albumin as a resuscitation fluid for patients with sepsis：A systematic review and meta-analysis. Crit Care Med, 39：386-391, 2011
   → 敗血症の輸液療法についてアルブミンと他の輸液製剤の効果を比較した系統的文献レビュー

必読 10) Boyd JH, et al：Fluid resuscitation in septic shock：A positive fluid balance and elevated central venous pressure are associated with increased mortality. Crit Care Med, 39：259-265, 2011 ★
   → 敗血症性ショックに対する過剰輸液が予後を悪化させる可能性を示した観察研究

11) Marik PE, et al：Hemodynamic parameters to guide fluid therapy. Annals of Intensive Care, 1：1, 2011
   → 重症患者に対する輸液療法を行う際の各種循環動態の指標について解説

12) Marid PE, et al：Does central venous pressure predict fluid responsiveness？A systematic review of the literature and the tale of seven mares. Chest, 134：172-178, 2008
   → CVPが輸液反応性を評価する指標となるかどうかを検討した系統的文献レビュー

13) Shah MR, et al：Impact of the pulmonary artery catheter in critically ill patients. JAMA, 294：1664-1670, 2005
   → ICU患者における肺動脈カテーテルの有用性を検討したメタアナリシス

14) Uchino S, et al：Pulmonary artery catheter versus pulse contour analysis：a prospective epidemiological study. Crit Care, 10：R174, 2006 ★
   → 重症患者のモニタリングにPACとPiCCO®を用いた場合とで予後を比較した観察研究

第2章 治療①-輸液，カテコラミン，輸血

2. 大量輸液は是か非か？
SSCG通りに輸液を行うのか？

森澤健一郎，平 泰彦

Point
- 敗血症の治療において十分な輸液は必須である
- 中心静脈圧CVPを指標とした従来の輸液管理には限界がある
- 輸液制限のタイミングを見極める手段は多く，各々の特性を知る必要がある

はじめに

　敗血症の治療とは，感染症の治療を行い，治療効果が得られるまでの期間の組織酸素代謝を維持し，かつ合併症を最小限にとどめることにつきる．組織への酸素供給は，心拍出量とヘモグロビン，動脈血酸素飽和度，動脈血酸素分圧に規定され，心拍出量は，前負荷，後負荷，心収縮力，心拍数で決定される．したがって，これらの項目について目標達成を推奨するSSCG（Surviving Sepsis Campaign Guidelines）は，間違いなく，敗血症治療のスタンダードであり，その有効性については多くの報告がある[1〜5]．しかし，SSCGの輸液方法では，症例によっては輸液過剰となり，合併症を生じる危険性を包含している．

1 大量輸液は是か非か？

　答えは，「**急性期の大量輸液は有用だが，度を過ぎれば有害となる**」である．まず，大量輸液が必要な理由を確認しよう．敗血症においては，種々の炎症メディエータによって血管透過性が亢進するため血管内容量は減少し，さらに，末梢血管抵抗が低下するため，血管床が増加して，相対的な循環血液容量の減少を呈する．したがって，敗血症の急性期には，組織酸素代謝を悪化させないために，十分な静脈還流と心拍出量，臓器還流を維持する必要があり，このために輸液療法が必須となる．
　これは私見だが，SSCGの最大の功労は，敗血症急性期の大量輸液を躊躇させない免罪符を与えたことである．しかし，大量輸液が両刃の剣であることも，同時に知らなければならない．輸液が過剰となれば，肺水腫，腸管浮腫によるイレウスなどの合併症の原因となる[6,7]．特に，敗血症ではARDSの診断基準を満たしていなくても，肺外水分量が増加しており[8]，さらに輸液を加えることによって，肺水腫による人工呼吸器管理期間の延長を生じうるからである[9]．

❷ SSCGの通りに輸液を行うのか？

　答えは，「**SSCGだけでは不十分**」である．なぜならば，SSCGが輸液の指標としている**中心静脈圧（central venous pressure：CVP）の信頼性が乏しい**からである．そもそも，CVPが前負荷を反映するという根拠は，左心系と右心系の前負荷は連動し，容量負荷と圧変化は連動するという，いくつかの仮説に則っている．しかし，実際には，PEEPを含む心臓周囲の胸腔内圧，末梢血管抵抗，心機能や弁膜症など多くの因子によってCVPは影響されてしまう．実は，かの有名なForrester先生も，CVPはmisleadingを招くと，1971年の時点で言及している[10]．

　2002年には，334名のICU患者（55％が敗血症症例）を検証したメタ解析が，CVPは輸液反応を予見しえないと報告している[11]．敗血症については，Osmanらが96名の敗血症患者を検証し，輸液後に心係数（cardiac index：CI）が15％を超えて増加した（つまり血管内容量が不足していた）群と，CIが増加しなかった（つまり，血管内容量が充足していた）群では，輸液前のCVPに有意差はないと報告している[12]．CVP＜8 mmHgによる輸液反応への予測確率は47％であり[12]，2009年のシステマティックレビューでも56％という結果であったため[13]，CVPで血管内容量を判定することは，コイントスで決めることと大差ない（no better than flipping a coin）と評されている．

一口メモ　CVPの歴史

　1945年にWarrenらは，健常者（医学生，医師，ボランティア）の瀉血モデルにおけるCVPの変化を観察した[14]．その後，輸液による血管内volumeの増加とCVPには関連があり[15]，血管内volumeの変化を反映する有用なモニターであると報告され[16]，簡便な測定方法と，測定機器の発達[17]によって，輸液管理のゴールドスタンダードとなった[18]．

一口メモ　"目標CVPは8〜12 mmHg"の根拠

　SSCGはCVPを6時間以内に8〜12 mmHgまで上昇させるよう定めている[19]．この目標設定の根拠は，Riversらによる263名の敗血症患者を対象にした前向きランダム化研究であり，①CVP 8〜12 mmHg，②平均動脈圧（MAP）65〜90 mmHg，③尿量≧0.5 mL/kg/時，④中心静脈酸素飽和度≧70％の4項目を達成することによって，院内死亡率は46.5％から30.5％へ有意に（$p=0.009$）減少したと報告されている[20]．しかし，さらに遡ってみると，CVPの目標値である8〜12 mmHgは，1983年のPackmanらによるわずか15名のhypovolemic or septic shock症例が対象の報告[21]が根拠であり，説得力に乏しい．ちなみに，SSCGは2004年に発表され，2008年と2012年に改訂されているが，目標とするCVP値は8〜12 mmHgのまま再評価されていない．

表 ● 前負荷と輸液の評価方法

評価方法：不足の指標	輸液開始	反応予測	目標	輸液終了
心拍数（HR）：＞100	○		○	
尿量：＜0.5 mL/kg/時	○		○	
収縮期血圧：＜90 mmHg	○		○	
心係数（CI）：＜2.5 L/分/m²	○		○	
中心静脈圧（CVP）：＜8 mmHg	○		○	○
ΔCVP（自発呼吸下）	○	○		
肺動脈楔入圧（PAWP）：＜6 mmHg	○		○	○
血清乳酸値：＞2 mmol/L	○		○	
中心静脈血酸素飽和度（ScvO₂）：＜70％	○	○	○	
酸素運搬係数（DO₂i）：＜600 mL/分/m²	○			
corrected flow time（FTc）＜400ミリ秒	○			○
stroke volume variation（SVV）：≧10％	○	○	○	○
systolic pressure variation（SPV）：＞10％	○	○		
pulse pressure variation（PPV）：≧13％	○	○	○	○
下肢挙上（passive leg raising）：血圧上昇	○	○		
global end-diastolic volume index：＜650 mL/m²	○		○	○

HR：heart rate
CI：cardiac index
CVP：central venous pressure
（文献19を参考に作製）

3 では，何を指標に輸液を行えばよいのか？

　答えは，「**輸液制限を開始するタイミング**」である．急性期の大量輸液によって，組織酸素代謝を維持するが，**輸液過剰によって心負荷と肺水腫に陥る一歩手前を認識しなければならない**．Murphyらによれば，最初の6時間は適切な輸液を行い，その後は輸液を制限することによって，死亡率を減少させることができる[22]．このために筆者は，経肺熱希釈法を用いたモニタリングを使用している．現在，わが国ではPiCCO®（Pulsion社，Germany）とEV1000ボリュームビュー（Edwards社，U.S.）が使用可能である．どちらも，中心静脈カテーテルと専用の動脈カテーテルを使用し，中心静脈に注入した冷却生理食塩水の温度変化を動脈内で感知して描かれる熱希釈曲線から，前負荷と肺水腫の程度を評価することが可能である．連続的に，心拍出量（cardiac output：CO），体血管抵抗（systemic vascular resistance：SVR），一回拍出量変動率（stoke volume variation：SVV）などが得られ，間欠的に，前負荷を示す全拡張終期容量（global end-diastolic volume：GEDV），肺水腫の程度を示す肺血管外水分量（extra vascular lung water：EVLW），血管透過性の状態を表す肺血管透過性係数（pulmonary vascular permeability index：PVPI）などをモニタリングすることができる．GEDVは量モニターであり，CVPや肺動脈楔入圧（pulmonary artery wedge pressure：PAWP）のような圧モニターに比べて，肺水腫の評価に有用である[23]．また，EVLWの上昇に合わせて

輸液制限を行うことによって予後を改善できるとも報告されている[24]．経肺熱希釈法モニタリングのほかにも，多数の前負荷の評価方法があり（p.63 表）[25]，これらを総動員して，より厳密に輸液制限の開始時期を見極めることは，輸液による合併症を軽減し予後を改善させるはずである．

一口メモ 輸液反応とFrank-starling曲線（図）

Frank-starling曲線は縦軸の一回心拍出量（SV）と，横軸の前負荷（つまり，左室拡張終末期容量）の関連を描いたもので，ある範囲においては，前負荷を増せば心拍出量を増やすことができることを示している．見方を変えれば，輸液によって前負荷を増やしたときに，一回心拍出量が増えるならば，Frank-starling曲線の角度が急な状態に相当し，すなわち，血管内容量が不足していると判断できる．図のA曲線において，⑦の部分では輸液に伴い一回拍出量は増加するが，輸液を継続し血管内容量が十分になった④の部分では，それ以上のSV増加は期待できない．ただし，B曲線のように心機能そのものが低下していれば，血管内容量にかかわらずSVは上昇しないことを忘れてはならない．輸液を継続して上昇していたSVが頭打ちになったときには，血管内容量が十分になったか，心機能が低下してきたかを評価しなければならない．

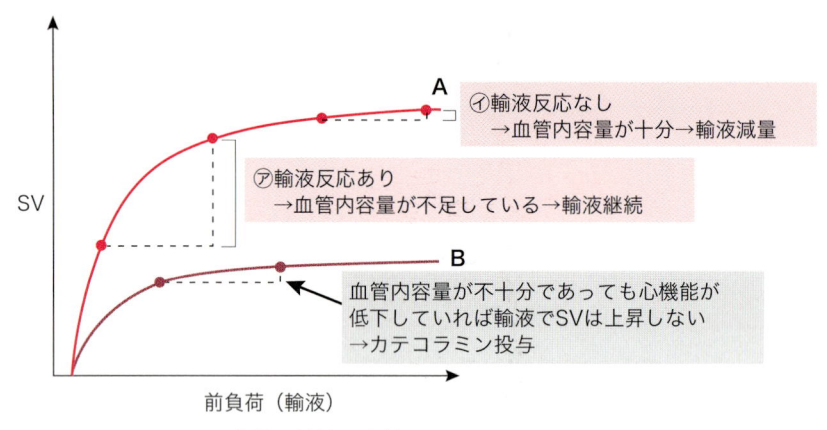

図 Frank-starling曲線と輸液反応性
SV：stroke volume（一回拍出量）
（文献25を参考に作製）

A：④輸液反応なし →血管内容量が十分→輸液減量
⑦輸液反応あり →血管内容量が不足している→輸液継続
B：血管内容量が不十分であっても心機能が低下していれば輸液でSVは上昇しない →カテコラミン投与

文献

1) Kortgen A, et al：Implementation of an evidence-based "standard operating procedure" and outcome in septic shock. Crit Care Med, 34（4）：943-949, 2006
2) Micek ST, et al：Before-after study of a standardized hospital order set for the management of septic shock. Crit Care Med, 34（11）：2707-2713, 2006
3) Nguyen HB, et al：Early goal-directed therapy, corticosteroid, and recombinant human activated protein C for the treatment of severe sepsis and septic shock in the emergency department. Acad Emerg Med, 13（1）：109-113, 2006
4) Shapiro NI, et al：Implementation and outcomes of the Multiple Urgent Sepsis Therapies（MUST）protocol. Crit Care Med, 34（4）：1025-1032, 2006 ★
5) Trzeciak S, et al：Translating research to clinical practice：a 1-year experience with implementing early goal-directed therapy for septic shock in the emergency department. Chest, 129（2）：225-232, 2006

必読 6) Bellamy MC：Wet, dry or something else？ Br J Anaesth, 97（6）：755-757, 2006
　　→ 大量輸液の歴史と是非についての論説だが，短くまとまっていて読みやすい

7) Bundgaard-Nielsen M, et al：'Liberal' vs. 'restrictive' perioperative fluid therapy--a critical assessment of the evidence. Acta Anaesthesiol Scand, 53（7）：843-851, 2009
　　→ 術後症例を対象に，輸液制限の有無による予後を比較した7つのランダム化試験をreviewしている．3つの試験が輸液制限によって予後が改善したと報告しているが，輸液制限の内容と予後の定義が試験によって異なるため説得力に欠ける

必読 8) Martin GS, et al：Extravascular lung water in patients with severe sepsis：a prospective cohort study. Crit Care, 9（2）：R74-82, 2005
　　→ 重症敗血症における肺外水分量を検証している．ARDSを合併していない症例でも肺外水分量は増加しており，肺障害の程度と肺外水分量は相関した

必読 9) Singer M：The Surviving Sepsis guidelines：evidence-based ... or evidence-biased？ Crit Care Resusc, 8（3）：244-245, 2006
　　→ かなり手厳しくSSCGを批判している論説．文献を批判的に読む際のチェックポイントがわかる

10) Forrester JS, et al：Filling pressures in the right and left sides of the heart in acute myocardial infarction. A reappraisal of central-venous-pressure monitoring. N Engl J Med, 285（4）：190-193, 1971

11) Michard F and JL Teboul：Predicting fluid responsiveness in ICU patients：a critical analysis of the evidence. Chest, 121（6）：2000-2008, 2002

必読 12) Osman D, et al：Cardiac filling pressures are not appropriate to predict hemodynamic response to volume challenge. Crit Care Med, 35（1）：64-68, 2007

必読 13) Marik PE, et al：Does central venous pressure predict fluid responsiveness？ A systematic review of the literature and the tale of seven mares. Chest, 134（1）：172-178, 2008
　　→ 本文参照．中心静脈圧の問題点がまとまっているので孫引き検索に有用

14) Warren JV, et al：The Effect of Venesection and the Pooling of Blood in the Extremities on the Atrial Pressure and Cardiac Output in Normal Subjects with Observations on Acute Circulatory Collapse in Three Instances. J Clin Invest, 24（3）：337-344, 1945

15) Warren JV, et al：Effect of increasing the blood volume and right atrial pressure on the circulation of normal subjects by intravenous infusions. Am J Med, 4（2）：193-200, 1948

16) Gauer OH, et al：Changes in central venous pressure after moderate hemorrhage and transfusion in man. Circ Res, 4（1）：79-84, 1956

17) Wilson JN, et al：Central venous pressure in optimal blood volume maintenance. Arch Surg, 85：563-578, 1962

18) Kastrup M, et al：Current practice of hemodynamic monitoring and vasopressor and inotropic therapy in post-operative cardiac surgery patients in Germany：results from a postal survey. Acta Anaesthesiol Scand, 51（3）：347-358, 2007

必読 19) Dellinger RP, et al：Surviving sepsis campaign：international guidelines for management of severe sepsis and septic shock：2012. Crit Care Med, 41（2）：580-637, 2013
　　→ 最新のSSCGだが多くの翻訳があるので原文を読む必要はない

20) Rivers E, et al：Early goal-directed therapy in the treatment of severe sepsis and septic shock. N Engl J Med, 345（19）：1368-1377, 2001

21) Packman MI and E.C. Rackow：Optimum left heart filling pressure during fluid resuscitation of patients with hypovolemic and septic shock. Crit Care Med, 11（3）：165-169, 1983

22) Murphy CV, et al：The importance of fluid management in acute lung injury secondary to septic shock. Chest, 136（1）：102-109, 2009

23) Boussat S, et al：Intravascular volume monitoring and extravascular lung water in septic patients with pulmonary edema. Intensive Care Med, 28（6）：712-718, 2002

24) Pino-Sanchez F, et al：Influence of extravascular lung water determination in fluid and vasoactive therapy. J Trauma, 67（6）：1220-1224, 2009

必読 25) Cecconi M, et al：What is a fluid challenge？ Curr Opin Crit Care, 17（3）：290-295, 2011
　　→ 輸液するべきか否かを判定する方法が，個々に検証されている．表1を理解するために有用

第2章　治療①−輸液，カテコラミン，輸血

3. カテコラミンはどのように使用するか？

長田圭司，蒲地正幸

Point

- 敗血症性ショックの病態を理解し，適切にカテコラミンを使う
- まずはearly goal-directed therapy（EGDT）に従った輸液負荷が大切である
- 敗血症性ショックにおける昇圧薬の第一選択薬はノルアドレナリンが推奨される

● はじめに

　敗血症性ショックにおける循環動態の特徴は，早期に一酸化窒素などの血管拡張物質により末梢血管抵抗が著明に低下するため，心後負荷が軽減し心拍出量は増加する．この早期の状態は四肢末梢に触れると温暖であることが多くwarm shockと呼ばれ，高心拍出状態（hyperdynamic state）を呈する．

　ショックの末期になると，血管内皮細胞障害に伴い末梢血管抵抗が亢進し心後負荷が増大，心収縮力は著しく低下し，心拍出量は減少する．これに伴い，末梢循環不全となり，四肢は蒼白で冷たく，チアノーゼを伴うcold shockと呼ばれる輸液に反応しない低心拍出状態（hypodynamic state）となる．いったんcold shockへ移行すれば，代償機構は破綻し予後は不良となる．

　現在の症状がwarm shockの段階なのかcold shockの段階なのかを見極め，敗血症の病態を理解したカテコラミンの使い方が大切である．

1　いつカテコラミンを使用するか？

　敗血症性ショック時には，まずEGDTに従い，中心静脈圧（CVP）8〜12 mmHg, 平均動脈圧（MAP）≧ 65 mmHgを目標に，尿量 ≧ 0.5 mL/kg/時，血中乳酸値低下，代謝性アシドーシスの改善が達成されるよう十分な初期輸液を行う[1]（「第2章-1．輸液はどのように行うべきか？」参照）．カテコラミンの投与は，EGDTに準じた輸液負荷を行っても血圧や組織灌流を維持できない場合に，MAP 65 mmHg以上を保つために使用する．**十分な輸液負荷をする前からカテコラミンを使用することで低血圧や頻脈を誘発することがあり，組織低灌流の原因となるため注意が必要である．**

② 敗血症性ショックでは第一選択薬としてノルアドレナリン，ドパミンのどちらを使用するか？

　ドパミン（イノバン®，カコージン®）は，表1にあるように用量依存性にα，βアドレナリン受容体，ドパミン受容体を刺激する[2]．中等量（3〜10 μg/kg/分）ではβ_1受容体作用により心収縮力，心拍数，心拍出量を増加させ，高用量（10 μg/kg/分以上）では，α_1受容体作用により末梢血管収縮作用を有する．ノルアドレナリンは，α_1受容体作用により，用量依存的に末梢血管抵抗を増加させ血圧を上昇させる．

　敗血症性ショック早期のwarm shockでは，拡張した末梢血管を収縮させるα_1アドレナリン受容体作動薬が昇圧薬として適切である．以前のSSCG 2008（Surviving Sepsis Campaign Guidelines）では，昇圧薬の第一選択薬はノルアドレナリンもしくはドパミンのどちらでもよかった．しかし，薬理学的にドパミンによるα_1作用を期待するためには，10 μg/kg/分以上の高用量が必要となり，これだけの高用量ではα_1作用以外にβ_1作用による頻脈や不整脈を誘発し，β_2作用による血圧低下の原因となる．

　上記の理由などもあり，ここ数年の敗血症性ショック時におけるカテコラミンの使用法に関するランダム化比較試験[3〜5]［全てLRCT］ではドパミンの方がノルアドレナリンに比べ，28日死亡率や頻脈，不整脈の発症率が高いと報告されている．このことからも，敗血症におけるカテコラミンの第一選択薬はノルアドレナリンが推奨され，MAP 65 mmHg以上を目標に，ノルアドレナリンの持続投与（0.05 μg/kg/分〜）を行う．一方で，ドパミンの使用はかなり限られており，頻脈性不整脈のリスクが低い患者や徐脈の患者などに対してのみノルアドレナリンの代わりとして使用する[1]．

表1 ● 循環作動薬の作用

	心拍数	心収縮力	血管収縮	血管拡張	腎血流	血圧	心拍出量
ドパミン低用量（D）	−	−	−	−	＋	→	→
ドパミン中等量（$\beta_1 > \alpha_1 > \beta_2$）	＋	＋＋	＋	＋	−	↑	↑
ドパミン高用量（$\alpha_1 > \beta_1 > \beta_2$）	＋＋	＋＋	＋＋＋	−	−	↑↑	↑
ドブタミン（$\beta_1 > \beta_2 > \alpha_1$）	＋＋	＋＋＋＋	−	＋	−	→	↑↑
ノルアドレナリン（$\alpha_1 > \beta_1 > \beta_2$）	＋	＋＋	＋＋＋＋	−	−	↑↑↑	→

（文献2を参考に作製）

> **一口メモ　当科での処方例**
>
> カテコラミンは，体重組成（ドパミン，ドブタミン：1 mL/時＝1 μg/kg/分，ノルアドレナリン：1 mL/時＝0.1 μg/kg/分）となるよう生理食塩水で希釈し，中心静脈ラインから投与している．
> ノルアドレナリンはおよそ0.05 μg/kg/分から開始し，血圧の反応をみながら，0.01～0.05 μg/kg/分ずつ増量し，上限2 μg/kg/分くらいまで使用している．

> **一口メモ　カテコラミン投与中の注意点**
>
> カテコラミン投与量は極微量であり，ルート交換時のカテコラミンの入りむらにより血圧の変動がみられるため，カテコラミンルートの交換時には，並列交換をするなどの工夫をしている．また，今まで安定していた血圧が急に低下した場合は，必ずカテコラミンルートの確認を行う．ルート内の気泡によるエアロックや，点滴漏れ，接続部不良などの人為的ミスによることが往々にしてみられる．カテコラミンバックアップルートの輸液投与速度の変化でも血圧が変動することがあり急激な投与速度の増減には注意が必要である．

❸ ノルアドレナリンに反応しない場合の昇圧薬は？

1）アドレナリン（ボスミン®），アドレナリン注0.1％

敗血症性ショック患者におけるアドレナリンとノルアドレナリンを比較した研究（CAT study）[6] [LRCT] では，両群間でMAPの目標達成時間，28日死亡率に有意差を認めなかったが，アドレナリン投与群で有意に頻脈や乳酸値の上昇を認めたことから，アドレナリンは第一選択薬とはならず，ノルアドレナリンを用いても血圧が維持できない場合にアドレナリンを追加投与する．

2）フェニレフリン（ネオシネジン®）

アドレナリンα_1受容体に対する選択性が高く，心臓，気管，末梢血管のβ受容体にはほとんど作用しないため，頻脈をきたすことのない交感神経作動薬である．また，末梢血管抵抗を増大させるため，心後負荷の増大により一回心拍出量は低下する．
フェニレフリンは，①心拍出量が高いにもかかわらず血圧が低い状態が遷延している場合，②血管作動薬，強心薬と低容量バソプレシンを併用してもMAPが目標値を達成できない場合など以外には推奨されていない[1]．ただし，ショックによる血圧低下時には，一時的な静脈内投与薬として0.1 mgごとを静脈内投与し，血圧の反応を見ることは緊急時には有用である．

3）バソプレシン（ピトレシン®）

バソプレシンはドパミンやノルアドレナリンと異なり陽性変力作用や陽性変時作用なしに直接的に血管平滑筋を収縮させ血圧を上昇させる非アドレナリン作動性血管作動薬である．敗血症性ショック患者のなかには，ノルアドレナリンに反応しないカテコラミン不応性

表2 ● 敗血症性ショックにおける循環作動薬の推奨（SSCG 2012）

a）血管収縮薬

1.	昇圧療法は，平均動脈圧 65 mmHg 以上を初期の目標とする（Grade 1C）
2.	昇圧薬の第一選択薬はノルアドレナリンを推奨（Grade 1B）
3.	適切な血圧を維持するため追加薬剤が必要な場合は，アドレナリンを使用してもよい（Grade 2B）
4.	平均動脈圧を上昇させる，またはノルアドレナリンを減量する目的で，ノルアドレナリンにバソプレシン（0.03 U/分）を追加してもよい（Ungraded）
5.	敗血症による血圧低下に対して初期に選択される昇圧薬としては，低容量バソプレシンは奨励されず，0.03～0.04 U/分以上のバソプレシンは（他の昇圧薬で適切な平均動脈圧が得られない場合の）代替療法として温存するべき（Ungraded）
6.	きわめて限られた患者（頻脈性不整脈のリスクが低い患者や徐脈の患者など）においてのみ，ノルアドレナリンの代替薬としてドパミンを使用してもよい（Grade 2C）
7.	フェニレフリンは敗血症性ショックにおいて以下の場合以外には推奨されない．(a) ノルアドレナリンによる重症不整脈がある場合，(b) 心拍出量が高いにもかかわらず血圧が低い状態が遷延している場合，(c) 強心薬/昇圧薬と低容量バソプレシンを併用しても平均動脈圧が目標を達成できない場合の代替療法（Grade 1C）
8.	腎保護の目的で低容量ドパミンは使用しないことを推奨（Grade 1A）
9.	昇圧薬を必要とする全ての患者に，可能であれば動脈カテーテルをすみやかに挿入することを推奨（Ungraded）

b）強心薬療法

1.	以下の場合，ドブタミンを投与開始または（使用しているなら）昇圧薬に追加して 20 μg/kg/分まで投与することを推奨する．(a) 心充満圧は上昇しているが，低心拍出状態が疑われる心筋機能障害，(b) 適切な血管内容量と適切な平均動脈圧であるにもかかわらず，組織低灌流徴候が持続している場合（Grade 1C）
2.	規定された正常を上回る心係数にするための強心薬使用は行わないことを推奨する（Grade 1B）

（文献1を参考に作製）

ショックの症例が見受けられる．カテコラミン不応性の敗血症性ショックにおいてノルアドレナリンとバソプレシンを比較したVASST study[7] [LRCT]では，重症例では28日死亡率に有意差は認めなかったが，比較的軽度の敗血症性ショック患者ではバソプレシン群で28日死亡率が改善したと報告があり，ノルアドレナリンで改善しない敗血症性ショック症例に対してバソプレシンの少量投与追加（0.01～0.03 U/分）が推奨されている[1]．ただし，敗血症による血圧低下に対する第一選択薬としては推奨されていない．

また，高用量のバソプレシンは心拍出量を減少させ，心臓，消化管の虚血を引き起こす可能性が指摘されており[8]，心機能の低下した患者や，cold shockに移行した患者では，腸管虚血症状などの有害事象が出現する可能性もあるため注意して使用する必要がある．

4　ドブタミン

ドブタミン（ドブトレックス®）はアドレナリン作動性 β_1，β_2 受容体刺激作用をもつ合成カテコラミンである．β_1 受容体刺激は，心筋収縮性および，心拍数を増大させ，β_2 受容

体刺激は末梢血管拡張を引き起こす．用量依存的にβ₁作用により心収縮力を増強し，一回拍出量を増加させる強心薬として使用される（p.67 表1）．

　敗血症では，ドブタミンは，適切に初期輸液を行い，左室充満圧が適正で平均血圧が保たれているにもかかわらず心拍出量が低下している患者に対して用いる[1]．ドブタミンを使用する際には，心エコーなどにて心機能を評価し心拍出量や一回拍出量などを指標とするとよい．**敗血症では，β₁受容体を介した細胞内情報伝達が障害を受けるため，十分な輸液負荷なしにドブタミンを使用すると，β₂受容体刺激による血管拡張作用が優位となり，頻脈や血圧低下が起こることがあり注意が必要である．**

　ドブタミンを使用した敗血症性ショック患者の後ろ向き解析では，有意に90日死亡率が高いという報告もあり[9]，日本版敗血症診療ガイドライン[10]ではドブタミンは推奨されていない．

　以上，敗血症におけるカテコラミンの使用方法について述べた．表2（p.69）にSSCG 2012で推奨される循環作動薬を示す．

文献

必読 1) Dellinger RP, et al：Surviving Sepsis Campaign：International Guidelines for Management of Severe Sepsis and Septic Shock：2012. Crit Care Med, 41：580-637, 2013

2) 山本　剛：ドパミン．ICUとCCU, 36：379-381, 2012

3) De Backer D, et al：Comparison of dopamine and norepinephrine in the treatment of shock. N Engl J Med, 362：779-789, 2010 ★★★
→ショック患者に対して，第一選択薬としてドパミンとノルアドレナリンの効果を検討したRCT

4) De Backer D, et al：Dopamine versus norepinephrine in the treatment of septic shock：a meta-analysis. Crit Care Med, 40：725-730, 2012 ★★★
→敗血症性ショック患者に対し，ノルアドレナリンとドパミンの効果を検討したRCT

5) Vasu TS, et al：Norepinephrine or dopamine for septic shock：systematic review of randomized clinical trials. J Intensive Care Med, 27：172-178, 2012 ★★★
→敗血症性ショック患者に対し，ノルアドレナリンとドパミンの効果を検討したRCT

6) Myburgh JA, et al：A comparison of epinephrine and norepinephrine in critically ill patients. Intensive Care Med, 34：2226-2234, 2008 ★★★
→ショックを呈した重症患者に対するアドレナリンとノルアドレナリンの効果を比較したRCT（CAT study）

7) Russell JA, et al：Vasopressin versus norepinephrine infusion in patients with septic shock. N Engl J Med, 358：877-887, 2008 ★★★
→カテコラミン不応性の敗血症性ショックにおけるバソプレシンの効果を検討したRCT（VASST trial）

8) Dunser MW, et al：Ischemic skin lesions as a complication of continuous vasopressin infusion in catecholamine-resistant vasodilatory shock. Crit Care Med, 31：1394-1398, 2003
→高用量のバソプレシン投与により心臓，四肢，主要内蔵器の虚血と関連がある

9) Wilkman E, et al：Association between inotrope treatment and 90-day mortality in patients with septic shock. Acta Anaesthesiol Scand, 57：432-442, 2013 ★
→敗血症性ショック患者でドブタミンを使用した患者の90日死亡率が有意に高い

必読 10) 日本集中治療医学会Sepsis Registry委員会：日本版敗血症診療ガイドライン．日本集中治療医学会雑誌，20：124-173, 2013

第2章　治療①-輸液，カテコラミン，輸血

4. アルブミン製剤と赤血球輸血の役割とは？
いつ，どのように使用するか？

佐藤仁思，福岡敏雄

> **Point**
> - 敗血症治療における，アルブミン製剤・赤血球輸血投与のタイミングや投与方法は，エビデンスに乏しい
> - 各製剤の使用に関して，敗血症に限定した大規模試験が進行中であり，結果が待たれる

はじめに

　輸液療法は，感染のコントロールとともに，敗血症治療の基本であり，要である．にもかかわらず，輸液療法はエビデンスに乏しい．特に，本稿で検討する，敗血症治療におけるアルブミン製剤と赤血球輸血の有用性や投与基準は，controversialである．現在，この課題に敗血症患者のさらなる予後改善を期待し，欧米で大規模試験が進行している．

　いずれも高価かつ貴重な製剤であり，明確な使用指針がない以上，"使用するとすれば，いつ使用するか"，あるいは"そもそも使用を避けるべきか"，日々の現場で悩みながら使用を検討しているのが現状である．本稿では，敗血症治療の重要な二つの局面，1つはERでのEGDT（early goal directed therapy）を主体とする初期蘇生時，もう1つはICUでの初期蘇生後の管理期，に分けて，"今わかっている"各製剤の位置づけを**結論**とし，既存の臨床試験の結果を中心にProとConを意識して，その**根拠**を示す．なお，ここで述べる"敗血症"は，Surviving Sepsis Campaign Guidelines（SSCG）2012が対象としている重症敗血症と敗血症性ショックを指す．

I. 敗血症治療におけるアルブミン製剤の役割

1 初期蘇生時

1）結論

　敗血症治療における初期輸液は，晶質液投与が原則である．アルブミン製剤の追加投与は，死亡率を高めることはない（晶質液同様，安全に投与できる）ものの，予後を改善する効果までは証明されていない．現時点では，晶質液と同等の効果であるとされており，費用の面

表1 ● アルブミン製剤は死亡率を高める (Con)

発表年／雑誌／試験名／著者	研究デザイン	患者背景	主対象	比較対象	結果
1998 BMJ Cochrane	システマティックレビュー (24-study)	N＝1,204 循環血液量減少，熱傷，低アルブミン血症	アルブミン投与	晶質液投与	● 死亡率 16.4％ vs 9.2％ 相対リスク，1.68；1.26-2.23； $p<0.01$
2005 Crit Care SOAP study (sub study) Vincent	前向き多施設研究	N＝678 敗血症 プロペンシティースコアマッチング	アルブミン投与	アルブミン非投与	● 30日死亡率 相対危険率，1.13；95％CI， 1.01-2.00；$p=0.006$ ● 院内死亡率 41.3％ vs 27.7％

(文献1，8を参考に作製)

から，積極的な使用は推奨されない．

2）根拠

重症患者の初期輸液における晶質液 vs. 膠質液の議論は，半世紀以上前から続いており，未だどちらの優位性も証明されていない．

Con

a）重症患者においては，アルブミン製剤は予後を改善しない（表1，2）

重症患者に対するアルブミン投与の有効性について，1998年にコクラングループによるシステマティックレビューが発表され，アルブミン投与群で死亡率が高いことが示唆された[1]．この結果は，アルブミン製剤乱用の警鐘として，大きな驚きをもって世界中で受け入れられ，実際に世界のアルブミン使用量は減少していった[2]．その後，2004年に重症患者の初期輸液に関する最も質の高い，多施設二重盲検RCTのSAFE試験が発表された．結果は，等張アルブミン製剤と生理食塩水とでは，生存率に有意差を認めず，ICU滞在期間や人工呼吸期間なども同等であった．Finferらは，アルブミン製剤投与により死亡率を高めることはないが，予後に関する効果は生理食塩水と同等であり，コスト面から，積極的な使用は推奨されないと結論づけている[3][LRCT]．以降も，多くの試験が発表されているが，これらを含めたシステマティックレビューでも，アルブミン製剤は晶質液に比較して予後改善効果は認められなかった[4,5]．しかし，いずれも敗血症患者に限定した報告ではないことを付け加えておく．

Pro

b）敗血症患者において，アルブミン製剤は予後を改善する可能性がある（表3）

一方，敗血症患者ではどうか．2011年に敗血症に限定した，SAFE試験のサブグループ解析やDelaneyらによるシステマティックレビューが発表され，アルブミン群で死亡率を改善する可能性が示唆された[6,7]．とはいえ，現状では，診療を変えるほどのエビデンスはなく，敗血症治療の初期輸液は，晶質液投与を第一選択とする．

表2 ●アルブミン製剤は死亡率は有意差ないが，予後改善効果なし

発表年／雑誌／試験名／著者	研究デザイン	患者背景	主対象	比較対象	結果
2001 Ann Intern Med Wilkers	メタ解析 (55-study)	N＝2,958 外傷，熱傷，低アルブミン血症，ほか	アルブミン投与	晶質液投与	● 死亡率 相対リスク，1.11；95％CI，0.95-1.28 "The safety of albumin"
2004 NEJM SAFE study Finfer	多施設二重盲目 RCT	N＝6,997 ICU患者	4％アルブミン投与	生理食塩水投与	● 28日死亡率 20.9％ vs 21.1％ 相対リスク，0.99；95％CI，0.91-1.09；p＝0.87
2011 NEJM FEAST Trial Maitland	多施設RCT	N＝3,141 小児重症敗血症	5％アルブミン急速投与	生理食塩水急速投与	● 48日死亡率 相対リスク，1.01；95％CI，0.78-1.29；p＝0.96
2011 Cochrane	システマティックレビュー (38-study)	N＝10,842 重症疾患 ①循環血液量減少 ②熱傷 ③低アルブミン血症	アルブミン投与	その他	● 死亡率 相対リスク ①1.02；95％CI，0.92-1.13 ②2.93；95％CI，1.28-6.72 ③1.26；95％CI，0.84-1.88
2013 Cochrane	システマティックレビュー	N＝9,920 重症疾患	膠質液投与	晶質液投与	● 死亡率 リスク比 1.01；95％CI，0.93-1.10

(文献3～5，9，10を参考に作製)

表3 ●敗血症患者においてアルブミン製剤は死亡率を改善(Pro)

発表年／雑誌／試験名／著者	研究デザイン	患者背景	主対象	比較対象	結果
2011 Intensive Care Med SAFE study sub study	多変量ロジスティック回帰解析	N＝919 敗血症	4％アルブミン投与	生理食塩水投与	● 28日死亡率 オッズ比，0.71；95％CI，0.52-0.97；p＝0.03
2011 Crit Care Med Delaney	システマティックレビュー	N＝1,977 敗血症	アルブミン投与	アルブミン非投与	● 死亡率 オッズ比，0.82；95％CI，0.67-1.00；p＝0.047

(文献6，7を参考に作製)

2 初期蘇生後

1) 結論

　敗血症治療のICU管理期においては，アルブミン製剤投与を考慮する場合がある．**1つは，総輸液量を抑制する必要がある場合，もう1つは，低アルブミン血症を伴う場合である**．いずれも，アルブミン製剤の種類（等張・高張）や投与量，投与基準は確立されていない．

表4 ● 敗血症において過剰輸液は死亡率を高める

発表年／雑誌／試験名／著者	研究デザイン	患者背景	主対象	結果
2009 Chest Murphy	後向き単施設研究	N＝212 ALIを合併した，発症72時間以内の敗血症性ショック	①adequate initial fluid resuscitation（AIFR）が達成できたかどうか ②conservative late fluid resuscitation（CIFR）が達成できたかどうか	● 院内死亡率 両方達成：18.3％ CIFRのみ達成：41.9％ AIFRのみ達成：56.6％ 両方未達成：77.1％
2011 Crit Care Med VASST study sub study Boyd	多施設RCTポストホック解析	N＝778 5μg/kg/分より多量のnoradrenalineを要した敗血症性ショック	輸血量により4群に分けたQuartile1～4（12時間の輸液量と水分バランス/4日間の輸液量を水分バランス） Q1：2.90L，＋0.71L，16.0L，＋1.56L Q2：4.52L，＋2.88L，18.5L，＋8.12L Q3：6.11L，＋4.90L，22.8L，＋13.0L Q4：10.1L，＋8.15L，30.5L，＋20.5L 平均：6.3L，＋4.2L，＋11L	● Q4と比べた28日死亡率ハザード比 （12時間／4日間） Q1：0.569/0.446 Q2：0.581/0.512 Q3：0.762/0.739

（文献11，15を参考に作製）

2）根拠①〜総輸液量を抑制する必要がある場合〜

　　SSCG 2012では，低血圧や血清乳酸値上昇（＞4 mmol/L）を伴う敗血症患者には，体重あたり30 mL/kgの晶質液を投与することが明記されている．この量を超え，さらに大量の輸液を要する場合，晶質液投与を継続すべきか，アルブミン製剤を加えるべきか，明確な結論が出ていない．

Pro

● アルブミン製剤投与により過剰輸液を抑制することで，予後改善が期待されている（表4）

　2011年に敗血症に限定した多施設RCTであるVASST試験のサブ解析が発表され，過剰輸液により死亡率を高めることが示された[11]．晶質液の過剰投与については，以下のような副作用への懸念がある．**脳浮腫**（認知低下やせん妄），**肺水腫**（ガス交換能や肺コンプライアンスの低下，呼吸負担の増加），**心筋浮腫**（伝導障害，心収縮力・拡張能の低下），**肝うっ血**（タンパク産生能の低下，胆汁うっ帯），**腎間質浮腫**（GFR低下，尿毒症，体液貯留），**腹部コンパートメント症候群**，**腸管浮腫**（吸収不良，イレウス），**組織浮腫**（創傷治癒遅延，創傷感染，褥瘡）などが懸念されている[12]．

　このため，総輸液量の抑制による予後改善を期待し，アルブミン製剤を追加投与することも選択肢となる．アルブミン製剤の種類としては，一般的に，血漿量増加を期待して等張（5％）製剤が多く用いられる．一方で，臨床試験で用いられているのは，高張（20％）製剤である．等張製剤vs.高張製剤の優位性は証明されていないが，塩素イオンを制限した輸液が腎障害を防ぐことが示され，塩素イオン含有量の多い等張アルブミン製剤投与を避けるべきだとの意見が強くなっている（等張製剤で約130 mEq/Lに対し，高張製剤では70 mEq/L）[13]．

　2014年1月現在，敗血症患者に限定した，アルブミン投与の有用性に関する大規模な多施

表5 ● 敗血症患者におけるアルブミン製剤の現在進行中の大規模試験

発表年／雑誌／試験名／著者	研究デザイン	患者背景	主対象	比較対象	結果
EARSS study NCT；327704	前向き多施設 France	N＝800 発症6時間以内の敗血症性ショック	20％アルブミン 100mL 8時間ごと3日間投与	生理食塩水 100mL 8時間ごと3日間投与	● 28日死亡率 24.1％ vs 26.3％（中間報告）
ALBIOS study NCT；707122	多施設RCT Italy	N＝1,350 重症敗血症，敗血症性ショック	①血清アルブミン値＜2.5 20％アルブミン 300mL/日投与 ②血清アルブミン値2.5～3.0 20％アルブミン 200mL/日投与 ③血清アルブミン値≧3.0 アルブミン非投与	晶質液投与	● 28日死亡率 ● 90日死亡率

（文献14，16を参考に作製）

設前向き試験（EARSS試験）が進行中である（表5）．結果の一部が2012年発表されており，プライマリエンドポイントの28日死亡率でもカテコラミン不要日数も有意差はなかった（Hot topics session ESCIM 24th annual congress 5th October 2011, Berlin）．最終結果と論文としての発表が待たれるところである[14]．

3）根拠②～低アルブミン血症を伴う場合～

Pro

a）重症疾患において，アルブミン製剤投与により，低アルブミン血症を改善することで，予後改善につながる可能性がある（表6）

敗血症患者では，大量輸液による血液希釈などにより，低アルブミン血症を伴うことが多い．急性疾患に合併する低アルブミン血症が及ぼす予後への影響については，2003年にVincentらが観察研究などをまとめたシステマティックレビューを発表している．この結果，低アルブミン血症は独立した予後悪化因子であった[17]．さらに，2006年にDuboisらが前向き単施設RCTを発表し，アルブミン投与が合併症の軽減に有用である可能性が示唆されたが，これは死亡率を検討した試験ではない[18]．

Con

b）上記の結果が，敗血症患者にあてはまるのか

一方で，敗血症患者では正常とアルブミン動態が異なることが示されている．アルブミン製剤投与後の血清アルブミン値は，正常人に比べて敗血症患者で有意に低く，これは血管外へのアルブミン漏出を示している．このため，敗血症患者に限定したアルブミン製剤の有効性を確かめる試験が必要である，と結論づけた[22]．

これらを受けて，敗血症患者に限定した，低アルブミン血症時のアルブミン製剤の有効性に関する，多施設RCT試験（ALBIOS試験）が欧州で進行中である[16]（表5）．

表6● 重症患者/敗血症患者における低アルブミン血症とアルブミン製剤

発表年/雑誌/試験名/著者	研究デザイン	患者背景	主対象	比較対象	結果
2006 BMJ SAFE study sub study	サブグループ解析	N＝6,045 ICU患者 ①血清アルブミン値≦2.5 ②血清アルブミン値＞2.5	4％アルブミン投与	生理食塩水投与	● 28日死亡率 ①オッズ比，0.87（アルブミン投与：23.7％ vs 生理食塩水投与：26.2％） ②オッズ比，1.09（アルブミン投与：19.8％ vs 生理食塩水投与：17.5％） ● オッズ比，0.80；95％CI, 0.63-1.02；$p＝0.08$
2006 Crit Care Med Dubois	後向き単施設ランダム化対照パイロット研究	N＝100 重症疾患 血清アルブミン値≦3.0	20％アルブミン投与	アルブミン非投与	● 7日SOFA改善率 3.1 vs 1.4；$p＝0.03$ ● 1日平均輸液量 658mL vs 1,679mL；$p＝0.04$
2010 J Crit Care Artero	前向きコホート単施設研究	N＝112 重症敗血症や敗血症性ショック	死亡率	生存群	● 低アルブミン血症の割合 オッズ比，2.85；95％CI, 1.11-7.13；$p＝0.026$ ● 血清アルブミン値が1.0高値であるごとの死亡率 オッズ比，0.34；95％CI, 0.15-0.76；$p＝0.009$
2010 Intensive Care Med Wiedrman	メタ解析（17-study）	N＝3,917 ICU患者を含む入院患者	低アルブミン血症	アルブミン正常	● 急性腎障害発症率 オッズ比，2.34；95％CI, 1.74-3.14 ● 急性腎障害発症者の死亡率 オッズ比，2.47；95％CI, 1.51-4.05

（文献18～21を参考に作製）

4）使用例

　基本的な投与方法としては，晶質液の輸液量が体重あたり30 mL/kgを超え，さらに数Lの晶質液の急速投与が必要と予想される場合や，低アルブミン血症（血清アルブミン値2.0～2.5未満）の場合に限定し，高張アルブミン製剤（100～300 mL/日）を投与する．また，**血行動態維持のための晶質液必要量が抑制できるか，血清乳酸値などの目標値が達成できるかどうかで継続的に効果を判定する**．

　輸液療法においては，あらかじめ決められた理想の種類や量は存在せず，**必ず目標値に基づく効果判定を行い，妥当性を継続的に評価し，必要に応じて修正する姿勢が大切である**ことを強調しておく[23]．

> **一口メモ　膠質輸液としてのヒドロキシエチルスターチ**（hydroxyethyl starch：HES）
>
> アルブミン製剤以外の膠質液として合成膠質液（HES，ゼラチン，デキストラン）がある．このうち，HESはアルブミン製剤にかわり，世界中で使用されてきた．HES製剤には大きく分けて，濃度，分子量，置換度（グルコピラノース環のうちヒドロキシエチル基に置換されている割合）という3つの特性がある．日本で使用されているHESは，濃度が6％，分子量が70kDa，置換度が0.5である．これを6％HES（70/0.5）と記述する．

表7 ● HESは死亡率や合併症を高める

発表年／雑誌／試験名／著者	研究デザイン	患者背景	主対象	比較対象	結果
2012 NEJM Myburgh	多施設RCT	N＝7,000 ICU	6％HES 130/0.4	生理食塩水投与	● 98日死亡率 18％ vs 17％ 相対リスク，1.06；95％CI，0.96-1.18；$p＝0.26$ ● 腎代替療法 7.0％ vs 5.8％ 1.21；95％CI，1.00-1.45；$p＝0.04$
2012 NEJM Perner	多施設RCT	N＝798 重症敗血症	6％HES 130/0.4	酢酸リンゲル液投与	● 90日死亡率 21％ vs 34％ 相対リスク，1.17；95％CI，1.01-1.36；$p＝0.03$ ● 腎代替療法 22％ vs 16％ 1.35；95％CI，1.01-1.80；$p＝0.04$
2013 BMJ Perner	システマティックレビュー (9-study)	N＝3,456 敗血症	6％HES 130/0.38-0.45	晶質液投与 or アルブミン投与	● 死亡率 1.11；95％CI，1.00-1.23；$p＝0.05$ ● 腎代替療法 1.36；95％CI，1.08-1.72；$p＝0.009$

（文献24〜26参考に作製）

HESに関して，2012年に重要なRCTが2本報告された（表7）．1つは，90日死亡率は両群で有意差は認めないものの，HES群〔6％HES（130/0.4）〕で血液浄化療法の施行率が高かった[24][LRCT]．もう1つは，敗血症患者において，HES群〔6％HES（130/0.42）〕で死亡率も高い結果となった[25][LRCT]．さらに，2013年に同著者により発表された，敗血症患者におけるメタ解析でも同様の結果となった[26]．

これらの試験で用いられたHES製剤は，国内使用製剤に比べて分子量が大きく，置換度がやや小さい．副作用の点からみると，分子量が大きく，置換度が高いほど，腎障害をきたしやすいと言われている．このような製剤特性の差はあったが，日本においても2013年7月29日付けでメーカーから「ヘスパンダー輸液およびサリンヘス輸液6％（ヒドロキシエチレンデンプン製剤）の適正使用のお願い」として「重症敗血症等の重症患者管理における相対的な循環血液量低下には使用しないで下さい」と通知された．

II．敗血症治療における赤血球輸血の役割

1 初期蘇生時

1）結論

血行動態が不安定な場合における赤血球輸血の開始基準Hb値は設定されていない．SSCG2012では，**初期蘇生時に初期輸液で$ScvO_2$が70％以上に到達せず，Htが30％以下の場合に，Ht：30％を目標に積極的な赤血球輸血を行うことを推奨している**．しかし，Htを目標値とした赤血球輸血が，予後改善に幾許の効果があるのかは証明されていない．

2）根拠

重症疾患では，血液希釈や失血，赤血球産生低下などにより貧血となる頻度が高く，赤血球輸血が必要となることが多い．これは赤血球輸血により，全身の酸素供給量を増加させ，組織の低酸素を是正することで予後を改善させるという考えに基づく．

これに対し，敗血症においては，輸血により酸素供給量を増加させても，酸素消費量は増大しないと考えられており，赤血球輸血はなるべく避けるべきであるとの意見が強くなっている．

Con

a）重症患者において，積極的な赤血球輸血は予後を改善せず，合併症を増やす

重症患者対する輸血開始基準に関しては，長く議論され，さまざまな大規模試験で検討されてきた．2012年に発表されたシステマティックレビューでは，輸血制限群の方が死亡率を下げることが示された．輸血による感染のリスクやコストなどを考慮すれば，輸血は制限するべきである[27]．しかし，これらの試験では，血行動態が不安定な患者や貧血による症状を伴う患者は除外されており，制限輸血は血行動態の安定した患者にあてはめられる戦略であることを忘れてはならない．

Pro

b）敗血症患者では，赤血球輸血により予後が改善する可能性がある（表8）

さらに，2012年に院外発症の敗血症を対象とした，Parkらの多施設前向き試験が発表され，プロペンシティスコアマッチングの手法を用いて，赤血球輸血が死亡率の低下と関連していることを示した[28]．院外発症の敗血症患者群では，より積極的な輸血戦略が必要ということを示唆するものかもしれない．

② 初期蘇生後

1）結論

血行動態が安定した後は，輸血を制限すべきである．SSCG 2012では，初期蘇生後，組織灌流が改善し，心筋虚血や低酸素，急性出血などの考慮すべき合併症がなければ，Hb：7.0 g/dL未満の場合にHb：7.0〜9.0 g/dLを目標に赤血球輸血を行うことを推奨している．また，心血管疾患を有する場合はHb：8.0 g/dLを基準とし，臨床症状を有する場合は，Hb値にかかわらず，赤血球輸血を行う．

2）根拠

Con

● 赤血球輸血は，制限すべきである（表9）

1999年に重症疾患の輸血開始基準に関する多施設RCTのTRICC試験が発表され，制限輸

表8 ● 敗血症患者における赤血球輸血は死亡率を改善する(Pro)

発表年／雑誌／試験名／著者	研究デザイン	患者背景	主対象	比較対象	結果
2008 Anesthesiology SOAP study Sub study Vincent	前向き多施設 European	N＝1,642 重症疾患 プロペンシティースコア マッチング	輸血あり	輸血なし	● 30日死亡率 ハザード比，0.73；95％CI， 0.59-0.90；$p=0.004$
2012 Crit Care Med Park	前向き多施設	N＝1,054 敗血症 プロペンシティースコア マッチング	輸血あり	輸血なし	● 28日死亡率 24.3％ vs 38.8％ ハザード比，0.43；95％CI， 0.29-0.62；$p<0.001$

(文献28, 29を参考に作製)

表9 ● 重症患者に対する赤血球輸血は制限すべきである(Con)

発表年／雑誌／試験名／著者	研究デザイン	患者背景	主対象	比較対象	結果
1999 NEJM TRICC study	多施設RCT Canada	N＝838 重症疾患	輸血制限群Hb＜ 7.0で輸血開始 Hb：7.0〜9.0 を目標	輸血自由群Hb＜ 10.0で輸血開始 Hb：10.0〜12.0 を目標	● 30日死亡率 18.7％ vs 23.3％； $p=0.11$
2002 JAMA ABC study	前向き多施設 European	N＝3,534 (N＝1,032；プ ロペンシティース コアマッチング)	輸血あり	輸血なし	● 28日死亡率 22.7％ vs 17.1％； $p=0.02$
2004 Crit Care Med CRIT study	前向き多施設 US	N＝4,892 (N＝2,118；プ ロペンシティース コアマッチング)	輸血あり	輸血なし	● 30日死亡率 1.65；90％CI，1.35- 2.03；$p=0.001$
2008 Crit Care Med Marik	システマティック レビュー (45 study)	N＝272,596 重症疾患	輸血あり	輸血なし	● 死亡率 オッズ比，1.7；95％CI， 1.4-1.9 ● 院内感染率 オッズ比，1.8；95％CI， 1.5-2.2
2013 Intensive Care Med Leal-Noval	後向き単施設 ペアマッチコ ホート研究	N＝428 非出血性重症疾 患	輸血あり	輸血なし	● 院内死亡率 21％ vs 13％； $p=0.05$ ● 院内感染率 12.9％ vs 6.7％； $p<0.05$

(文献30〜32, 34, 35を参考に作製)

血群（Hb：7.0 g/dL未満）は自由輸血群（Hb：10.0 g/dL未満）と比べ，死亡率に有意差はなく，合併症に関しては，むしろ自由輸血群で多い結果となった[30][LRCT]．さらに，以後の大規模多施設前向き試験のABC試験やCRIT試験では，赤血球輸血投与により死亡率が高くなることが示された[31,32]．以降も，血行動態の安定した重症患者に対する赤血球輸血は制限

表10 ● 敗血症患者における赤血球輸血に関する現在進行中の大規模試験

発表年／雑誌／試験名／著者	研究デザイン	患者背景	主対象	比較対象	結果
TRISS study NCT；1485315	多施設RCT Scandinavia	N＝1,000 敗血症性ショック	輸血制限群 Hb＜7.0	輸血自由群 Hb＜9.0	● 90日死亡率 ※進行中（2014年1月）

（文献33を参考に作製）

表11 ● 敗血症におけるアルブミン製剤のポジショニング

初期蘇生時	● 敗血症治療における初期輸液は，晶質液投与が原則である ● 現時点では，アルブミン製剤の追加投与により，死亡率を高めることはないが，予後を改善する効果までは確立されていない ● 晶質液と比し，高価であり，積極的な使用は推奨しない
初期蘇生後	● 敗血症治療のICU管理期においては，患者背景により，アルブミン製剤の投与を考慮する場合がある 　①総輸液量を抑制する必要がある場合 　②低アルブミン血症を伴う場合 ● いずれも，種類（等張・高張）や投与量，投与基準は確立されていない

表12 ● 敗血症における赤血球輸血のポジショニング

初期蘇生時	● 初期輸液で$ScvO_2$が70％以上に到達せず，Ht値が30％以下の場合は，Ht：30％を目標に，赤血球輸血を行う ● Ht値を指標とした赤血球輸血による予後改善効果は証明されていない
初期蘇生後	● 血行動態安定後は，赤血球輸血を制限する ● 組織灌流が改善し，心筋虚血や重篤な低酸素血症，急性出血，チアノーゼ性心疾患，乳酸アシドーシスなどの考慮すべき合併症がなければ，Hb：7.0g/dL未満の場合に，Hb：7.0〜9.0g/dLを目標に赤血球輸血を行う ● 心血管疾患を有する場合は，Hb：8.0g/dL未満を基準とする ● 臨床症状を有する場合は，Hb値にかかわらず赤血球輸血を行う

すべきとの報告が相ついでいる．

2014年1月現在，敗血症患者に限定した，輸血開始基準に関する多施設RCTのTRISS試験が北欧で進行中であり，結果が待たれる[33]（表10）．

3）使用例

われわれの施設では，SSCG 2012の推奨に沿って使用しており，血行動態安定後は赤血球輸血を制限する．ただし，臨床症状を伴う場合，高齢者や心血管疾患を有する予備力の少ない患者，血行動態が不安定な患者では，より積極的な輸血戦略を採用し，Hb 8.0 g/dLよりも早いタイミングで赤血球輸血を開始している．

全体のまとめとして，表11, 12を示す．

参考文献〜ReviewとGuideline〜

- Dellinger RP, et al：Surviving Sepsis Campaign：international guidelines for management of severe sepsis and septic shock：2012. Crit Care Med, 41：580-637, 2013
- 必読 Myburgh JA & Mythen MG：Resuscitation Fluids. N Engl J Med, 369：1243-1251, 2013
- 必読 Russell JA & Walley KR：Update in Sepsis 2012. Am J Respir Crit Care Med, 187：1303-1307, 2013
- Angus DC & van der Poll T：Severe Sepsis and Septic shock. N Engl J Med, 369：840-851, 2013
- 必読 Carson JL, et al：Red Blood Cell Transfusion：A Clinical Practice Guideline. Ann Intern Med, 157：49-58, 2012
- Hayden SJ, et al：Anemia in Critical Illness. Am J Respir Crit Care Med, 185：1049-1057, 2012
- Caironi P & Gattinoni L：The Clinical use of albumin：the point of view of a specialist in intensive care. Blood Transfus, 7：259-267, 2009

引用文献

1) Cochrane Injuries Group Albumin Reviewers：Human albumin administration in critically ill patients：systematic review of randomized controlled trials. BMJ, 317；235-240, 1998
2) Jones D, et al：International Albumin use 1995-2006. Anaesth Intensive Care, 38：266-273, 2010
3) Finfer S, et al：A comparison of Albumin and Saline for Fluid Resuscitation in the Intensive Care Unit：SAFE study. N Engl J Med, 350；2247-2256, 2004 ★★★
4) Roberts I, et al：Human albumin solution for resuscitation and volume expansion in critically ill patients. Cochrane Database Syst Rev. 10：CD001208, 2011
5) Perel P, et al：Colloids versus crystalloids for fluid resuscitation in critically ill patients. Cochrane Database Syst Rev, 3：CD000567, 2013
6) SAFE Study Investigators, et al：Impact of albumin compared to saline on organ function and mortarity of patients with severe sepsis. Intensive Care Med, 37：200-210, 2011 ★★
7) Delaney AP, et al：The role of albumin as a resusucitation fluid for patients with sepsis：A systematic review and meta-analysis. Crit Care Med, 39：386-391, 2011
8) Vincent JL, et al：Is albumin administration in the acutely ill associated with increased mortality？ Crit Care, 9：R745-754, 2005
9) Wikes MM & Navickis RJ：Patient survival after human albumin administration. Ann Interm Med, 135：149-164, 2001
10) Maitland K, et al：Mortality after fluid bolus in African children with severe infection. N Engl J Med, 364：2483-2495, 2011 ★★★
11) Boyd JH, et al：Fluid resuscitation in septic shock：A positive fluid balance and elevated central venous pressure are associated with increased mortality. Crit Care Med, 39：259-265, 2011 ★★
12) Prowle JR, et al：Fluid balance and acute kidney injury. Nat Rev, Nephrol, 6：107-115, 2010
13) Yunos NM, et al：Association Between a Chloride-Liberal vs Chloride-Restrictive Intravenous Fluid Administration Strategy and Kidney Injury in Critically Ill Adults. JAMA, 308：1566-1572, 2012 ★
14) Mira JP：Early Albumin Resuscitation During Septic shock, NCT00327704 ★★
15) Murphy CV, et al：The importance of fluid management in acute lung injury secondary to septic shock. Chest, 136：102-169, 2009 ★
16) Gattinoni L,：Volume Replacement With Albumin in Severe Sepsis：ALBIOS study, NCT00707122 ★★
17) Vincent JL, et al：Hypoalbuminemia in Acute Illness：Is there a Rationale for Intervention？ Ann Surg, 237：319-334, 2003
18) Dubois MJ, et al：Albumin administration improves organ function in critically ill hypoalbuminemic

patients : A prospective, randomized, controlled, pilot study. Crit Care Med, 34 : 2536-2540, 2006 ★★

19) Saline versus Albumin Fluid Evaluation Study Investigators : Effect of baseline serum albumin concentration on outcome of resuscitation with albumin or saline in patients in intensive care units. BMJ, 333 : 1044-1049, 2006

20) Artero A, et al : Prognostic factors of mortality in patients with community-acquired bloodstream infection with severe sepsis and septic shock. J Crit Care, 25 : 276-281, 2010 ★

21) Wiedermann CJ, et al : Hypoalbuminemia and acute kidney injury. Intensive Care Med, 36 : 1657-1665, 2010

22) Margarson MP & Soni NC : Changes in serum albumin concentration and volume expanding effects following a bolus of albumin 20% in septic patients. Br J Anaesth, 92 : 821-826, 2004

23) 小松康宏：輸液にトライ！ 特集にあたって．レジデントノート，14：338-339，2012

24) Myburgh JA, et al : Hydroxyethyl Starch or Saline for Fluid Resuscitation in Intensive Care. N Engl J Med, 367 : 1901-1911, 2012 ★★★

25) Perner A, et al : Hydroxyethyl Starch 130/0.42 versus Ringer's Acetate in Severe Sepsis. N Engl J Med, 367 : 124-134, 2012 ★★★

26) Haase N, et al : Hydroxyethyl starch 130/0.38-0.45 versus crystalloid or albumin in patients with sepsis : systematic review with meta-analysis and trial sequential analysis. BMJ, 346 : f839, 2013

27) Carson JL, et al : Transfusion thresholds and other strategies for guiding allogeneic red blood cell transfusion. Cochrane Database Syst Rev. 2 : CD002042, 2012

28) Park DW, et al : Red blood cell transfusion are associated with lower mortality in patients with severe sepsis and septic shock : A propensity-matched analysis. Crit Care Med, 40 : 3140-3145, 2012

29) Vincent JL, et al : Are Blood Transfusion Associated with Greater Mortality Rates ? Anesthesiology, 108 : 31-39, 2008

30) Hébert PC, et al : A Multicenter, randomized, CONTROLLED CLINICAL TRIAL OF TRANSFUSION REQUIREMENTS IN CRITICAL CARE : TRICC study N Engl J Med, 340 : 409-417, 1999 ★★★

31) Vincent JL, et al : Anemia and blood transfusion in critically ill patients : ABC study JAMA, 288 : 1499-1507, 2002 ★

32) Corwin HL, et al : The CRIT-study : Anemia and blood transfusion in the critically ill-Current clinical practice in the United States. Crit Care Med, 32 : 39-52, 2004 ★

33) Perner A : Transfusion-requirements in Septic Shock Trial : TRISS study. NCT01485315

34) Marik PE & Corwin HL : Efficacy of red blood cell transfusion in the critically ill. Crit Care Med, 36 : 2667-2674, 2008

35) Leal-Noval SR, et al : Red blood cell trasfusion in non-bleeding critically ill patients with moderate anemia. Intensive Care Med, 39 : 445-453, 2013 ★

第3章

治療②
－ 感染症に対する治療

第3章 治療②−感染症に対する治療

1. 抗菌薬はどのように選択し,どのように投与するか？
投与経路,1回投与量,投与回数

矢野晴美

Point
- **初期治療**と**最適治療**を明確に意識した抗菌薬の治療戦略をたてる
- 抗菌薬を投与するときには,**感染部位**と**原因微生物**を想定する
- 抗菌薬の投与前に,迅速に血液培養などの培養検体を採取する
- 敗血症患者は,時間猶予がないため,敗血症診断の1時間以内に抗菌薬を投与する
- 投与開始の時点の腎機能,肝機能により,薬物動態−薬力学に基づいた1回投与量,投与回数を設定する
- 抗菌薬開始後24〜48時間以内に抗菌薬のスペクトラム,投与量を再評価し,リアルタイムで調整する

はじめに

　本稿では,感染症診療のうえで最も重篤な病態である敗血症(sepsis)に対して,どのようにアプローチしたらよいか解説する.敗血症といっても,患者のもつ既往歴,抗菌薬投与歴などによりリスクはさまざまであり,敗血症患者の生死を分ける可能性がある抗菌薬の選択においては,迅速なリスク評価と体系的な微生物学的鑑別診断がきわめて重要である.下記で,症例を提示しながら,抗菌薬の選択法,抗菌薬の投与量・投与回数の設定法について,解説する.

症例

　76歳,女性.高血圧,糖尿病,右脳梗塞で,後遺症で左片麻痺があり,自宅で寝たきりで家族が介護している.来院前日の夜から39℃台の発熱あり.来院当日の朝,意識が混濁したため,家族が救急車を要請し来院した.来院時,血圧70/40 mmHg,脈拍120/分,呼吸数28/分,体温39.6℃.身体所見では,瞳孔は左右対称で4 mm,対光反射は正常.偏視・眼振なし.口腔内は入歯を使用.頸部は硬い.心臓は頻脈でリズムは整,1音2音は正常.3音4音なし.明らかな雑音はなし.肺は両側でcracklesあり.腹部は,柔らかい.腹音は減弱.肝臓・脾臓は腫大なし.圧痛は評価困難.massなし.四肢では,浮腫なし.背部は評価困難であるが,仙骨部に褥瘡があり,4×5×2 cm大で,表面に膿が付着して―

部肉芽となっている潰瘍がある．骨は露出していない．神経学的には，意識障害あり，四肢は左片麻痺あり，右側は反射の亢進なし．

① Step 1：迅速に体系的な鑑別診断を挙げ，感染部位と原因微生物を想定する

　例えば，このようなhistoryで，血液検査結果を待つ間に，迅速に考えられる疾患，感染症のフォーカスを想定する．どのような疾患や感染部位が想定されるだろうか．高齢女性で，高血圧と糖尿病，脳梗塞の既往があり，左片麻痺で家庭で寝たきりの状態．身体所見では，ショック状態で，項部硬直があり，仙骨部に膿を伴う褥瘡がある．このような状況で考えうる感染部位と原因微生物は何があるだろうか．一般に，高齢者では，若年成人に比べ，加齢による免疫能低下のため，**市中肺炎は3倍，尿路感染は20倍**のリスクがあると報告されている[1]．また，寝たきり高齢者に頻度が高い感染症は，一般に**肺炎（嚥下性肺炎を含む），尿路感染，皮膚軟部組織感染（褥瘡感染を含む）**などである[2]．またこれらの疾患が血流感染を伴っている場合も多い．項部硬直があるため，髄膜炎を発症している可能性が高い．

　この症例で**もっとも重要な鑑別診断・感染症のフォーカスのリスト**では，下記が挙げられる．
例：

① 褥瘡からの血流感染，特に黄色ブドウ球菌を想定
② 上記①の血流感染の合併症として，髄膜炎を併発していないか
③ 市中感染での細菌性髄膜炎，肺炎球菌を想定する
④ 腎盂腎炎，腎臓膿瘍などの複雑性尿路感染．これらは，大腸菌などの腸内細菌（多剤耐性菌も含む）に加え，緑膿菌，腸球菌によることが想定され，それに伴う血流感染
⑤ 片麻痺により，誤嚥が起こり，嚥下性肺炎または市中肺炎と，それに伴う血流感染（肺炎球菌，黄色ブドウ球菌を含む複合菌感染を想定する）

② Step 2：血液培養などの培養検体を迅速に採取し，グラム染色などを行う

　敗血症を**想定または診断した1時間以内に抗菌薬を投与する**ことが望ましい[3]．この症例では，寝たきりの高齢者に好発する感染症および髄膜炎についてwork-upする．まず血液培養を2セット採取する．また喀痰（P2〜3の良質の痰，p.49 第1章-6 表1参照），膿などは，良質の検体を取る努力をし，グラム染色する（「第1章-6．グラム染色，血液培養はどのように行い，利用できるのか？」参照）．検体の質が低い場合，特に皮膚のスワブ検体などは診断には無意味であることが多く，保菌なのか病原菌なのかの区別がつきにくいため，皮膚軟部組織では，なるべく深い部分の組織そのものなどを検体に提出する．

　この症例では，血液培養2セット，意識障害があるため迅速な頭部CT（可能なら造影も），喀痰グラム染色と培養，抗酸菌染色と培養，尿検査・尿培養，胸部X線，所見により胸部・腹部・骨盤部の造影CTなどを施行する．腰椎穿刺は，意識障害がある患者では，頭部CT

を確認後，施行する．ただし**抗菌薬の投与は，腰椎穿刺の結果を待たず血液培養採取後，迅速に開始する**．

3　Step 3：抗菌薬を選択し，迅速に投与する

1）マネージメントの基本

　敗血症患者のマネージメントの基本は，いかに迅速に抗菌薬を開始するかである．
　"待てない"患者のため，クリティカルな時間との戦いのなかで，3〜4剤を同時に投与すべき状況の場合もある（「第3章2．抗菌薬の併用は重要なのか？」参照）．結果として**来院時の最初の1回のみの投与で終了する抗菌薬がいくつか出る**こともあるが "それでよい" というスタンスが重要である．"最初から完璧な抗菌薬治療" などはなかなかないものであり，見逃してはいけない疾患を中心に，最初はしっかりと治療開始し，現場で即時のグラム染色結果や通常72時間以内に判明する培養結果により，**de-escalation**していく．

2）本症例での投与設計

　この患者のマネージメントのポイントの1つは，髄膜炎を伴う敗血症かどうかである．髄膜炎を鑑別に挙げる場合は，それが抗菌薬の投与量に直結する重要な要素となる．腎機能や肝機能が障害されている場合，調整しつつも，十分な**髄液移行性**を念頭においた投与設計が必須である．

　Step 2で想定した微生物をカバーする目的で，下記を選択したとする．
① グラム陽性菌，特に黄色ブドウ球菌では，メチシリン耐性MRSAも含み，バンコマイシン（塩酸バンコマイシン）を選択する
② グラム陰性菌では，緑膿菌を主軸に，尿路そして髄液移行性も考慮する場合，第4世代セフェム系薬で，セフェピム（マキシピーム®）は選択肢である．カルバペネム系抗菌薬は，痙攣のリスクがあるため，髄膜炎には第1選択薬としては最適ではない．やむを得ず選択する場合もある．例えば，カルバペネム系以外に感受性のないグラム陰性桿菌による髄膜炎や，ペニシリナーゼ耐性ペニシリン（ナフシリン，オキサシリンなど）が未承認の本邦におけるメチシリン感性黄色ブドウ球菌（MSSA）による髄膜炎の治療などでは，やむを得ず使用する．
③ 誤嚥に伴う敗血症と考える場合には，上記に嫌気性菌のカバーを含める場合もある．嫌気性菌のカバー薬は，静脈注射のメトロニダゾールが最適であるが，国内未承認であるため，代替薬が使用される〔例：クリンダマイシン（ダラシン®）〕．
　これらをもとに，次に処方例を挙げる．

3）本症例における処方例

　細菌性髄膜炎（成人では，肺炎球菌による場合）では，デキサメサゾンの投与を抗菌薬の

投与前または同時に投与することで，死亡率が下がることが報告されている[4] [LRCT]．日米の髄膜炎の診療ガイドライン[5, 6]でも推奨されている．

上記の①，②，③の鑑別診断を念頭においた初期治療の処方例を示す．

a）腎機能が正常な場合

- バンコマイシン（塩酸バンコマイシン）：1回1g（or 15 mg/kg）を12時間ごと
  目標トラフ値は，15〜20 μg/mLである．
  plus
- セフェピム（マキシピーム®）：1回2gを8時間ごと（髄膜炎用量1日6g，保険適用は1日4gまで）
  または
- メロペネム（メロペン®）：1回2gを8時間ごと（髄膜炎用量1日6g，保険適用は1日3gまで）
  または
- タゾバクタムの髄液移行性が悪いが，
  タゾバクタム・ピペラシリン（ゾシン®）：1回4.5gを6時間ごと（1日18g）
  も場合により，選択肢である．

b）腎機能が低下している場合

バンコマイシンは，定期投与にせず，ランダム投与という方法を使う．つまり1回1g（or 15 mg/kg）を使用して，次回は24時間後の血中濃度を測定し，その値により追加投与するかどうかを判断する．濃度が20 μg/mL以下のときに，1g（or 15 mg/kg）を追加投与する．

4 Step 4：診断を確定し，抗菌薬の投与設計をする

各種培養結果から，感染臓器および原因微生物とその感受性が判明すれば，入院時の初期治療を最適治療へと変更する．このとき，**感染臓器**と**原因微生物**により，標準薬，標準的な投与量，投与期間が決まる．それに従った投与を計画する．

教科書的な標準的な治療期間の例

- 肺炎球菌による細菌性髄膜炎では，10〜14日間
- 黄色ブドウ球菌による感染性心内膜炎では，6週間
- 大腸菌による血流感染を伴う腎盂腎炎では，14日間
- 口腔内嫌気性菌による嚥下性肺炎では，10〜14日間
- 黄色ブドウ球菌による骨髄炎では，6〜8週間

などである．

5 薬物動態 - 薬力学（PK-PD）に基づいた投与法

　1980年代から薬物動態 - 薬力学（PK-PD）の研究はさかんになり，現在，投与量の決定はPK-PDに基づいて行われる．抗菌薬は，最高血中濃度に依存する**濃度依存性**の抗菌薬と，細菌を最小発育阻止濃度（minimum inhibitory concentration：MIC）よりも高い濃度にさらした時間に依存する**時間依存性**の抗菌薬に大別される[7〜10]．濃度依存性抗菌薬の代表は，アミノグリコシド系抗菌薬とニューキノロン系抗菌薬，時間依存性抗菌薬の代表は，βラクタム系抗菌薬（ペニシリン系，セフェム系，カルバペネム系など）である．濃度依存性抗菌薬では，1回投与量が重要である．時間依存性抗菌薬では，投与頻度が半減期に基づきMIC以下の濃度になる時間を最小限にするために，タイムリーに投与がなされることが重要である．そのため，慣習的な"朝夕2回点滴"では，半減期が1時間程度のβラクタム系は，効果が期待できない．国内外格差があった静脈注射薬の大半は，保険承認量が変更され，世界標準量が使用できるようになった．上記のセフェピムやメロペネムの髄膜炎用量は未承認であり，今後の課題である．世界の三大製薬市場である，米国，欧州（EU），日本では，ICH（International Conference on Harmonization）により，新薬承認が迅速化され，また投与量の格差もなくなりつつある[11]．

6 腎機能・肝機能障害のある患者の投与法

　βラクタム系は，一般に腎機能により用量調整が必要である．敗血症の患者で，腎機能が障害されている患者は多いが，その場合も，腎機能に見合った抗菌薬をしっかりと投与することが救命には必須である．持続透析，血液透析などにより腎臓機能を補助する場合には，その投与量は変化する．そのため，現場では，世界で汎用されるポケットマニュアル[12]や電子マニュアル[13]などを参考にしながら，薬剤師チームの協力も得て，適切な投与量を設定することが重要である．腎機能によらず同じ用量が使用できる抗菌薬の代表は，セフトリアキソン（ロセフィン®），リネゾリド（ザイボックス®），ミノサイクリン（ミノマイシン®）などである．

　肝機能障害のある患者で，用量調整が必要な場合は，相対的に稀である．ただ肝硬変の患者などでは，肝機能障害を起こす抗菌薬の使用を控える場合がある．抗結核薬，抗真菌薬のフルコナゾール〔プロジフ®（静脈注射薬），ジフルカン®（経口薬）〕，ボリコナゾール（ブイフェンド®）などでは，副作用である肝機能障害に注意する．

7 まとめ

　敗血症の患者では，時間的猶予がないため，working diagnosisとして体系的な鑑別診断を最初にしっかりとたて，24〜48時間で迅速に見直し，抗菌薬の選択，用量を調整していくことが重要である．感染症の診療の基本は，感染臓器と微生物を特定することであるため，しっかりと培養（特に，血液，組織など）などを提出し，できる限り確定診断をつける．抗

菌薬の投与量は，薬物動態-薬力学（PK-PD）とエビデンスに基づいた投与法の実施が求められる．

文献

必読 1) Gavazzi G & Krause K-H：Ageing and infection. Lancet Infect Dis, 2 (11)：659-66, 2002
→ 加齢と感染症の良質なレビュー

必読 2) Garibaldi RA：Residential care and the elderly：the burden of infection. J Hosp Infect, 43：Supplement：S9-S18, 1999
→ 高齢者ケアにおける感染症のレビュー

3) Dellinger RP, et al：Surviving Sepsis Campaign：International Guidelines for Management of Severe Sepsis and Septic Shock, 2012. Intensive Care Med, 39 (2)：165-228, 2013

4) de Gans J & van de Beek D：Dexamethasone in adults with bacterial meningitis. N Engl J Med, 347：1549-1556, 2002 ★★★

5) Tunkel AR, et al：Practice Guidelines for the Management of Bacterial Meningitis. Clin Infect Dis, 39 (9)：1267-1284, 2004

6) 日本神経感染症学会：細菌性髄膜炎の診療ガイドライン 2007
http://www.neuroinfection.jp/pdf/guideline101.pdf（accessed on 2013.7.25）

必読 7) Craig WA：Pharmacokinetic/pharmacodynamic parameters：Rational for antibacterial dosing of mice and men. Clin Infect Dis, 26：1-10, 1998
→ 薬物動態・薬力学について少し深く知りたい場合のレビュー

8) Shah PM, et al：Dosis-Wirkungs-Beziehung der Bakterizidie bei *E. coli, K. pneumonia* and *Staphylococcus aureus*. Dtsch Med Wochenschr, 101：325-8, 1976

9) Andes D, et al：Application of pharmacokinetics and pharmacodynamics to antimicrobial therapy of respiratory tract infections. Clin Lab Med, 24：477-502, 2004

10) Amsden GW, et al：Pharmacokinetics and pharmacodynamics of anti-infective agents.「Principles and practice of infectious diseases, 7th edition」(Mandell GL, et al eds), pp. 297-307, Churchill Livingstone, Elsevier, Philadelphia, 2010

必読 11) Malinowski HJ, et al：Same drug, different dosing：differences in dosing for drugs approved in the United States, Europe, and Japan. J Clin Pharmacol, 48 (8)：900-908, 2008
→ 日米欧の薬剤承認内容・用量の相異に関する研究論文

12) 「The Sanford Guide to Antimicrobial Therapy 2013, 43rd edition」(Gillbert DN, et al eds). Antimicrobial Therapy, Inc., 2013

13) Johns Hopkins Abx guide（有料website）
http://www.hopkinsguides.com/hopkins/ub/index/Johns_Hopkins_ABX_Guide/All_Topics/A

第3章 治療②−感染症に対する治療

2. 抗菌薬の併用は重要なのか？

谷崎隆太郎，大曲貴夫

Point
- 抗菌薬治療は原則単剤治療が行われる
- 耐性グラム陰性桿菌のエンピリック治療として抗菌薬併用療法が行われることがある
- 抗菌薬の併用療法では副作用も増加する
- よって，原因微生物や感受性結果が判明したらすみやかに単剤治療への変更を検討する

はじめに

　感染症治療において，抗菌薬併用療法が用いられうる状況は①複数の原因微生物が想定され，単剤でのカバーでは不十分な場合，②耐性グラム陰性桿菌を疑う場合，③シナジー効果を期待する場合，④毒素中和作用を期待する場合，⑤人工物感染に対するリファンピシンの併用療法，⑥確立された多剤併用療法などさまざま（表1）であるが，ICUでよく遭遇する状況を考慮して，ここでは「②耐性グラム陰性桿菌を疑った場合」の抗菌薬併用療法について概説する．

症例

　75歳，男性．既往歴：高血圧，糖尿病．上行結腸がんに対して待機手術が施行され，術前からセフメタゾールが投与継続されている．術後5日目に39℃の発熱とシバリング，血圧低下を認めた．低酸素血症や新たな肺炎像を認めず，尿グラム染色でも明らかな細菌を認めなかった．右内頸静脈に中心静脈カテーテルが挿入されており，カテーテル関連血流感染症が疑われた．カテーテル類を入れ替え，血液培養2セットを採取した．敗血症性ショックの状態で，大量補液後も血圧維持にノルアドレナリン0.2γを要した．この時点で原因微生物は不明であり，グラム陽性菌へのエンピリック治療としてバンコマイシン（塩酸バンコマイシン）を，グラム陰性菌へのエンピリック治療としてセフェピム（マキシピーム®）とトブラマイシン（トブラシン®）を開始した．翌日の血液培養でグラム陰性桿菌が検出され，翌々日には*Pseudomonas aeruginosa*が同定された．抗菌薬開始から3日後に感受性結果が判明し，セフェピム感受性であったため，同日トブラマイシンは中止した．

表1 ● 抗菌薬併用療法が用いられうる状況

① 複数の原因微生物が想定され，単剤でのカバーでは不十分な場合（MRSAと緑膿菌など，単剤ではカバーできない原因微生物の組み合わせが想定される場合）
② 耐性グラム陰性桿菌を疑う場合
③ シナジー効果を期待する場合（腸球菌による感染性心内膜炎に対するβラクタムとアミノグリコシドの併用など）
④ 毒素中和作用を期待する場合（連鎖球菌・ブドウ球菌の毒素に対するクリンダマイシンの併用）
⑤ 人工物感染に対するリファンピシンの併用療法
⑥ 確立された多剤併用療法（結核，非結核菌抗酸菌症など）

Pro

1 併用療法の有用性

　細菌感染症の抗菌薬治療においては，原則単剤による治療が推奨されるが，選択した抗菌薬のスペクトラムではカバー不十分な耐性菌を疑った際には，抗菌薬の併用療法が考慮される．原因微生物がβラクタム剤耐性かどうか不明な段階では，βラクタム剤耐性菌にも抗菌活性をもつことが期待される薬剤（アミノグリコシド，フルオロキノロンなど）を併用することで初期治療の失敗を防ぐことが期待できる．Lautenbachら[1]は，基質特異性拡張型βラクタマーゼ（extended spectrum beta lactamase：ESBL）産生グラム陰性桿菌に対する効果的な抗菌薬が投与されるまで，ESBL非産生グラム陰性桿菌と比べて6倍以上の時間がかかったと報告しており，Schwaberら[2]は適切な初期治療の遅れは死亡率増加と関連すると報告している．つまり，スペクトラムを広げるための抗菌薬併用療法の最大の意義は，**適切な初期治療の遅れによる死亡率の増加を防ぐことにある**．

　先に呈示した症例においても，もしも原因微生物がセフェピム（マキシピーム®）に耐性であった場合に致命的となる可能性が高いと判断したため，トブラマイシン（トブラシン®）を追加した．治療反応がよく臨床経過が良好で，血液培養からグラム陰性桿菌が検出されないようであれば少なくともトブラマイシンは2～3日以内には中止できると考える．なお，一般にアミノグリコシド使用の際に懸念される腎機能障害については，この短期間の使用であれば通常大きな問題とはならない．むしろ，**万一抗菌スペクトラムを外した場合のリスクは腎障害を起こすリスクをはるかに上回る**．

　併用療法として選択すべき抗菌薬の内容は，自施設のアンチバイオグラムによる．作用機序の異なるどの薬剤を選択するか，だけではなく，例えばどのアミノグリコシド，どのフルオロキノロンが最もグラム陰性桿菌カバーに適しているかを知るために，**自施設のアンチバイオグラムを確認しておくことは非常に重要である**．また，Bhatら[3]は，最近の抗菌薬投与歴と，保菌している菌叢を知っておくことは適切な初期治療につながると報告しており，適切な患者情報の収集と，以前に採取された培養検体の評価も重要である．

表2 ● 抗菌薬併用療法の有害事象

- 腎障害の増加
- 耳毒性の増加（主にアミノグリコシド）
- *Clostridium difficile* 感染症の増加
- 真菌の発育を促す
- 薬剤投与に必要な輸液量，カテーテルが増える可能性
- 薬剤相互作用に注意する必要性の増加
- 医療費の増加

Con 2 エンピリックな併用療法の是非

　抗菌薬の併用療法の適応については上記に述べた通りだが，最初からエンピリックに併用療法を行うかどうかについては議論のあるところである．近年のグラム陰性桿菌感染症に対するレビュー[4]では，エンピリック治療としての単剤療法と併用療法において，効果に差はなかったとのメタ解析が多数を占めている．唯一併用療法を支持する結果が得られたメタ解析[5]でも，敗血症性ショック患者に限定した結果であること，アミノグリコシドの投与量や投与期間がさまざまであること，解析に登録された報告の1/3が1992年以前の報告で，抗緑膿菌活性が不十分なβラクタム剤の投与を受けていた可能性があることなどに留意する必要がある．この傾向は，緑膿菌血症患者において重症患者（人工呼吸器を要する，低血圧，昏睡状態）だけで検討した場合に，併用群で死亡率が低かったという報告でも同様である[6]．上記報告における単剤群のほとんどがアミノグリコシド単剤による治療を受けており，血中濃度が適切な治療域に達していたかどうかが不明な点にも注意を要する．

Con 3 併用療法による有害事象

　最後に，併用療法は利点ばかりでなく腎障害，耳毒性（主にアミノグリコシドによる），*Clostridium difficile* 感染症の増加といった有害事象にも注意が必要である（表2）．原因微生物や感受性結果が判明した後も併用を継続する利益については不明であり，上記有害事象を鑑みると，可能であればすみやかに単剤治療へのde-escalationを検討する必要があると考えられる．

一口メモ　グラム陰性桿菌感染症治療の過去と今

以前より緑膿菌に対する抗菌薬併用療法が数多く議論されてきたが，現代のような優れた抗緑膿菌作用を有する広域抗菌薬が存在する状況では，むしろ他の耐性グラム陰性菌（ESBL産生菌，カルバペネマーゼ産生菌，メタロβラクタマーゼ産生菌，AmpC過剰産生菌など）に対する抗菌薬選択が大きな問題となってきている．

Pro / Con 論点のまとめ

抗菌薬の併用療法における賛成論・反対論

【賛成論】
- 抗菌薬を併用することで抗菌スペクトラムを広げ，不適切な初期治療を防ぐことができる（特に耐性グラム陰性桿菌による感染を疑った場合に有効である）
- 重症敗血症患者においては，併用療法が予後を改善させる可能性がある

【反対論】
- 現時点でエンピリックな併用療法が単剤療法に勝るという明らかなエビデンスは認められていない
- 併用により腎障害，耳毒性，*Clostridium difficile* 感染症などの有害事象のリスクが増加する

文献

1) Lautenbach E, et al：Extended-spectrum beta-lactamase-producing escherichia coli and klebsiella pneumoniae：risk factors for infection and impact of resistance on outcomes. Clin Infect Dis, 32：1162-1171, 2001
   → ESBL産生 *E. coli* または *K. pneumoninae* に感染した33例と対照群66例との比較

2) Schwaber MJ, et al：Mortality and delay in effective therapy associated with extended-spectrum beta-lactamase production in Enterobacteriaceae bacteraemia：a systematic review and meta-analysis. J Antimicrob Chemother, 60：913-920, 2007
   → ESBL産生腸内細菌群においては，死亡率と適切な治療の遅延が増加する

3) Bhat S, et al：Pseudomonas aeruginosa infections in the intensive care unit：can the adequacy of empirical beta-lactam antibiotic therapy be improved？ Int J Antimicrob Agents, 30：458-462, 2007
   → 事前に菌の情報を知ることが，適切な初期治療につながる

必読 4) Pranita D. Tamma, et al：Combination therapy for treatment of infections with gram-negative bacteria. Clin Microbiol Rev, 25：450-470, 2012
   → グラム陰性菌感染に対する抗菌薬併用療法のレビュー

5) Kumar A, et al：A survival benefit of combination antibiotic therapy for serious infections associated with sepsis and septic shock is contingent only on the risk of death：a meta analytic/meta-regression study. Crit Care Med, 38：1651-1664, 2010
   → 重症患者，特に敗血症性ショックにおいては併用療法が予後を改善

6) Hilf M, et al：Antibiotic therapy for pseudomonas aeruginosa bacteremia：outcome correlations in a prospective study of 200 patients. Am J Med, 87：540-546, 1989 ★
   → 200例の緑膿菌血症に対する併用療法の前向き研究

第3章　治療②−感染症に対する治療

3. 感染源のコントロールはどのように行うのか？

竹末芳生

Point

- 壊死性皮膚軟部組織感染，腹膜炎，胆管炎などに対し早期に，感染源のコントロール（source control）を実施する．ただし膵（周囲）壊死部感染では壊死部と正常組織の境が明確になるまで手術を可及的に遅らせることが予後を良好とする
- source controlは最も侵襲の少ない方法を選択（壊死性膵炎におけるstep-up approachなど）
- 血管内留置カテーテル感染では，特に黄色ブドウ球菌やカンジダ属が原因の場合は早急に抜去が必要．皮下留置ポートなどで抜去困難な症例において，抗菌薬治療を行う場合は，バイオフィルムに活性のある抗菌薬を選択し，抗菌薬ロック療法も考慮する

はじめに

　外科領域感染症では感染症の重症度を問わず，適切なドレナージ/デブリドマンが治療を行うにあたっての前提となってくる．手術部位感染では発赤の直径＜5 cmかつ全身感染兆候が軽症なら創開放ドレナージのみで抗菌薬治療は不要とされている．また抗菌薬を使用する場合でもドレナージ良好なら1～2日間の短期間に留めることが推奨されている．腹腔内感染症の臨床効果も外科的処置に多くの場合依存する．適切なドレナージが行われ経過が良好なら，縫合不全で腸液などの排液が認められ，細菌が検出されても，4～7日間で抗菌薬治療は中止可能で，それ以上継続することは，耐性菌出現のリスクとなってしまう．
　Surviving Sepsis Campaign Guidelines 2012[1]におけるsource controlの項には，下記のごとく勧告がなされている．

① 壊死性皮膚軟部組織感染，腹膜炎，胆管炎，腸管壊死などに対し早期診断を行い，source controlを診断後12時間以内に実施する．ただし膵（周囲）壊死部感染では壊死部と正常組織の境が明確になるまで手術を待つことを推奨．
② 重篤な敗血症患者では最も侵襲の少ない方法を選択．
③ 血管内留置カテーテルが敗血症の原因の可能性がある場合，他の血管アクセスを確保後，早急に抜去．

　本稿ではこの記述に関する解説を，文献的エビデンスから行うこととする．

1 壊死性皮膚軟部組織感染

　壊死性筋膜炎，ガス壊疽，フルニエ壊疽は急速に進展し，高い死亡率を示す．予後改善には早期の外科的デブリドマンが必須である．初回手術24時間後に手術室にて創の再評価を行う．予後を良好とする診断や入院から外科的デブリドマンまでの時間は報告により異なり（1.2日～45時間，＜7日），重篤な敗血症性ショック患者では，より早急な外科処置による感染巣への対応が必要になる．

　Boyerら[2]は集中治療を要する壊死性皮膚軟部組織感染における診断から外科治療までの時間の予後への影響を報告し，72時間がカットポイントとしているが，敗血症性ショック症例では14時間を境に予後に有意の差が認められた．Sugiharaら[3]は379例のフルニエ壊疽における外科処置のタイミングの予後への影響を検討し，多変量解析で，入院から2日以内の早期手術において死亡リスクが低かったことを報告している（オッズ比0.38）．

2 細菌性腹膜炎

　腹腔内感染における治療効果不良の予測因子として，重症例（APACHE Ⅱ＞15），初期治療の遅れ（＞24時間），高齢，併存疾患や臓器障害，低アルブミン血症，低栄養，汎発性腹膜炎，悪性腫瘍の合併に加え，不適切なドレナージやデブリドマンが挙げられている．腹腔内感染において適切なドレナージが行われていなければ，抗菌薬の有効性に関し正当な評価はできない．Solomkinら[4]は8つの腹腔内感染の抗菌薬治療に関するランダム化比較試験（RCT）において，初回における適切なドレナージの有無を評価可能であった症例中，不適切なドレナージ例は16.2％（82/506例）であったことを報告している．これらの症例を抗菌薬の効果判定から除外し，逆に初回に適切なドレナージがされていたにもかかわらず，感染が同定され2回目の手術や経皮的ドレナージが行われた場合や，ほかの抗菌薬が効果判定までに使用された症例は，主治医判定が治癒でも治療失敗に変更したところ，6.7％（26/392例）で変更が認められた．

　通常の消化管穿孔などによる2次性腹膜炎では，より早期の手術が予後を改善することに異論はないが，重篤な2次性細菌性腹膜炎では感染持続または3次性腹膜炎（術後の再発性腹膜炎）に対する再開腹を考慮する必要があり，そのタイミングに関しては一定の意見はない．従来2つのストラテジーが報告されている．

① on-demand laparotomy：術後経過や患者状態から必要と判断して行う開腹．持続する腹腔内感染の発見が遅れ，予後を不良にする可能性がある．
② planned laparotomy：初回手術の時点で判断し計画的に行う開腹．腹膜炎の進展や所見が陰性化するまで，36～48時間ごとに再開腹を行い，腹腔内観察，ドレナージ，腹腔内洗浄を行う．持続する腹膜炎や新たな感染巣を早期に発見・対応が可能であるが，重症疾患患者における不必要な再開腹のリスクが伴う．

　中等症の腹膜炎（APACHE-Ⅱ score ≦10）では on-demand laparotomy でコンセンサス

が得られているが，重症２次性腹膜炎緊急手術（APACHE-Ⅱ score ＞10，予測死亡率＞30％）を対象とした検討でも，planned aparotomyの意義は認められていない[5]　[LRCT]．

穿孔性S状結腸憩室炎で開腹手術を行った場合，一般的にHartmann手術が選択される．White ら[6]は腹腔鏡下腹腔内洗浄による良好な成績を報告している．この方法により早期切除を必要とせず，27/35例（77.1％）で治療成功し，長期フォローアップでは，再発，切除8例，症状出現なく計画下に待機的切除8例，症状出現なく経過観察中（フォローアップ平均20カ月）11例であった．Afsharら[7]は12の症例集積研究，301例をメタ解析した．手術への変更4.9％，入院期間9.3日，合併症18.9％，死亡0.25％であり，その後に待機的切除一期的吻合を51％の症例で実施し，ほとんど腹腔鏡手術が可能であったことを報告している．

3 急性胆管炎，急性膵炎

胆道感染，急性膵炎に対する早期ルーチン内視鏡的逆行性胆道膵管造影（endoscopic retrograde cholangiopancreatography：ERCP）による胆道減圧 と，保存的治療のRCTのメタ解析で，胆管炎，胆道閉塞における死亡率は，早期ルーチンERCPにおいて有意に低率であったことが報告されている（オッズ比0.20，0.54）．しかし急性胆石性膵炎では0.74と予後改善因子ではなかった[8]．

胆道減圧のタイミングとして，Tokyo guideline [9]では中等症胆管炎では早期の，重症胆管炎では緊急の胆道ドレナージを行うべきとし，expert panelは12時間以内を推奨している．Mokら[10]は，そのタイミングを無作為に4つのグループに割り付け，患者来院からERCP/経皮的胆道ドレナージまでの時間と予後の関係について検討した．試験対象基準は上行性胆管炎，Tokyo severity gradeⅡorⅢとし，入院死亡率は，＜11時間では，＞42時間に比し有意に改善し（相対リスク0.34，95％信頼区間0.12-0.99，$p = 0.049$），再入院は，＜11時間では，＞22時間と比較し低率であった．

重症膵炎における手術のタイミングとして，全身性炎症症候群（SIRS）の時期における外科治療は予後を不良とするために，近年は膵壊死部感染を確認した症例に対してのみデブリドマン手術が適応とされてきた．その後壊死性膵炎における外科治療のタイミングについて検討され，壊死部の境界が明瞭化し，不必要なデブリドマンを避けるために，最近では，できるだけ手術のタイミングを遅らせる方針がとられるようになってきた．Besselinkら[11]は入院から手術までの期間別の入院死亡率は1〜14日75％，15〜29日45％，≧30日8％と有意の差を認めたが，感染性膵壊死はおのおの63％，82％，96％であり，術前臓器障害は69％，64％，42％であった．

低侵襲のsource controlとして，壊死性膵炎では経皮的ドレナージ，内視鏡的（経胃的）ドレナージ，低侵襲的後腹膜necrosectomyによるstep-up approachが最近多く報告されている．step-up approachは感染した壊死組織を完全に除去するというより，主な感染原因のコントロールを狙って行われる．最初のステップは，敗血症の症状を軽減する目的で，感染性貯留液の経皮的または内視鏡的ドレナージを行う．これにより外科的necrosectomyの時期を遅らせ，また不要になることもある．もしドレナージで臨床的に改善が得られなければ，

次のステップとして低侵襲的後腹膜 necrosectomy が行われる．van Santvoort ら[12] [LRCT] は，重症合併症・死亡は step-up approach で 40％，開腹 necrosectomy で 69％と有意差を認め，創ヘルニア，糖尿病発症，膵酵素の使用は，いずれも step-up approach で有意に低率であったとしている

❹ 中心静脈カテーテル関連性血流感染

中心静脈カテーテル関連性血流感染において，敗血症性肺塞栓症（septic pulmonary emboli）や化膿性脊椎炎などの血行性転移性感染の問題もあり，特に黄色ブドウ球菌やカンジダ感染ではカテーテル抜去が必要となる．Mermel ら[13] は唯一コアグラーゼ陰性ブドウ球菌の場合でのみ，カテーテル温存可能とし，その場合のストラテジーとして，抗菌薬全身投与とバンコマイシンなどの抗菌薬ロック（10～14日）を推奨している．

好中球減少患者では，血管内留置カテーテル関連でなく，腸管からのトランスロケーションの場合もあり，カテーテル抜去が奏効しないことも稀ではない．そのため米国感染症学会の真菌治療ガイドラインでは非好中球減少患者では，カンジダ血症において血管内留置カテーテル抜去を強く推奨したが，好中球減少患者では「抜去を考慮」と推奨度が低くなっている．

皮下植込みポート，透析カテーテルなど，カテーテル抜去の判断が困難な場合も実地臨床では存在する．その場合の抗菌薬選択はバイオフィルム形成菌に活性のあるものが推奨される．バイオフィルム形成菌に対して黄色ブドウ球菌ではリファンピシン（リファジン®，リマクタン®）の併用が行われることが多いが，ダプトマイシン（キュビシン®）も抗バイオフィルム活性を有することが報告されている[14]．カンジダ属に対しては，アゾール系薬はバイオフィルム形成株では MIC が高値となり予後不良となることが報告されており[15]，リポソーマルアムホテリシン B やキャンディン系薬が推奨される．

> **一口メモ　抗菌薬ロック**
>
> バンコマイシン 1.0 mL〔5 mg/mL（生食で溶解，500 mg/100mL）にヘパリンと生食各 0.5 mL を加え，24～48時間ごとに注入する．VCM とヘパリンを混ぜたとき沈殿物が形成されるが，10秒程度撹拌することにより溶解し，72時間は体温下で沈殿物フリーとなる．グラム陰性菌疑いの場合はセフタジジム（モダシン®）などの併用も行われる．中心静脈カテーテル関連性血流感染における抗菌薬ロック治療の禁忌は，カテーテル挿入部や皮下トンネル感染，血行性転移感染（septic emboli），血行動態不安定であり，黄色ブドウ球菌や真菌感染では推奨されない．抗菌薬ロックの臨床的エビデンスは主に CNS（coagulase-negative staphylococci）に対してである．

文献

1) Dellinger RP, et al : Surviving sepsis campaign : international guidelines for management of severe sepsis and septic shock : 2012. Crit Care Med, 41 : 580-637, 2013
2) Boyer A, et al : Influence of surgical treatment timing on mortality from necrotizing soft tissue infec-

tions requiring intensive care management. Intensive Care Med, 35 (5) : 847-853, 2009
3) Sugihara T, et al : Impact of surgical intervention timing on the case fatality rate for Fournier's gangrene : an analysis of 379 cases. BJU Int, 110 (11 Pt C) : E1096-1100, 2012 ★
4) Solomkin JS, et al : Source control review in clinical trials of anti-infective agents in complicated intra-abdominal infections. Clin Infect Dis, 56 (12) : 1765-1773, 2013
5) van Ruler O, et al : Comparison of on-demand vs planned relaparotomy strategy in patients with severe peritonitis : a randomized trial. JAMA, 298 (8) : 865-872, 2007 ★★★
6) White SI, et al : A ten-year audit of perforated sigmoid diverticulitis : highlighting the outcomes of laparoscopic lavage. Dis Colon Rectum, 53 (11) : 1537-1541, 2010
7) Afshar S & Kurer MA : Laparoscopic peritoneal lavage for perforated sigmoid diverticulitis. Colorectal Dis, 14 (2) : 135-142, 2012 ★
8) Tse F & Yuan Y : Early routine endoscopic retrograde cholangiopancreatography strategy versus early conservative management strategy in acute gallstone pancreatitis. Cochrane Database Syst Rev, May 16 ; 5 : CD009779, 2012
9) Miura F : TG13 flowchart for the management of acute cholangitis and cholecysitis. J Hepatobiliary Pancreat Sci, 20 : 47-54, 2013
10) Mok SR, et al : Does the urgency of endoscopic retrograde cholangiopancreatography (ercp) /percutaneous biliary drainage (pbd) impact mortality and disease related complications in ascending cholangitis ? (deimi study). J Interv Gastroenterol, 2 (4) : 161-167, 2012
11) Besselink MG, et al : Timing of surgical intervention in necrotizing pancreatitis. Arch Surg, 142 (12) : 1194-1201, 2007 ★
12) van Santvoort HC, et al : A step-up approach or open necrosectomy for necrotizing pancreatitis. N Engl J Med, 362 (16) : 1491-1502, 2010 ★★★
13) Mermel LA, et al : Clinical practice guidelines for the diagnosis and management of intravascular catheter-related infection : 2009 Update by the Infectious Diseases Society of America. Clin Infect Dis, 49 (1) : 1-45, 2009
14) Edmiston CE Jr, et al : Impact of selective antimicrobial agents on staphylococcal adherence to biomedical devices. Am J Surg, 192 (3) : 344-354, 2006
15) Tumbarello M, et al : Risk factors and outcomes of candidemia caused by biofilm-forming isolates in a tertiary care hospital. PLoS One, 7 (3) : e33705, 2012

第3章 治療②-感染症に対する治療

4. 感染源や起因菌が特定できない場合にはどうしたらよいか？

鈴木富雄

Point

- 感染源と起因菌の推定なきempirical therapyはありえない．患者背景，臨床状況，各種症状・所見より，可能な限り迅速に感染源と起因菌推定を試みる
- 抗菌薬投与前に血液培養2セットを必ず採取し，検鏡・培養に提出できる他の検体も確実に採取する
- その時点で推定される起因菌を十分にカバーできるようにempirical therapyを行う
- 自分の所属する施設や病院のlocal factor（ローカルファクター）を検討したうえで，抗菌薬選択を行う
- ガイドライン（マニュアル）を鵜呑みにするのではなく，その背景にある考え方を理解する
- 自ら考察しても判断に迷う場合には，感染症の専門家や指導医へコンサルトを行う
- 抗菌薬のde-escalationを必ず行う．それによりempirical therapyは完了する

はじめに

　敗血症が疑われる状況では，可能な限り迅速に，十分に有効と思われる抗菌薬の投与を行わなければならない．各種のガイドラインでもその点が強調されており，重症敗血症や敗血症性ショックの場合には1時間以内の抗菌薬の投与が推奨されている[1〜3]．ただし，ここで重要なのは「十分に有効と思われる」という部分であり，ただ闇雲にカルバペネム系抗菌薬や抗MRSA薬を投与してはならない．どのような患者に，どのような微生物が，どのように感染しているか（どの臓器が障害されているか）を，可能な限り正しく推測したうえで，最も有効で確実な対応が求められる．感染源や起因菌が推定できないときでも，「暗闇をヘッドライトなしで暴走する」愚挙は犯してはならない．大切なのは，その場を一時的に乗り切ることではなく，ゴールまで確実に走りきることなのだ．そのためにはどうすればよいか，一緒に考えてみよう．

1 empirical therapyを開始する前に

1）病歴からの推定

a）詳細な病歴聴取により感染源や起因菌の推定を試みる

敗血症が起きていると推測できても，感染源や起因菌の推定が難しい状況は，確かに一定の割合で存在する[4]．しかしながらその場合でも，まずは詳細な病歴聴取を迅速に行い，患者背景や臨床状況を見直したうえで，感染源や起因菌の推定が本当に不可能なのか，今一度検討すべきである．感染源と起因菌の推定なきempirical therapyはあり得ない．

b）市中感染と医療関連感染の起因菌の違いを知る

その感染が市中感染なのか医療関連感染なのか，区別をする意味はきわめて大きい．MRSAや緑膿菌などの多剤耐性菌による感染の可能性をどれだけ考慮すべきかという点につながるからである．環境による起因菌の違いに関してはさまざまな報告があるが，代表的なデータを表1[5]と表2[6]に示す．免疫不全状態や医療施設内での感染など，一般的に医療関連感染と考えるべき要件を表3に示すが，市中感染と医療関連感染との間の線引きが明確にできない場合もあり，その意味でも詳細な病歴聴取による臨床状況からの総合的判断が求められる．

c）市中感染の場合の注意

市中感染の場合は，多剤耐性菌による感染のリスクは減るが，起因微生物の多様性に注意を払う必要があり，肺炎球菌性肺炎などの定型的な細菌性感染と考えてよいのか，その他の非定型的な感染（結核，ツツガムシ，リケッチア，STD，輸入感染症，特殊なウィルスなど）の可能性も考慮すべきなのかを，検討しなければならない．家族歴，渡航歴，虫刺傷歴，土や水への暴露歴，食物摂取歴，ペット飼育歴，性交渉歴など，詳細な病歴聴取がここでもや

表1 ● 市中感染の敗血症の主な起因菌

	起因菌	頻度（%）
市中感染	Escherichia coli	25
	Streptococcus pneumoniae	16
	Staphylococcus aureus	14
	嫌気性菌	4

（文献5を参考に作製）

表2 ● 医療関連感染（施設入所者）の敗血症の主な起因菌

	起因菌	頻度（%）
施設入所者	Escherichia coli	27
	Staphylococcus aureus	18（うち29%はMRSA）
	Proteus mirabilis	13
	Pseudomonas aeruginosa	3

（文献6を参考に作製）

はり鍵となる．

d) 以前の情報を確実に入手する

　敗血症の状態では，本人からの病歴聴取が難しい場合もあるが，家族や前医などから，あらゆる手段を利用して情報を収集する．特に以前に入院の既往がありカルテが残っている場合には，眼を皿のようにして細かな情報まで読みとること．過去のカルテは宝の山である．患者の生活情報から医療情報までのすべてが，そこに記載されている．患者自身を知ることは，医療者にとっての基本であるが，緊急時にはしばしば軽視され，結果として大きなズレを招くことがある．心に留めておきたい．

2）身体所見からの推定

a) 見逃しやすい感染症

　表4に一般的に見逃しやすい感染症を示したが，これらの診断に際しては，常にその疾患の存在を意識して，はじめから有意な所見があるかもしれないと，疑って診察を行うことが大切である．ただ漫然と身体診察を行っていたのでは，正しい答えを見つけることはできない．

b) 所見がないことで疾患を否定してはいけない

　ある疾患に対して比較的特異的と考えられている身体所見が，感度としてはそれほど高くない場合もあることを，知っておいた方がよい．例えば，感染性心内膜炎での心雑音の聴取

表3● 医療関連感染と考えるべき要件

脾臓摘出後	アルコール中毒
HIV感染症	違法薬物使用
糖尿病	皮膚の破綻
悪性腫瘍	カテーテル使用
透析	気管支拡張症・尿路系ステントなど局所解剖学的異常
免疫抑制剤使用	90日以内の抗菌薬投与歴
臓器移植後	入院歴
化学療法	長期療養施設への滞在
肝硬変	家族に多剤耐性保菌者がいる　など

表4● 見逃しやすい感染症

副鼻腔炎	腸腰筋膿瘍
歯根膿瘍	肛門周囲膿瘍
感染性心内膜炎	前立腺炎
肝膿瘍	骨髄炎
脾膿瘍	趾間からの感染（白癬）　など

表5 ●血液培養の検出菌が敗血症の真の起因菌である確率

菌名	起因菌である確率
Streptococcus pneumoniae	100 %
Klebsiella pneumonia, *Enterobacter cloacae*, *Serratia marcescens*, *Proteus mirabilis*	100 %
Esherichia coli	99.3 %
Pseudomonas aereuginosa	96.4 %
Staphylococcus aureus	87.2 %
コアグラーゼ陰性 *Staphylococcus*	18.1 %
Bacillus spp.	8.3 %
Corynebacterium spp.	3.8 %
Propionibacterium spp.	0 %

血液培養で上記の菌が検出された場合に，実際に敗血症の起因菌である確率．
（文献10を参考に作製）

に関しては症例の85％にとどまり[7]，カテーテル感染での経静脈ルート挿入部の発赤や排膿，疼痛の所見に至っては，その感度はわずか0〜3％に過ぎないとの報告がある[8]．

3）どのような検査をするべきか？

a）血液培養を2セット以上採取する意味

Leeらのデータでは血流感染において血液培養の感度が1セット（20 mL）では73.1％，2セットでは89.7％であったが，4セットでは99.8％まで上昇した[9]とのことで，感度を上げるためには，複数セットの採取が望ましい．また，敗血症の場合，検出菌が真の起因菌かどうかが常に問題となるが，表5に挙げた汚染菌による偽陽性をできるだけ除外するためにも，複数セットの採取が重要となる．真の起因菌は一般的に複数セットから検出され，陽性になるまでの時間が短いと言われている．表5に示したように，検出菌の種類別に真の起因菌である可能性を示した報告もあるが[10]，最終的には再現性の有無を含めた臨床状況からの総合的判断が求められ，そのためにも，複数回の血液培養を必ず採取するように心がけたい．

b）グラム染色の有効性

研究として適切にデザインされ，グラム染色の有効性が正しく証明されたものは残念ながら現時点では見あたらないが，決してその有効性が否定されているわけではない．汚染菌の少ない検体を用いたときの（あるいは本来無菌の検体の）グラム染色の有用性に関しては，経験のある臨床家ならば，誰もが痛感したことがあるはずだ．好中球による貪食像の有無も含め，細菌感染時に生体内で起こっている現象を，これほど直接かつリアルタイムに観察できる検査はほかには存在しない．技術的，時間的な問題などで主治医が行うことができない場合でも，微生物検査室との協力体制を十分に図ることにより，現場にとってきわめて有用な情報を得ることができる．

c）画像検査の有効性

　画像検査に関しては，ここでは多くは触れないが，もし感染性心内膜炎を少しでも疑う状況であれば，決して経胸壁エコーのみで否定をせずに，経食道エコーまで行うべきである．ちなみに経胸壁エコーの感度は44〜63％で，経食道エコーの感度は94〜100％と言われている[11]．また，敗血症時にしばしば問題になる骨髄炎の存在の評価のためには，MRIが適している．骨の浮腫像を検出するために他の病態との鑑別は難しく非特異的所見ではあるが，感度が非常に高いので，陰性であればかなりの確率で骨髄炎の存在が否定できる[12]．

2 empiricalに抗菌薬を投与する

1）local factor（ローカルファクター）を参考にする

　施設や病院ごとに検出された起因菌と薬剤感受性をまとめたデータはきわめて重要で，この施設間の特性をlocal facterと呼ぶ．特に，緑膿菌などの多剤耐性になりやすい菌の薬剤感受性は地域や施設間による違いが大きく，そのデータを利用することにより，より適切なempirical therapyを行うことができる．このようなデータは臨床の現場で誰もがすぐに見られることが理想であるが，公開されていなくても，微生物検査室や感染管理部門などでそれらのデータを把握していることは多いので，ぜひ積極的に参考にしてほしい．

2）ガイドライン（マニュアル）を利用する

a）ガイドラインを参照する

　現在，サンフォードガイドなどのさまざまなガイドラインやマニュアルが普及しており，容易に利用できる．わが国の各種学会が主導して作成したものもあり，一般社団法人日本集中治療医学会Sepsis Registry委員会による「日本版敗血症ガイドライン」や日本感染症学会と日本化学療法学会（JAID/JSC）による「感染症治療ガイド」[13]などが利用できる．参考までにJAID/JSCによる感染症治療ガイドに示された原発不明の敗血症に対するempirical therapyを表6に示す．ただし，これらのガイドラインは前述のlocal facterに対しての考慮はされておらず，一般的な指標に過ぎない．よってガイドラインに盲目的に従うのではなく，地域特性や臨床状況を考慮し，柔軟に対応する姿勢が大切である．

b）ガイドラインの背景にある基本的思考を理解する

　起因菌不明の敗血症のempirical therapyにはいくつかのポイントがあり，各種のガイドラインを利用するときにも，その基本的な考え方を理解することが何よりも重要である．おおむね表7に示す順に考えていけばよいだろう．

3）専門家へのコンサルトを行う

　以上の過程を踏まえながらも，複雑な症例ではやはり判断に迷うことも多い．そのようなときは1人で悩まずに，感染症診療に関する専門的経験と知識をもつ専門家や指導医に相談

表6　原発不明の敗血症に対するempirical therapy

a）市中発症（脾摘後患者を含む）

推定される原因微生物
市中発症の敗血症の主な原因微生物としては *Escherichia coli*（腎盂腎炎・胆道感染など），*Streptococcus pneumoniae*（肺炎・髄膜炎など），*Staphylococcus aureus*（皮膚軟部組織感染，骨関節感染，心内膜炎，原発巣不明菌血症など）の頻度が高い

推奨される治療薬
第一選択
● CTRX 点滴静注　1回2 g・1日1～2回 ● CTX 点滴静注　1回2 g・1日3回[†] ● TAZ/PIPC 点滴静注　1回4.5 g・1日3～4[†]回
第二選択
Extended-spectrum β-lactamase（ESBL）産生菌感染症の高リスク群（過去の培養結果でESBL産生菌が検出されている，膀胱鏡などの侵襲的泌尿器科行為を受けた既往があるなど）では，カルバペネム系薬を用いる ● MEPM 点滴静注　1回1 g・1日3回 ● IPM/CS 点滴静注　1回0.5 g・1日4回 ● DRPM 点滴静注　1回0.5～1 g・1日3回 ● PAPM/BP 点滴静注　1回1 g・1日2回 ● BIPM 点滴静注　1回0.3 g・1日4回
セフェム系薬耐性 *S. pneumoniae* の検出頻度が高い地域の場合
● 上記にVCM 点滴静注　1回15 mg/kg・1日2回を追加[注]
β-ラクタム系薬にアレルギーがある場合
● VCM 点滴静注　1回1 g・1日2回＋PZFX 点滴静注　1回1,000 mg・1日2回[注]

注：グリコペプチド系薬の投与にあたっては必ずtherapeutic drug monitoring（TDM）を行う．
（†：保険適応外）

b) 院内発症・免疫不全患者

推定される病原微生物

coagulase negative *Staphylococccus*（CNS），*S. aurcus, Enterococcus* 属などのグラム陽性球菌の頻度が最も高い．これに *E. coli. Klebsiella* 属，*Pseudomonas aeruginosa* などのグラム陰性桿菌が続く．また市中発症の敗血症と比較して *Candida* 属による菌血症の頻度は高くなる

推奨される治療薬

第一選択

抗緑膿菌作用のある下記のβ-ラクタム系薬のなかで，当該施設における *P. aeruginosa* などのブドウ糖非発酵菌，および *E. coli* などの腸内細菌（ESBL産生菌の場合がある）に対するアンチバイオグラムを検討し，感受性が保たれている薬剤を選択（選択例は下記）

- CFPM 点滴静注 1回1g・1日3～4回
- CZOP 点滴静注 1回1g・1日3～4回
- CAZ 点滴静注 1回1g・1日3～4回
- TAZ/PIPC 点滴静注 1回4.5g・1日3～4[†]回
- MEPM 点滴静注 1回1g・1日3回
- IPM/CS 点滴静注 1回0.5g・1日4回
- DRPM 点滴静注 1回0.5～1g・1日3回
- BIPM 点滴静注 1回0.3g・1日4回
    ＋下記のいずれか（MRSAが否定できない場合）
- VCM 点滴静注 1回1g・1日2回[注]
- TEIC 点滴静注初日 1回400 mg・1日2回，翌日から400 mg・1日1回[注]
- ABK 点滴静注 1回200 mg・1日1回

第二選択

β-ラクタム系薬にアレルギーがある場合

- PZFX 点滴静注 1回1,000 mg・1日2回
    ＋下記のいずれか（MRSAが否定できない場合）
- VCM 点滴静注 1回1g・1日2回[注]
- TEIC 点滴静注初日 1回400 mg・1日2回，翌日から400 mg・1日1回[注]
- ABK 点滴静注 1回200 mg・1日1回

多剤耐性グラム陰性桿菌感染症が危惧される場合

- CPFX 点滴静注 1回300 mg・1日2回
- PZFX 点滴静注 1回1,000 mg・1日2回
    ±下記のいずれか
- GM または TOB 点滴静注 1回5～7 mg/kg・1日1回[†]
- AMK 点滴静注 1回15 mg/kg・1日1回[†]

重症時，もしくは患者が好中球減少・細胞性免疫障害などの免疫不全状態にある場合

Candida による感染を考慮し，下記のいずれかの併用を検討

- MCFG 点滴静注 1回100 mg・1日1回
- L-AMB 点滴静注 1回3～5 mg/kg・1日1回

注：グリコペプチド系薬の投与にあたっては必ずTDMを行う．

（†：保険適応外）

（文献13より引用）

表7 ● empirical therapyの基本的な考え方

① 頻度の高い感染であるグラム陰性桿菌に対して確実に対応	第三世代セフェム
② 緑膿菌の可能性を検討（特に医療関連感染の場合）	抗緑膿菌βラクタム系抗菌薬
③ MRSAの可能性を検討（特に医療関連感染の場合）	抗MRSA薬
④ 嫌気性菌の可能性を検討	嫌気性菌をカバー
⑤ 非定型感染（リケッチアなど）の可能性を検討（市中感染の場合）	テトラサイクリン系抗菌薬
⑥ 真菌感染の可能性を検討（特に医療関連感染の場合）	抗真菌薬

をすることが必要である．ただし，自らの考察がないままでの専門家へのコンサルトは，学びにもならないばかりか，ときとして状況が正しく伝わらず，結果的に患者にとって害となる判断が下される場合もある．まずは患者を最もよく知る主治医が状況を確実に評価し，自ら十分に考察した後，その過程を正しく専門家に伝え，専門的観点からの意見を聞いたうえで最終的な決断を行う．それが真のコンサルトと言えよう．

3 必ずde-escalationを試みる

耐性菌の出現を防ぎ，薬剤毒性やコストを減らすためにもde-escalationを行うことはきわめて重要である．詳細については他稿（「第3章-6．de-escalationは，真に遂行可能か？」参照）に譲るが，感染源と起因菌の推定から始まるempirical therapyを確実に完了させるのは，de-escarationの施行にほかならない．

文献

1) Kumar A, et al：Initiation of inappropriate antimicrobial therapy results in a fivefold reduction of survival in human septic shock. Chest, 136：1237-1248, 2009 ★
    → 敗血症性ショック患者の初期の抗菌薬選択と予後に関する後ろ向き研究（5,715例）．不適切な選択だと生存率は10.3％と著しく低下（適切だと52.0％）

2) Kumar A, et al：Duration of hypotension before initiation of effective antimicrobial therapy is the critical determinant of survival in human septic shock. Crit Care Med, 34：1589-1596, 2006 ★
    → 敗血症性ショック患者対象の後ろ向き研究（2,731例）．診断後1時間以内の抗菌薬投与で有意な死亡率低下あり

3) Puskarich MA, et al：Association between timing of antibiotic administration and mortality from septic shock in patients treated with a quantitative resuscitation protocol. Crit Care Med, 39：2066, 2011 ★
    → 敗血症性ショック患者を対象とした大規模前向き研究（291例）．抗菌薬投与の時期がショック発症後の場合，死亡率は有意に上昇

4) Talan DA, et al：Severe sepsis and septic shock in the emergency department. Infect Dis Clin North Am, 22：1-31, 2008
    → 重症敗血症と敗血症性ショックに関するレビュー．2008年のものだが，よくまとめられている

5) Vallés J, et al：Community-acquired bloodstream infection in critically ill adult patientsimpact of shock and inappropriate antibiotic therapy on survival. Chest, 123：1615-1624, 2003 ★
    → 市中感染による成人敗血症患者の前向き研究（339例）．市中感染の起因菌，予後に影響する各種因子など示唆に富む

6) Mylotte JM, et al：Epidemiology of bloodstream infection in nursing home residents：evaluation in a large cohort from multiple homes. Clin Infect Dis, 35：1484-1490, 2002
    → ナーシングホームの敗血症患者対象の後ろ向き研究（169例）．市中感染との相違が興味深い

7) Cunha BA：Fever of unknown origin：clinical overview of classical and current concepts. Infect Dis Clin N Am, 21：867-915, 2007
   → 不明熱診療の筋道と各疾患のポイントを網羅的に解説．量が多いが読みやすい

8) Safdar N & Maki DG：Inflammation at the insertion site is not predictive of catheter-related bloodstream infection with short-term, noncuffed central venous catheters. Crit Care Med, 30：2632-2635, 2002 ★
   → カテーテル関連敗血症に関する前向き研究（1,263例）．局所の所見は感染の判断に有用ではない

9) Lee A, et al：Detection of bloodstream infections in adults：how many blood cultures are needed? J Clin Microbiol, 45：3546-3548, 2007 ★
   → 敗血症患者の血液培養で菌が検出されるまでの回数に関する後ろ向き研究（単一菌検出629例＋複数菌検出58例）．検出率は2セットで約90％だが，4セットで99％

必読 10) Weinstein MP, et al：The clinical significance of positive blood cultures in the 1990s：a prospective comprehensive evaluation of the microbiology, epidemiology, and outcome of bacteremia and fungemia in adults. Clin Infect Dis, 24：584-602, 1997 ★
   → 敗血症患者対象の前向き研究（843例）．血培結果と起因菌との関係，感染部位，予後に影響する各種因子など示唆に富む

11) Erbel R, et al：Improved diagnostic value of echocardiography in patients with infective endocarditis by transoesophageal approach. A prospective study. Eur heart J, 9：43-53, 1988
   → 感染性心内膜炎の心エコーに関する前向き研究．経食道エコーは経胸壁エコーと比較して感度が高く，疣贅が小さい時に特に有用である

12) Dinh MT, et al：Diagnostic accuracy of the physical examination and imaging tests for osteomyelitis underlying diabetic foot ulcers：meta-analysis. Clin Infect Dis, 47：519-527, 2008
   → 足潰瘍のある糖尿病患者の骨髄炎診断精度に関するメタ解析．MRIが有用

13) 「JAID/JSC感染症治療ガイド2011」（JAID/JSC感染症治療ガイド委員会/編），2011
   → 日本感染症学会と日本化学療法学会の共同編集によるガイドライン．現在日本で使用できる最適な抗菌薬選択を提示．ポケット版で便利

第3章 治療②−感染症に対する治療

5. 抗菌薬を使用していても，検査結果や症状が改善しない場合はどうするか？

血液データや画像検査で改善が認められない場合，高熱が下がらない場合

山岸由佳，三鴨廣繁

Point

- 抗菌化学療法の効果判定には感染部位，微生物学的要因，抗菌化学療法の適切性を見極めたうえで，宿主の全身的，臓器特異的パラメータと合わせて総合的に判断する
- 感染症診療において感染源のコントロール（source control）は重要である
- 抗菌薬の効果が最大限得られるように最適な用法用量を設定する

はじめに：本テーマの考え方

「抗菌薬を使用していても，血液データや画像検査で改善がみとめられない場合や，高熱が下がらない場合」について考えるにあたって，本稿では，「抗菌薬を使用していても血液データや画像検査で改善がみとめられない場合」と「抗菌薬を使用していても高熱が下がらない場合」の2つに分けて考えることにする．前者では血液データや画像検査所見の解釈のしかたを知っておく必要がある．後者では高熱の原因の鑑別診断が必要になる．そしてこれらはすなわち「現行の抗菌化学療法の治療効果判定」に結びつく．

本来，治療効果判定は感染臓器によっても異なる．全身的なパラメータとして体温，炎症反応〔白血球数，プロカルシトニン，C反応タンパク（C reactive protein：CRP），血沈など〕などがあり，臓器特異的なパラメータとして，症状，身体所見，検査所見がある．例えば肺炎では呼吸困難感，呼吸数，痰の性状，人工呼吸器の設定，痰のグラム染色がパラメータとなりうる．これらを総合的に評価して治療効果判定を行うが，あくまでも感染部位に特異的な指標を優先する．

本テーマに関して治療効果判定で「無効と判定できる場合」と「無効と判定してはいけない場合」に分け，対応のあり方を考える．

1 治療効果判定で無効と判定できる場合

まず，病態は感染症であることを前提としたうえで，感染症診療がうまくいっておらず感染症が悪化している（＝治療効果判定は無効）と考えられる病態への対応について示す．この場合は感染臓器は正しいか，原因微生物（原因菌検索のための微生物学的検査が行われて

表1 ● 「治療効果判定：無効」の場合の検討事項

感染部位	● 感染部位・臓器はほかにないか
原因菌	● 原因菌は何か ● 原因菌薬剤感受性はどうか
抗菌化学療法	● 薬剤選択は原因菌にあっているか ● 薬剤選択は感染臓器に移行性が期待できるか ● 薬剤投与量は薬剤感受性を考慮した十分な投与量か ● 薬剤は静菌的か殺菌的か ● 相互作用を有する薬剤と併用されていないか
物理的治療	● 膿瘍がある場合ドレナージが行われているか ● 人工物はないか ● デブリドマン・外科的切除が必要ではないか

いるかどうか，感受性はどうか），現行の抗菌化学療法は適切かどうか（後述），ドレナージや異物の除去はできているか[1]，合併症はないかなどを検討する必要がある（表1）．

1）原因微生物

　感染症診療では，抗菌化学療法を施行する際，可能な限り原因微生物を検索し，細菌や真菌ではその感受性を確認することが標的治療への第一歩である．例えば，感染性心内膜炎が疑われる場合にはくり返し血液培養の施行が有用であり，これは効果判定にもなる[2]．

　グラム染色に染まらない微生物として抗酸菌（結核，非結核性抗酸菌），非定型菌（マイコプラズマ，クラミドフィラ，レジオネラ），スピロヘータ（梅毒など），リケッチアなどがあり，疑われる場合は他の染色法や血清診断などそれぞれに応じた検査を行う．血液培養は好気培養と嫌気培養を行うことで検出率が高くなるが，血液培養から分離されても同定困難な菌として *Helicobacter cinaedi*, *Campylobacter fetus* subsp. *fetus*, *Capnocytophaga canimorsus*, *Aggregatibacter aphrophilus*, *Streptococcus mutans* は同定キットや自動機器による同定が困難である[3]．また，分離菌株ではなく培養陽性となったがサブカルチャーが困難である菌種には *H. cinaedi*, *C. canimorsus* のほか，*Scedosporium prolificans*, *Cryptococcus* 属などがある[3]．これらの菌種を検出するには，培養期間を延長する，サブカルチャーの培養条件を調整するなどの工夫が必要である．感染性心内膜炎の患者の血液から約3％の頻度で分離されるといわれるHACEK群は，*Haemophilus* 属（*Haemophilus aphrophilus* と *Haemophilus paraphrophilus* は *Aggregatibacter aprophilus* へ一括されている），*Actinobacillus actinomycetemcomitans*（*Aggregatibacter* 属へ再編されている），*Cardiobacterium hominis*, *Eikenella corrodens*, *Kinella* 属は，いずれも現在わが国で使用可能な自動血液培養検査装置であるバクテック（日本ベクトン・ディッキンソン），バクテアラート（シスメックス・ビオメリュー）のいずれでも検出が可能であるが，培養陽性時間に日数を要する菌種もある[4]．したがってHACEK群による血流感染症が疑われるか，原因菌が不明の心内膜炎患者や特に抗菌薬が開始されている患者では10～14日間に培養を延長することも考慮し，サ

表2 ● 抗菌効果の予測パラメータとしてのPK/PDと抗感染症薬の投与方法

PK/PDパラメータ	投与方法	種類
Cmax/MIC	1回投与量を増量 1日投与回数を減少	アミノ配糖体系 (キノロン系) キャンディン系 アムホテリシンB リポソーマル・アムホテリシンB
AUC/MIC	1回投与量を増量	キノロン系 クラリスロマイシン アジスロマイシン ストレプトグラミン テトラサイクリン系 バンコマイシン キャンディン系 フルコナゾール ボリコナゾール
time above MIC (％T＞MIC, T＞MIC)	分割投与を実施	ペニシリン系 セフェム系 モノバクタム系 カルバペネム系 クリンダマイシン フルシトシン

Cmax：maximum concentration（最高血中濃度）
MIC：minimum inhibitory concentration（最小発育阻止濃度）
AUC：area under the curve（曲線下面積）
％T＞MIC：％ time above MIC
T＞MIC：time above MIC
（文献6を参考に作製）

ブカルチャーは5日ごとに行うことが望ましい[4]．

　感染源が判明していない場合の好中球減少例における治療不応例では深在性真菌症の精査および経験的抗真菌治療を開始することが推奨される[5]．この場合は接合菌感染や臓器膿瘍の検索のために画像検査を追加する．

2) 抗菌薬治療確認

　抗菌化学療法中に感染症が臨床的に悪化していると判断される場合は，選択した薬剤が感染臓器に移行性が期待できるかどうか，投与している薬剤の1回投与量，1日投与回数は適切かどうか，薬剤は殺菌性か静菌性か，薬物相互作用で効果が減弱する薬剤を併用していないかどうかを確認することが重要である．抗菌薬の効果が最大限得られるように最適な用法用量を設定するための指標として薬物動態（生体内での抗菌薬の濃度の推移，pharmacokinetics：PK），薬力学（抗菌薬の作用，pharmacodynamics：PD）を組み合わせたPK/PDパラメータの活用が推奨される（表2，3）[6]．

　また治療中に測定した薬剤の血中濃度と抗菌薬のPK/PDパラメータに基づいて薬剤の適切な投与量や投与回数を決定して副作用を回避するとともに，有効性の増強を図る方法として薬物血中濃度測定（therapeutic drug monitoring：TDM）があり，グリコペプチド系薬，アミノ配糖体系薬，ボリコナゾールなどでは実施が推奨される．PK/PDパラメータのター

表3 ● PK/PDパラメータの目標値

抗菌薬・抗真菌薬	PK/PDパラメータ	目標値
ペニシリン系	%T＞MIC	≧30％（増殖抑制作用），≧50％（最大殺菌作用）
セフェム系	%T＞MIC	≧40％（増殖抑制作用），≧60〜70％（最大殺菌作用）
モノバクタム系	%T＞MIC	不詳
カルバペネム系	%T＞MIC	≧20〜30％（増殖抑制作用），≧35〜50％（最大殺菌作用）
キノロン系	AUC/MIC	≧30％（肺炎球菌），≧100〜125％（ブドウ球菌，グラム陰性菌）
トリアゾール系	AUC/MIC	≧25
エキノキャンディン系	Cmax/MIC	≧3
ポリエン系（アムホテリシンB，リポソーマル・アムホテリシンB）	Cmax/MIC	≧3
フルシトシン	%T＞MIC	≧25

PK/PD：pharmacokinetics/pharmacodynamics

ゲット値を達成できるような投与量・方法を用いることでさらに有効性が期待できると考えられている[7]．

　抗菌薬には殺菌的薬剤（βラクタム系薬，アミノ配糖体系薬，フルオロキノロン系薬，ダプトマイシン）と静菌的薬剤（マクロライド系薬，テトラサイクリン系薬，クリンダマイシン系薬，ST合剤，リネゾリド，グリコペプチド系薬）があり，感染性心内膜炎や髄膜炎では殺菌的薬剤が推奨される．

　これらを総合的に判断して，①現行の薬剤の用法用量調節を行い継続，②細菌学的検査・培養結果が利用できない場合（培養陰性を含む）ではさらに広域の抗菌薬に変更または追加し，カバーされていない菌種にスペクトラムを広げる．②の場合は可能な限り培養検体を採取したうえで，感染病態から原因菌を推定しアンチバイオグラムを考慮した抗菌薬選択をすることになる．

一口メモ　AUC（area under the curve）

薬物血中濃度の時間に対する推移をプロットした薬物血中濃度−時間曲線と時間軸に囲まれる部分の面積．血液中に吸収された総薬物量の代替として用いる

❷ 治療効果判定で無効と判定してはいけない場合

　次に，あくまでも適切な抗菌化学療法が実施され，感染症診療がうまくいっている可能性がある場合（＝治療効果判定が無効とは判定されない）ことを前提とし，血液検査や画像検査の解釈，高熱の原因が感染症ではない場合の対応について示す．

1）高熱が続く場合には，薬剤性発熱も考慮する

治療中に発熱を認める場合，感染症以外に悪性疾患，膠原病，薬剤熱を鑑別に挙げる必要がある．薬剤熱はおおむね臨床的な重篤感はみられないとする報告が多いが，薬剤によっては重症感が認められる場合がある．投与開始から3〜14日（多くは7〜10日）で，投与中すべての薬剤で起こりうる．臓器特異的所見に乏しいが，皮疹を伴う場合もあり，検査値では白血球（好酸球），CRP，血沈などが変動し，血液培養は陰性である．投与薬の血中濃度に依存するため半減期や代謝能により薬剤中止後も遷延する場合があることに留意する[8, 9]．

2）CRP値はすぐには改善しない

CRPは重症度を示すマーカーとして炎症反応の指標の1つであり，IL-6などが作用して産生されることが明らかとなっている．炎症開始から6時間程度は上昇しないが，いったん上昇すると，重症度評価の適切なマーカーとなりうる[10]．しかしながら完全に陰性化するまで抗菌薬投与は不要であり，臨床症状が改善していれば陽性であっても治療終了可能である．

なおプロカルシトニンは治療に対してすみやかに低下するため抗菌薬終了基準の目安として有用であるが，局所細菌感染では異常高値を示さないこと，細菌感染以外では上昇しないことに留意する[11]．また，すべての施設で定量測定が迅速に結果判明するシステムが普及しておらず施設にあった使い方が求められる．

3）画像検査で改善が認められるには時間がかかる

肺炎を例にとると，重症市中肺炎の入院症例において胸部X線の改善に関する前向き研究では7日目に正常となっている患者は25％にとどまっていたとする報告がある[12]．椎体炎では病態が改善しているにもかかわらず画像の改善が乏しい場合があり，臨床症状や炎症反応の値の評価を重視して治療効果判定を行う[13]．

論点のまとめ

- 治療効果判定には臨床症状，検査所見，画像所見，微生物学的検査所見，抗菌化学療法の適切性を総合的に評価し判定することが重要である．その場合，各所見が改善するまでに時間がかかることを考慮する．また，遷延する発熱をみた場合には，薬剤熱も念頭におく．

文献

1) Kollef M, et al : Septic shock attributed to *Candida* infection : importance of empiric therapy and source control. Clin Infect Dis, 54 : 1739-1746, 2012
    → septic shock例では，抗微生物薬，source controlのどちらも重要である．
2) Gould FK, et al : Guidelines for the diagnosis and antibiotic treatment of endocarditis in adults : a report of the Working Party of the British Society for Antimicrobial Chemotherapy. J Antimicrob Chemother, 67 : 269-289, 2012
3) 日本臨床微生物学会検査法マニュアル作成委員会：血流感染症における同定困難な最近の疫学と遺伝子学的な同定検査法．日本臨床微生物学会雑誌，23：89-111, 2013

4) 日本臨床微生物学会検査法マニュアル作成委員会：血液から検出されるまれな微生物と同定のポイント. 日本臨床微生物学会雑誌, 23：70-88, 2013
   → 文献3，4共に日本から発刊されたガイドとして画期的であり，血液培養検査の全てが網羅されている.

必読 5) Freifeld AG, et al：Clinical practice guideline for the use of antimicrobial agents in neutropenic patients with cancer：2010 update by the infectious diseases society of america. Clin Infect Dis, 52：e56-93, 2011

6) 三鴨廣繁 ほか：PK-PD理論に基づいた呼吸器科領域感染症の治療,「抗菌薬の選択と使い方 呼吸器科領域」(藤田次郎／編), 医薬ジャーナル社, pp.30-41, 2012

7) Craig WA：Pharmacokinetics/pharmacodynamic parameters：rationale for antibacterial dosing of mice and men. Clin Infect Dis, 26：1-10, 1998

8) Briggs S, et al：Late-onset bolus intravenous beta-lactam antibiotic adverse reaction：Short-lived symptoms during drug administration and associated laboratory abnormalities. Scand J Infect Dis, 2013 Nov 11. [Epub ahead of print]

9) Johnson DH & Cunha BA：Drug fever. Infect Dis Clin North Am, 10：85-91, 1996

10) Matsuse H, et al：Association of plasma neutrophil elastase levels with other inflammatory mediators and clinical features in adult patients with moderate and severe pneumonia. Respir Med, 101：1521-1528, 2007

11) Aikawa N, et al：Multicenter prospective study of procalcitonin as an indicator of sepsis. J Infect Chemother, 11：152-159, 2005 ★★

12) Bruns AH, et al：Patterns of resolution of chest radiograph abnormalities in adults hospitalized with severe community-acquired pneumonia. Clin Infect Dis, 45：983-991, 2007 ★

13) Zimmerli W：Clinical practice. Vertebral osteomyelitis. N Engl J Med, 362：1022-1029, 2010

第3章 治療②―感染症に対する治療

6. de-escalationは, 真に遂行可能か?
予後を改善するか? 抗菌薬の投与期間はどうするか?

志馬伸朗

Point

- 日米の敗血症診療ガイドラインは, 抗菌薬使用においてde-escalation戦略を行うことを推奨している
- de-escalationとは, 初期経験的治療使用された広域/多剤の抗菌薬を, 狭域/単剤の標的治療に変更, あるいは中止することを指す
- de-escalationの実践は容易ではない
- de-escalationにより, 生命予後は少なくとも悪化せず, 改善する可能性もある
- 抗菌薬投与期間は, 7～10日間を基本とし, 総合的に判断する

1 de-escalation strategyとは?

　de-escalation strategyとは, 経験的治療として広域あるいは多剤の抗菌薬を使用したのち, 原因微生物同定・感受性結果判明後に, 狭域・単剤の薬剤による標的治療に変更する, あるいは感染症でないと判断したら中止することを指す[1～3]. 過去の文献からは, ①複数の抗菌薬を単剤に変更すること, ②広域の抗菌薬を狭域のものに変更すること, ③抗菌薬を中止すること, が"de-escalation"と理解される.

　日本版敗血症診療ガイドライン[4], Surviving Sepsis Campaign Guidelines (SSCG) 2012では, 敗血症に対する抗菌治療戦略としてこの手法を推奨している[5].

　SSCG2012の推奨は, 以下の通りである.

　「抗菌薬耐性化を防止し, 毒性を減じ, コストを減らす目的で, de-escalationの可能性について日々検討すべきである」[5]

　日本版ガイドラインには, 微生物別の標的抗菌治療(≒de-escalationの結果として使用すべき治療)の詳細が記載されている. さらに, de-escalationを行うための前提条件(表1)についても記載されている.

2 de-escalation遂行の問題点

　de-escalationを適切に遂行することは, 案外難しい. 抗菌薬を開始することはたやすいが,

表1 ● de-escalationの前提条件

① 経験的治療開始前に良質な微生物学的検体の採取が行われている
② 臨床的に臓器障害，重症度などの改善がある
③ 同定された原因菌が，より狭域の抗菌薬に感受性である
④ 同定された臓器に移行性の良い狭域の抗菌薬が存在する
⑤ 他の感染巣が否定できる
⑥ 持続する好中球減少症（<1,000/μL）などの重篤な免疫不全がない

（文献4，p.142より引用）

やめたり，変えたりすることすることは容易ではない．特に，うまくいっている治療を変えることは勇気がいる．

実際に，国内外の臨床現場において，de-escalationは十分に行えていないとの指摘がある．さまざまな重症感染病態を対象として狭域化を検討した過去の観察研究で，狭域化の施行率はおおむね40〜50％台にとどまっている[6〜19]．de-escalationの実践は相当な困難性を伴うものであるということだろう．

de-escalationの達成困難は，原因微生物が複数である，薬剤耐性菌である，臨床症状の改善を認めないなどの不可避の理由にもよるが，うまくいっている治療を変えにくいという臨床医の行動，de-escalationの概念や重要性に関する知識や理解の欠如など改善可能な理由もある．少なくとも，原因微生物の同定・感受性検査が行われなければ，de-escalationの根拠となる指標がなくなる．治療開始前に最大限に努力して良質な微生物検体を採取することは，最低限欠かせない診療行為とすべきであろう．

❸ de-escalationの効果は？

一方，de-escalationの"効果"に関して，これを明確に示したエビデンスは乏しい．常在細菌叢の撹乱による副作用減少，薬剤耐性菌選択・誘導による耐性菌発生防止，治療コスト減少が，de-escalation推進によって直接的に達成されたとする報告はない[20]．このことが，臨床医による実践の妨げとなっている側面は否定できない．

de-escalationが予後改善に寄与したか否かについて検討したランダム化比較試験（RCT）は存在せず，システマティックレビューでは有用なエビデンスがないために結論が出せない，と切り捨てられている[21]．しかし，de-escalationを対象としたRCTを計画遂行することは容易ではないこともまた事実である．

ただし，de-escalationの効果を評価した観察研究は複数存在する．de-escalation群とnon-de-escalation群を比較すると，de-escalationした方が死亡率は低いとするものが多い[6〜8, 10〜18]．しかし，これらの観察研究結果は，de-escalationが困難な背景（耐性菌が原因，患者重症度が高いなど）が予後に交絡している可能性を除外できていない．

これに対して2013年Garnacho-Monteroらは，プロペンシティスコアと多重解析を用いて背景因子の影響を統計学的に除外して，de-escalationの影響を検討した[19]．ICUに入室した

628名の重症敗血症／敗血症性ショック患者が対象となった．経験的治療は64％で適切であり，de-escalationは35％で行われた．ロジスティック解析によりSOFAスコアやショックの併発が予後不良関連因子であり，経験的治療の適切性とde-escalationの遂行が予後良好関連因子であった．また，プロペンシティ調整後も，同様の結果が得られた．本研究結果は観察研究でありながら患者重症度を適切に調整したうえでde-escalationが死亡率改善に寄与することを示した重要な報告である．

現時点では，de-escalationは予後を改善する可能性のある（少なくとも予後を悪化させることのない）安全な手法と理解でき，その実践を敗血症診療において推進することに大きな異論はないと思われる．なお2013年11月現在，重症敗血症患者を対象としたde-escalationの可否を評価するRCTがフランスで遂行中であり[22]，この結果がde-escalation実践における1つの回答をもたらしてくれるであろう．

4 抗菌薬の中止は？

SSCG2012には，以下のような記載がある．
「治療期間は一般的には7～10日間でよいだろう；臨床症状の改善が遅れる場合，ドレナージ不可能な感染巣の場合，黄色ブドウ球菌による菌血症の場合，真菌やウイルス感染，あるいは好中球減少症など免疫不全がある場合，より長い治療期間が必要かもしれない」[5]

一方，日本版ガイドラインでは，「抗菌薬中止の判断は，バイタルサインの安定化や感染を起こした臓器機能の改善などを考慮し，臨床的な総合判断で行う」[4]とし，代表的な感染症での標準的治療期間を示している（表2）．

抗菌薬の効果判定は，分泌物や穿刺液のグラム染色などを用いた微生物学的評価，臓器障害の改善（例えば肺炎であればガス交換能や痰の量や性状），全身の臓器障害の改善（ショックの改善，SOFAスコアの低下など），あるいは炎症反応の収束などを総合的に評価するほかない．

1）プロカルシトニン

現在日本の臨床現場で利用できる炎症反応検査にはプロカルシトニン（PCT）とC反応性タンパク（CRP）がある．治療開始後にこれらの指標が治療前値よりも低下していれば，抗菌治療が奏効していることを示唆する．CRPに比べて，PCTはより鋭敏であり[23]，補助指標として適切に利用することで，抗菌薬の有効性と治療の早期終了に結びつく指標となる可能性がある[24〜27][24, 27：LRCT]．連続測定を行い，その低下（おおむね，ピーク値の10％〜25％未満）あるいは，絶対値が0.25あるいは0.5 ng/mL未満を抗菌薬中止の指標として使用できる[25]．ただし，PCTの知見は肺炎を対象としたものが多く，敗血症全体に適用するためには今後の知見の蓄積が必要であろう．また，当然ながら臨床症状の改善とあわせた評価が必要で，いたずらにデジタル数値のみを追い続けたり，単独・絶対指標にすべきでない．

表2 ● 感染巣別の標準的治療期間

感染症の種類	標準的治療日数
市中肺炎	最低5
人工呼吸器関連肺炎・院内肺炎・医療行為関連肺炎	
ブドウ糖非発酵菌以外の細菌	7
ブドウ糖非発酵菌	14
複雑性尿路感染症	14
細菌性髄膜炎	
Neisseria meningitides	7
Haemophilus influenzae	7
Streptococcus pneumoniae	10〜14
グラム陰性桿菌	21
Listeria monocytogenes	21
腹腔内感染症	感染源コントロールから4〜7
菌血症（カテーテル関連血流感染を含む）	
Staphylococcus epidermidis	5〜7
Staphylococcus aureus	最低14
Enterococcus spp.	7〜14
グラム陰性桿菌	7〜14
Candida spp.	血液培養陰性化から14

（文献4, p.143より引用）

2）抗菌薬投与期間

　抗菌薬の治療期間と患者予後の関連性を評価したRCTはきわめて限定的である．各感染症における"至適"治療期間も，RCTに基づいて設定されたものはそう多くない[28]．成人院内肺炎を対象としたRCTやメタ解析では，長期間（10〜15日）よりも短期間（7〜8日）の治療が予後悪化なく耐性菌感染症リスクや抗菌薬コストを下げると報告している[29, 30] [29：LRCT]．前述のPCTの有効性を検討とした臨床試験では，PCTにより早期に抗菌薬を中止した（が，生命予後は悪化しなかった）患者群の抗菌薬投与期間が8〜10日間であったことは興味深い[25]．特殊な感染症（心内膜炎，骨髄炎，インプラント感染症など治癒が不良な感染症，MRSAや真菌，ブドウ糖非発酵系グラム陰性桿菌群による治療難渋性の感染症）を除けば，感染巣のコントロールができている前提で，敗血症全般においておおむね7〜10日の治療期間を1つの目安とすることは妥当であろう[28]．

文献

必読 1) Hoffken G & Niederman MS：Nosocomial pneumonia：the importance of a de-escalating strategy for antibiotic treatment of pneumonia in the ICU. Chest, 122：2183-2196, 2002
　→ICU肺炎に対するde-escalation戦略のレビュー

2）Niederman MS：De-escalation therapy in ventilator-associated pneumonia. Curr Opin Crit Care, 12：452-457, 2006

3）Lisboa T & Rello J：De-escalation in lower respiratory tract infections. Curr Opin Pulm Med, 12：364-368, 2006

4）日本集中治療医学会Sepsis Registry委員会：日本版敗血症診療ガイドライン．日集中医誌, 20：124-173, 2013

5）Dellinger RP, et al：Surviving Sepsis Campaign Guidelines Committee including the Pediatric Subgroup. Surviving sepsis campaign：international guidelines for management of severe sepsis and septic shock：2012. Crit Care Med, 41：580-637, 2013

6）Rello J, et al：De-escalation therapy in ventilator-associated pneumonia. Crit Care Med, 32：2183-2190, 2004

7）Kollef MH, et al：Clinical characteristics and treatment patterns among patients with ventilator-associated pneumonia. Chest, 129：1210-1218, 2006 ★

8）Giantsou E, et al. De-escalation therapy rates are significantly higher by bronchoalveolar lavage than by tracheal aspirate. Intensive Care Med, 33：1533-1540, 2007

9）Leone M, et al：Ventilator-associated pneumonia：breaking the vicious circle of antibiotic overuse. Crit Care Med, 35：379-385, 2007

10）Eachempati SR, et al：Does de-escalation of antibiotic therapy for ventilator-associated pneumonia affect the likelihood of recurrent pneumonia or mortality in critically ill surgical patients？ J Trauma, 66：1343-1348, 2009

11）De Waele JJ, Ravyts M, Depuydt P, et al. De-escalation after empirical meropenem treatment in the intensive care unit：Fiction or reality？ J Crit Care, 25：641-646, 2010

12）Morel J, et al：De-escalation as part of a global strategy of empiric antibiotherapy management. A retrospective study in a medico-surgical intensive care unit. Crit Care, 14：R225, 2010

13）Shime N, et al：De-escalation of antimicrobials in the treatment of bacteraemia due to antibiotic-sensitive pathogens in immunocompetent patients. Infection, 39：319-325, 2011 ★

14）Joung MK, et al：Impact of de-escalation therapy on clinical outcomes for intensive care unit-acquired pneumonia. Crit Care, 15：R79, 2011

15）Heenen S, et al：Antibiotic strategies in severe nosocomial sepsis：why do we not de-escalate more often？ Crit Care Med, 40：1404-1409, 2012

16）Gonzalez L, et al：Factors influencing the implementation of antibiotic de-escalation and impact of this strategy in critically ill patients. Crit Care, 17：R140, 2013 ★

17）Shime N, et al：De-escalation of antimicrobial therapy for bacteraemia due to difficult-to-treat Gram-negative bacilli. Infection, 41：203-210, 2013

18）Schlueter M, et al：Practice patterns for antibiotic de-escalation in culture-negative healthcare-associated pneumonia. Infection, 38：357-362, 2010

必読 19）Garnacho-Montero J, et al：De-escalation of empirical therapy is associated with lower mortality in patients with severe sepsis and septic shock. Intensive Care Med, ［Epub ahead of print］, 2013 ★
→ 重症敗血症/敗血症性ショックにおいてde-escalationが生命予後改善に関連していることを示した大規模観察研究

20）Masterton RG：Antibiotic de-escalation. Crit Care Clin, 27：149-162, 2011

21）Silva BN, et al：De-escalation of antimicrobial treatment for adults with sepsis, severe sepsis or septic shock. Cochrane Database Syst Rev, 3：CD007934, 2013

22）http://clinicaltrials.gov/show/NCT01626612

23）Simon L, et al：Serum procalcitonin and C-reactive protein levels as markers of bacterial infection：a systematic review and meta-analysis. Clin Infect Dis, 39：206-217, 2004

24）Schuetz P, et al：Effect of procalcitonin-based guidelines vs standard guidelines on antibiotic use in lower respiratory tract infections：the ProHOSP randomized controlled trial. JAMA, 302：1059-1066, 2009 ★★★

25）Kopterides P, et al：Procalcitonin-guided algorithms of antibiotic therapy in the intensive care unit：a systematic review and meta-analysis of randomized controlled trials. Crit Care Med, 38：2229-2241, 2010

26) Heyland DK, et al：Procalcitonin for reduced antibiotic exposure in the critical care setting：A systematic review and an economic evaluation. Crit Care Med, 39：1792-1799, 2011

27) Layios N, et al：Procalcitonin usefulness for the initiation of antibiotic treatment in intensive care unit patients. Crit Care Med, 40：2304-2309, 2012 ★★★

必読 28) Hayashi Y & Paterson DL：Strategies for Reduction in Duration of Antibiotic Use in Hospitalized Patients. Clin Infect Dis, 52：1232-1240, 2011
→ 重症感染症における抗菌薬投与期間に関する詳細なレビュー

29) Chastre J, et al：PneumA Trial Group. Comparison of 8 vs 15 days of antibiotic therapy for ventilator-associated pneumonia in adults：a randomized trial. JAMA, 290：2588-2598, 2003 ★★★

30) Pugh R, et al：Short-course versus prolonged-course antibiotic therapy for hospital-acquired pneumonia in critically ill adults. Cochrane Database Syst Rev, 10：CD007577, 2011

第3章 治療②-感染症に対する治療

7. 院内感染予防のために選択的消化管除菌（SDD）は行うべきか？

鈴木　淳，長谷川隆一

Point

- SDDは，非吸収性抗菌薬を消化管内投与することにより，院内感染を予防する方法である
- RCTやメタ解析で，SDDが呼吸器感染や血流感染を減らし，死亡率を低下させることが示されている
- SDDのレジメンが統一されておらず，その効果が特定の地域に限られる可能性がある．また，将来的な耐性菌発生のリスクが懸念される

はじめに

　院内感染は，易感染宿主に合併する場合や薬剤耐性菌を起因菌とする場合など患者の生命予後に重大な影響を与えるため，発生を未然に防ぐことが重要である[1]．選択的消化管除菌（selective decontamination of the digestive tract：SDD）は，非吸収性抗菌薬を消化管内に投与し，院内感染の主な原因である好気性グラム陰性桿菌・真菌の増殖を選択的に抑制することで，人工呼吸器関連肺炎（ventilator-associated pneumonia：VAP）やbacterial translocation（BT）による血流感染などの院内感染を予防する方法である．

一口メモ：VAPバンドルについて

　VAPを予防するためのいくつかの対策を掲げ，これらを1つ1つ改善させるのではなく，効果を高めるためセットにして実践する戦略が「VAPバンドル」である．世界的にはいくつかのVAPバンドルが存在し，それぞれ内容は異なるが，以下にわが国と米国のものを示す．

● 人工呼吸関連肺炎予防バンドル 2010改訂版（日本集中治療医学会）[2]
　Ⅰ．手指衛生を確実に実施する
　Ⅱ．人工呼吸回路を頻回に交換しない
　Ⅲ．適切な鎮静・鎮痛をはかる．特に過鎮静を避ける
　Ⅳ．人工呼吸器からの離脱ができるかどうか，毎日評価する
　Ⅴ．人工呼吸中の患者を仰臥位で管理しない

● 人工呼吸器バンドル（Institute for Healthcare Improvement：IHI）[3]
　・ベッドの頭部挙上
　・毎日の「鎮静薬休止」と抜管についての評価

- 消化性潰瘍の予防
- 深部静脈血栓症の予防
- クロルヘキシジンによる毎日の口腔ケア

1 SDD総論

1) SDDの投与経路とレジメン

SDDに関連する予防的抗菌薬投与には大きく分けて，①口腔内投与（selective oropharyngeal decontamination：SOD），②消化管内投与，③全身投与（静脈内投与）の3つの投与経路が存在する．SDDの標準的レジメンの一例を表に示す．わが国ではポリミキシン〔コリスチン（コリマイシン®）〕散剤の入手は可能だが，適応外使用であることに加えて採用している施設は少ない．また，口腔内投与や消化管投与にバンコマイシンを併用する場合もある．

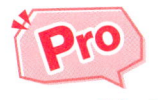

2) SDDの歴史

はじめてSDDを報告したのは1984年のStoutenbeekら[4]とされる．彼らはオランダで5日以上ICUに滞在した外傷患者を対象に，SDD施行群63名とコントロール群59名を比較して，院内感染が減少するか，後ろ向きに検討した．SDDは口腔内投与と消化管内投与を組み合わせて施行され，SDD施行群で有意に院内感染発生率が低かった（16% vs. 81%，$p<0.001$）．また，1998年にはD'Amicoら[5]がSDDに関するRCTをまとめたメタ解析を報告している．25試験から抽出された重症患者4,343名において，口腔内投与と全身投与を組み合わせたSDDを行うことでSDD未施行群と比較して，感染症〔odds ratio（OR）0.35；95% confidential interval（CI）0.29-0.41〕および総死亡率（OR 0.80；95% CI 0.69-0.93）を有意に低下させた．2009年のシステマティックレビューでは，重症患者に対して口腔内投与と全身投与を組み合わせることによって，呼吸器感染症の減少（OR 0.28; 95% CI 0.20-0.38）に

表 SDD標準的レジメンについて

投与経路	使用薬剤	投与量（すべて1日4回）	投与期間
口腔内投与（SOD）	ポリミキシン〔コリスチン（コリマイシン®）〕	各薬剤すべて 1回 2%ペースト0.5 g	ICU退室まで
	トブラマイシン（トブラシン®）		
	アンホテリシンB（ファンギゾン®）		
消化管投与	ポリミキシン〔コリスチン（コリマイシン®）〕	1回 100 mg	ICU退室まで
	トブラマイシン（トブラシン®）	1回 80 mg	
	アンホテリシンB（ファンギゾン®）	1回 500 mg	
全身投与（静脈内）	セフォタキシム（クラフォラン®）*	1回 1,000 mg	4日間

*セフェム系アレルギーの場合には，セフォタキシムをシプロフロキサシン（シプロキサン®）1回400 mg 1日2回に変更可．すでにカルバペネム，フルオロキノロン，セフタジジム，ピペラシリン/タゾバクタムなどの薬剤が使用されている場合，セフォタキシムは不要．

加えて，死亡率を低下させていた（OR 0.75；95％CI 0.65-0.87）[6]．同じ頃に大きな話題となったものが，de Smetら[7]　[LRCT] によって報告されたRCTである．この研究では人工呼吸管理が48時間以上になると予想された患者，もしくはICU滞在が72時間以上になると予想された患者を対象として，SDD群（SOD＋消化管内投与＋全身投与），SOD群（口腔内投与のみ），標準治療群の3群にランダムに振り分けて，前向き比較試験を行っている．13施設5,939人が参加した大規模研究であり，結果としてSDD群・SOD群では標準治療群と比較して28日死亡率（それぞれOR 0.86；95％CI 0.74-0.99，OR 0.83；95％CI 0.72-0.97），血流感染症（OR 0.44；95％CI 0.34-0.57，OR 0.68 95％CI 0.53-0.86）において有意な低下を認めた．

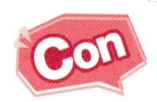

Con

3）SDDにおける注意点

以上のようにSDDに関するエビデンスは多く示されているが，これらをもとにSDDを施行するにはいくつかの注意が必要である．

1つ目は，**SDDに関するレジメンが統一されていない**ことである．前述のように投与経路およびその組み合わせは今までにいくつか報告されているが，どのレジメンがより適切であるかは明確でない．そのため，メタ解析やシステマティックレビューでの結果は，それをふまえたうえで参考にすべきである．

2つ目には，**地域性の問題**がある．前述のシステマティックレビューで引用された文献の対象患者は，オランダやドイツの患者が半数以上を占めており，これらの国では他国と比較してMethicillin-resistant Staphylococcus aureus（MRSA）を含めた耐性菌発生が少ない[8]．そして，死亡リスクを有意に軽減していたのもこの2カ国からの報告である．このため，**SDDは「耐性菌の少ない環境・地域」でのみ有効である可能性が示唆される**．

3つ目には，**耐性菌の増加が懸念される**．これまでいくつかの文献で，SDD導入後に各種耐性菌が増加することが示されていた[9〜11]．しかし，最近Danemanら[12]が35研究におけるメタ解析を行い，SDD群では標準治療群と比較して耐性菌の有意な増加は認めないと報告した．理由として，SDDによる抗菌薬投与の減少を挙げている．一方，将来的な耐性菌増加に関しては，まだ不明瞭としている．

4つ目は，**早期経腸栄養とSDDの関連**である．早期経腸栄養は腸内細菌叢や消化管粘膜を維持して免疫機能を温存し，SDDの効果を修飾する可能性がある．Sawaら[13]は，重症急性膵炎患者において後ろ向きに検討を行い，SDD施行下で早期経腸栄養を施行した群とSDDのみを行い経腸栄養を付加しない群を比較している．有意ではなかったものの，経腸栄養の追加は感染性膵壊死・膵関連手術・死亡率を低下させる結果となり，十分なエビデンスとは言い難いが，SDDの効果を高めた可能性がある．一方，早期経腸栄養そのものが院内感染を減らすという報告が多いことやコストの問題から，早期経腸栄養だけでも患者の予後を改善しうるという考え方もある．

2 各ガイドラインにおけるSDD

1）敗血症

　Survivng Sepsis Campaign Guidelines（SSCG）2012[14]では，VAPを減らす方法としてSDD・SODを導入・評価すべきとしている（Grade 2B）．ただし，その施行に関して，手洗い・専門看護師の介入・カテーテルケア・感染予防策・気道管理・頭位挙上・声門下吸引などを十分に行うことを追記している．

　日本集中治療医学会から発表された日本版敗血症ガイドライン[15]では，SDD・SODに関しては，死亡率低下が報告されているものの，耐性菌保菌者での有効性が不確定であること，耐性菌出現率が増加する可能性があるため，積極的には行わない（Grade 2B）としている．さらに，敗血症患者に対する日本でのSDD施行は3％程度と記載されている．

2）急性膵炎

　わが国における急性膵炎診療ガイドライン2010［第3版］[16]では，SDDは重症例の感染性合併症および死亡率を低下させる根拠に乏しい（推奨度C2）としている．これは，急性膵炎に対するSDDの低い施行率や，RCTが少ない[17]ことが要因であると考えられる．

Pro Con 論点のまとめ

SDDに対する賛成論・反対論

【賛成論】
- SDDは薬剤の投与経路を組み合わせることによって，呼吸器感染症あるいは血流感染症を減少させることが可能で，死亡率の減少に繋がる
- 最近のメタ解析で耐性菌の有意な増加は示されておらず，敗血症や急性膵炎を含めた集中治療室に入室するような重症患者で考慮される

【反対論】
- これまではSDDのレジメンが統一されておらず，またその効果も耐性菌の少ない環境や地域（オランダなど）でのみ得られている可能性がある
- SDD使用後の耐性菌増加の可能性が懸念され，安全性に関するデータが十分でない
- これらの背景をふまえて，各ガイドラインにおける推奨度は高くない
- 早期経腸栄養を行うことで，SDDの有用性を減少させる可能性がある

文献

1) Vincent JL, et al : International study of the prevalence and outcomes of infection in intensive care units. JAMA, 302 : 2323-2329, 2009 ★
　→約14,000例を集めた大規模な観察研究，院内感染症の重要性を認識できる文献
2) 日本集中治療医学会：人工呼吸関連肺炎予防バンドル2010改訂版
　http://www.jsicm.org/pdf/2010VAP.pdf

3) Institute for Healthcare Improvement：人工呼吸器バンドル
http://www.ihi.org/IHI/Topics/Critical Care/Intensive Care/Changes/Implementthe Ventilator Bundle：htm

4) Stoutenbeek CP, et al：The effect of selective decontamination of the digestive tract on colonisation and infection rate in multiple trauma patients. Intensive Care Med, 10：185-192, 1984
→ SDDに関して最初に報告された文献

必読 5) D'Amico R, et al：Effectiveness of antibiotic prophylaxis in critically ill adult patients：systematic review of randomized controlled trials. BMJ, 316：1275-1285, 1998
→ SDDに関して報告された代表的なメタ解析．この文献以降にさまざまなRCTが発表されており，先駆け的な文献

6) Liberati A, et al：Antibiotic prophylaxis to reduce respiratory tract infections and mortality in adults receiving intensive care. Cochrane Database Syst Rev, 4：CD000022, 2009
→ かなり参考になるシステマティックレビュー．ただし，SDD施行方法に関して，口腔内投与＋全身投与に焦点を絞っている

必読 7) de Smet AM, et al：Decontamination of the digestive tract and oropharynx in ICU patients. N Engl J Med, 360：20-31, 2009 ★★★
→ 集中治療領域にインパクトを与えた文献．必読！

8) Diekema DJ, et al：Survey of infections due to Staphylococcus species：frequency of occurrence and antimicrobial susceptibility of isolates collected in the United States, Canada, Latin America, Europe, and the Western Pacific Region for the SENTRY antimicrobial surveillance program, 1997-1999. Clin Infect Dis, 32：S114-132, 2001 ★
→ アメリカ，ヨーロッパ，カナダなどを含めた多国でのブドウ球菌の耐性化について調査した興味深い文献

9) Lingnau W, et al：Changing bacterial ecology during a five-year period of selective intestinal decontamination. J Hosp Infect, 39：195-206, 1998

10) Al Naiemi N, et al：Emergence of multidrug-resistant Gram-negative bacteria during selective decontamination of the digestive tract on an intensive care unit. J Antimicrob Chemother, 58：853-856, 2006

11) Oostdijk EA, et al：Ecological effects of selective decontamination on resistant Gram-negative bacterial colonization. Am J Respir Crit Care Med, 181：452-457, 2010 ★
→ 8），9）の文献に関しては，やはりオランダからの報告．耐性菌の少ないオランダでもSDD施行によって耐性菌を増加させていたというメッセージ性あり

12) Daneman N, et al：Effect of selective decontamination on antimicrobial resistance in intensive care units：a systematic review and meta-analysis. Lancet Infect Dis, 13：328-341, 2013
→ SDD施行によって耐性菌は増加しなかったという最新のメタ解析

13) Sawa H, et al：Treatment outcome of selective digestive decontamination and enteral nutrition in patients with severe acute pancreatitis. J Hepatobilliary Pancreat Surg, 14：503-508, 2007
→ SDDと経管栄養を組み合わせて比較した後ろ向き観察研究

14) Dellinger RP, et al：Surviving sepsis campaign：international guidelines for management of severe sepsis and septic shock：2012. Crit Care Med, 41：580-637, 2013

15) 日本集中治療医学会Sepsis Registry委員会：日本版敗血症診療ガイドライン．日集中医誌, 20：156-157, 2013

16) 「急性膵炎診療ガイドライン2010 第3版」（急性膵炎診療ガイドライン2010改訂出版委員会／編），p.113, 金原出版，2009

17) Luiten EJ, et al：Controlled clinical trial of selective decontamination for the treatment of severe acute pancreatitis. Ann Surg, 222：57-65, 1995 ★★
→ 急性膵炎診療ガイドラインのSDDの項目で最も重要視されているRCT

第3章 治療②−感染症に対する治療

8. 敗血症で免疫グロブリンを使用すべきか？ より有効な投与方法は？

大坪広樹

Point

- 免疫グロブリンは，オプソニン作用や補体を活性化することによる溶菌作用の促進，毒素やウイルスの中和などの作用をもち，その投与は重症敗血症患者の予後を改善する可能性がある
- 質の高いRCTによるメタ解析では有意な死亡率の改善を認めていないが，主要論文の多くが2004年のSSCG発表前に行われたものであり，定義や重症度，治療内容が一定しておらず明確な結論は示しえない
- 敗血症性ショックの患者のなかには低IgG血症を認めない患者もいるため，患者を選択することで，より効果的な免疫グロブリンの投与を行うことができる可能性がある

はじめに

　免疫グロブリンは，わが国では重症敗血症においてその投与が保険適用となっている．しかし，米国では原発性免疫機能不全症候群や慢性リンパ性白血病による二次性免疫不全，骨髄移植後の感染予防などに適用が承認されているが，重症敗血症は適応外となっている．また，敗血症診療のガイドラインとして国際的に最も汎用されているSSCG（Surviving Sepsis Campaign Guidelines）の2012年版においても，成人重症敗血症/敗血症性ショックに対する免疫グロブリン投与は行わない（2B）と記載されている．このような状況となっている理由は，免疫グロブリンの重症敗血症の患者における有効性を決定づけるようなエビデンスがないことに起因している．それでは本当に免疫グロブリンは有効ではないのか？ これまでに報告されているメタ解析から最近発表された日本救急医学会および日本集中治療医学会のsepsis registry委員会の報告をふまえ，免疫グロブリンの有効性について検討し，またその投与方法についても論じたい．

1 なぜ免疫グロブリンを敗血症患者に投与するのか？ ～作用機序～

　免疫グロブリンは，リンパ球のなかのエフェクターB細胞が産生する糖タンパク分子で，特定のタンパク質などの分子（抗原）を認識して結合する働きをもつ．Y字型の4本鎖構造（2本ずつの軽鎖・重鎖）を呈し，抗原と結合するFab領域とマクロファージなどの食細胞と結合するFc領域をもっている．病原体が血液中に侵入すると免疫グロブリンはこの抗原

とFab領域で結合し，オプソニン作用によってFc領域と食細胞がもつFc受容体が結合して食細胞による貪食を促進させる[1]．そのほかにも，補体を活性化させ溶菌作用を促進したり，毒素やウイルスの中和作用，樹状細胞・T細胞・B細胞の活性や分化の調節，炎症性サイトカイン活性の抑制作用などの作用を有している[1]．

このような作用を有している免疫グロブリンは1940年代から臨床応用のための開発が始まった．現在，免疫グロブリンは何千もの健康な成人の血漿から抽出されたポリクローナル抗体であり，そのためさまざまな外来抗原に対する特異抗体を含み，その成分の90％以上はIgG抗体である．感染症においては前述の作用以外に，抗体依存性の細胞障害作用促進や病原微生物の細胞壁に直接作用して抗菌薬への感受性を高めるなどの作用を有している[2]．

また，敗血症患者に関する研究では，敗血症性ショック患者において血中ガンマグロブリンの産生抑制，血管外漏出，消耗により血中ガンマグロブリン濃度が異常低値になること[3]や，低値群の敗血症患者ではショックからの離脱の遅延や死亡率の有意な上昇を認めること[4]からも，免疫グロブリン投与が重症の敗血症患者の予後を改善する可能性がある．

❷ 免疫グロブリンは敗血症において有効か？ 〜過去のエビデンスより〜

Pro

1）有効性を示唆するもの

日本で2000年にMasaokaらが，16歳以上で感染症と診断され3日間の抗菌薬を投与しても症候の改善がない難治性感染症患者を対象とし，抗菌薬と免疫グロブリン（5 g/日×3日間）の併用群と抗菌薬単独投与群との非盲検ランダム化比較試験（RCT）を実施した[5][LRCT]．この研究では解熱効果や臨床症状の改善に要する日数，治療効果をスコア化した「有効度」を検討し有意な改善を認めている[5]．これらの結果から，免疫グロブリンの投与は重症感染症に対し有効と結論づけているが，「重症感染症」の定義が明確ではなく，またアウトカムが死亡率ではなく解熱や症状など曖昧な点で問題がある．

海外では，18歳以上の重症敗血症および敗血症性ショック患者を対象とした1966〜2006年までの20のRCT（n＝2621）のメタ解析を行ったTurgeonらが，ポリクローナル免疫グロブリン投与は生存率改善に有意に関連〔risk ratio；RR＝0.74（95％ CI，0.62-0.89）〕したと報告している[6]．さらに，免疫グロブリンの総投与量が1g/kg以上，投与期間が2日間以上の患者においては，より強く生存率に関連していると報告している（おのおのRR＝0.61，0.66）．

Con

2）有効性に否定的なもの

Pildalらが2004年に，21のRCT論文のメタ解析（n＝1,711）を行い，敗血症患者への免疫グロブリン投与にて有意な死亡率の低下〔RR＝0.77（95％ CI，0.68-0.88）〕を認めたが，

質の高い4つのRCT（n = 763）に限定すると有意な死亡率改善効果を認めなかった〔RR = 1.02（95％ CI, 0.84-1.24）〕と報告している[7]．ただし，これらのRCTには成人のみではなく新生児が含まれている点，また各RCTのサンプルサイズが小さい点が問題として挙げられる．

2013年に報告されたAlejandriaらのレビューのなかでは，成人敗血症患者にポリクローナル免疫グロブリン投与を行った10のRCT論文（n = 1,430）の解析が行われ，有意な死亡率の改善〔RR = 0.81（95％ CI, 0.70-0.93）〕を認めている[8]．しかし，バイアスリスクの低い5つの論文（n = 945）に限定して解析を行うと有意な死亡率の改善は認めていない〔RR = 0.97（95％ CI, 0.81-1.15）〕．また，この論文では敗血症の新生児にポリクローナル免疫グロブリン投与を行った5つの論文（n = 3,667）の解析も行っているが，ここでも有意な死亡率の改善は認めなかった〔RR = 1.00（95％ CI, 0.92-1.08）〕と報告している．

ただし，これらの敗血症患者に対する免疫グロブリン投与の効果に関する報告については，メタ解析で用いられている主な論文の多くが，2004年のSSCG発表前に行われたものである．そのため，敗血症の定義や重症度の設定が不均一であり，比較している群間の患者背景が異なっている（重症度が異なっている）可能性が考えられる．また治療内容に関しても，抗菌薬の早期投与やEGDT（early goal directed therapy）の達成などSSCGが推奨するような治療と異なっている．このような点を考慮すると，現在の定義での重症敗血症患者を対象とした免疫グロブリンの有用性に関する明確な結論は示しえないとも言える．

3）日本におけるSepsis Registry委員会からの報告

日本救急医学会および日本集中治療医学会のSepsis Registry委員会が，SSCGで推奨または言及されていないが本邦で行われている補助的および支持療法の有効性を調査し，2013年にその結果がおのおの報告された．日本集中治療医学会のSepsis Registry調査では，対象となった246例の敗血症患者を免疫グロブリン投与（15 g/3日間）の有無で2群に分け，propensityスコアを用いて年齢やAPACHE IIスコアなどの背景因子，EGDT達成の有無などの治療介入因子の計13因子をマッチングした各群60例で比較検討したところ，免疫グロブリン投与群で28日死亡率，院内死亡率の有意な改善を認めている[9]．また，日本救急医学会のSepsis Registry調査では，敗血症性ショック症例（n = 282）のロジスティック回帰分析の結果にて，免疫グロブリン投与がオッズ比1.904と28日転帰（生存）と有意に関連したと報告している[10]．しかし，ショックを伴わない重症敗血症症例の解析では，免疫グロブリン投与は28日転帰と関連を認めなかった．

2つのSepsis Registry委員会の報告から，重症敗血症患者に免疫グロブリン投与が28日死亡率を有意に改善するとは結論づけられないが，前項で述べた免疫グロブリンの理論的背景を合わせて考えると，少なくとも敗血症性ショック症例の28日転帰を改善する可能性が示唆されたと言えよう．

❸ 免疫グロブリンのより有効な投与方法は？

本邦では，免疫グロブリンは重症感染症において抗菌薬との併用で保険適用が承認されており，推奨されている投与量は5 g/日で3日間の総量15 gである．しかし，前項でも述べたTurgeonらの報告[6]では，免疫グロブリンの総投与量が1 g/kg以上，投与期間が2日間以上の患者において，より強く生存率に関連していると結論づけている．日本でのSepsis Registry調査では総量15 gと少ないにもかかわらず敗血症性ショック症例で28日転帰の改善を認めており，投与量を増加させることでさらなる予後の改善を認める可能性がある．ただし，**投与量を増加させることで留意しなければならない点として薬価や副作用の問題が挙げられる**．現在日本で販売されている免疫グロブリンは，日本の推奨投与量15 gでもおよそ9～17万円となり，Turgeonらの報告から推奨される投与量ではその3～4倍以上になる．海外での投与量では費用対効果から考えても免疫グロブリンの使用は推奨し難いため，使用がより有効であることが期待される症例を選択する必要がある．また5～10％程度でアレルギーの副作用を認めると報告されており，頻度は稀であるが感染症のリスクも無視することができない．

Tacconeらは2009年に，敗血症性ショックの患者21人のうち低IgG血症を認めた患者は12人（57％）であったと報告している[4]．また，この研究で死亡した6人はすべて低IgG血症を呈しており，低IgG血症を呈さなかった9人はすべて生存を認めている．このTacconeらの報告とこれまでの有効性を示せなかった多数の報告から，重症敗血症症例のなかには低IgG血症を認めていない症例が含まれており，それらの症例に免疫グロブリン製剤を投与しても効果が期待できない可能性が考えられる．**血中IgG濃度を測定することで免疫グロブリン投与が有効である可能性が高い症例を選択し，総投与量1 g/kg以上も視野に入れ，それらの有効性を再度検討する必要があると考える．**

❹ 結論

重症敗血症患者における免疫グロブリン投与は，生命予後を改善する可能性を有していると思われるが，これまでのエビデンスでは不十分である．血中IgG濃度を測定することで適応症例を選択し，投与量を増やすことで，免疫グロブリンのより有効性の高い投与が可能となると考える．

論点のまとめ

重症敗血症患者に免疫グロブリンを投与すべきか？

【賛成論】
- 解熱効果や臨床症状の改善に要する日数の短縮に寄与する
- メタ解析において生存率改善に有意に関連し，さらに総投与量が1 g/kg-body weight以上，投与期間が2日以上の患者において，より強く生存率に関連している

- 日本集中治療医学会のSepsis Registry調査では免疫グロブリン投与群で28日死亡率，院内死亡率の有意な改善を認めている．また，日本救急医学会のSepsis Registry調査でも敗血症性ショック患者においては28日転帰と有意に関連した

【反対論】
- 質の高いRCTによるメタ解析では，免疫グロブリンの投与で有意な死亡率の改善を認めていない．ただし，主要論文の多くは2004年のSSCG発表前に行われたものであり，定義や重症度，治療内容が一定しておらず明確な結論は示しえない
- 敗血症性ショックの患者の中には低IgG血症を認めない患者もおり，そのような患者には免疫グロブリンを投与しても予後を改善しない可能性がある
- 日本救急医学会のSepsis Registry調査では，重症敗血症患者において免疫グロブリンの投与は28日転帰と関連を認めなかった

文献

1) Manu Shankar-Hari, et al：Bench-to-bedside review：Immunoglobulin therapy for sepsis‐biological plausibility from a critical care perspective. Crit Care, 16：206, 2012
   → 敗血症における免疫グロブリン療法の生物学的理論的根拠に関する総説

2) Negi VS, et al：Intravenous immunoglobulin：an update on the clinical use and mechanisms of action. J Clin Immunol, 27：233-245, 2007
   → 免疫グロブリン投与の臨床使用および作用機序に関するUpdate

3) Venet F, et al：Assessment of plasmatic immunoglobulin G, A and M levels in septic shock patients. Int Immunopharmacol, 11：2086-2090, 2011
   → 敗血症患者における血中γグロブリン濃度の動態を調査した論文．敗血症早期に血中γグロブリン濃度が低値となることを示した

4) Taccone FS, et al：Gamma-globulin levels in patients with community-acquired septic shock. Shock, 32：379-385, 2009
   → 敗血症性ショックの血中γグロブリン濃度と予後の関係を検討した前向き観察研究

5) Masaoka T et al：The efficacy of intravenous immunoglobulin in combination therapy with antibiotics for severe infection. Jpn J chemother, 48：199-217, 2000 ★★★
   → 16歳以上の難治性感染症患者を対象とした，抗菌薬と免疫グロブリンの併用群と抗菌薬単独投与群との非盲検RCT

6) Turgeon AF, et al：Meta-analysis：intravenous immunoglobulin in critically ill adult patients with sepsis Ann Intern Med., 146：193-203, 2007
   → 18歳以上の重症敗血症および敗血症性ショック患者を対象とした1966～2006年までの20のRCT（n＝2,621）のメタ解析

7) Pildal J, et al：Polyclonal immunoglobulin for treatment of bacterial sepsis：a systematic review. Clin Infect Dis, 39：38-46, 2004
   → 新生児から成人までの敗血症患者に対する免疫グロブリン投与の有効性を検討した21のRCT論文のメタ解析

必読 8) Alejandria MM, et al：Intravenous immunoglobulin for treating sepsis, severe sepsis and septic shock. Cochrane Database Syst Rev, 16；9：CD001090, 2013
   → 成人敗血症患者にポリクローナル免疫グロブリン投与を行った10のRCT論文のメタ解析．新生児の敗血症患者にポリクローナル免疫グロブリン投与を行った5つの論文の解析も行っている

9) 日本集中治療学会 Sepsis Registry 委員会：第1回Sepsis Registry調査（私信）

10) 日本救急医学会 Sepsis Registry 特別委員会報告：日本救急医学会雑誌, 24（5）：247-319, 2013
   → 日本救急医学会が，本邦における敗血症診療の国際的な位置づけを明らかにするために行ったsepsis registry調査

第4章

治療③
ー臓器サポート

第4章 治療③-臓器サポート

1. 敗血症性ショックでステロイドは必要か？

上田剛士

Point

- 初期輸液と昇圧薬投与に反応しない成人敗血症性ショックに対しては，ショックからの早期離脱を目的に200～300 mg/日のハイドロコルチゾンの投与を検討するが，死亡率は改善しない
- 相対的副腎不全を検出するための迅速ACTH負荷試験の施行は推奨されない
- 血糖コントロールの観点からはステロイドの持続投与が間欠投与よりも優れる可能性がある
- 昇圧薬が不要となればステロイドは減量する

はじめに

　敗血症に対するステロイドの使用の歴史は長く，少なくとも1952年から症例報告がある．1976年にSchumerらがステロイド大量療法の有用性を報告したが[1][LRCT]，1987年にBoneらは有害性が有用性に勝るという報告[2][LRCT]を行いステロイド大量療法は下火となった．

　1990年代後半から相対的副腎不全を治療するためハイドロコルチゾンを少量（200～300 mg/日）長期間投与する方法が注目され，2002年にAnnaneらが敗血症性ショックの死亡率を下げることを示した（フランス試験）[3][LRCT]．しかし2008年にSprungらが行ったCORTICUS研究では死亡率は変わらず，また相対的副腎不全の概念にも疑念を投げかける結果となった[4][LRCT]．その後も敗血症とステロイド治療に関しては数多くの研究がされており，ステロイドは死亡率の改善はさせないが，ショック離脱までの期間を短縮する治療としての位置づけが得られている．

症例

　コントロール不良な糖尿病を基礎疾患として有する68歳女性が，閉塞性尿路感染による敗血症性ショックにて入院した．心房細動と心筋梗塞の既往があり，ワルファリン（ワーファリン）とアスピリン（バイアスピリン®）の内服もしている．泌尿器科により尿路閉塞は解除されたが，ノルアドレナリン0.2 μg/kg/分とドブタミン（ドブトレックス®）5 μg/kg/分を使用して血圧が96/70 mmHgである．

Con
1 敗血症とステロイド大量療法

　1976年にSchumerらがmPSL 30 mg/kg（もしくはデキサメサゾン3 mg/kg）という高用量のステロイドを用いることで重症敗血症の死亡率を38％から10％程度に下げることができるという報告を行った[1][LRCT]（表1）．この報告を追認するために1993年までにBoneらの研究をはじめとする4つのランダム化比較試験（RCT）が行われたが[2〜8][2,8:LRCT]，いずれも死亡率を改善することは証明できなかった．1995年に2つのメタ解析が報告され[9,10]，**ステロイド大量療法は死亡率を下げることはできず有害な傾向があるため推奨されない**という結論に至った（表2）．以後敗血症に対するステロイド大量療法のRCTは報告されていない．

　敗血症にステロイド大量療法を行うべきではないという原則に異論はないが，1日のみの投与期間ではあるもののステロイド・パルスよりもはるかに大量なステロイド投与を行っても敗血症の予後はさほど悪くならないということも重要な事実である．つまり，敗血症にステロイド・パルスを要する疾患（間質性肺炎や血管炎など）が併存している場合は，適切な敗血症治療を並行して行いながらステロイド・パルスを行うべきである．

Pro
2 敗血症と少量ステロイド療法

　ステロイド大量療法が敗血症に悪影響を与えることがわかると，相対的副腎不全の概念が注目され，少量・長期間（ヒドロコルチゾン換算で200〜300 mg/日を5日以上）のステロイド治療が注目されるようになった．2002年のフランス試験では300例の敗血症患者について少量ステロイド療法の効果が試され，相対的副腎不全がある場合には28日死亡率が63％から53％に低下したと報告された（$p = 0.04$）[3][LRCT]．また事後解析ではARDS合併例も少量ステロイド投与による死亡率が67％から58％に低下することが報告された（$p = 0.04$）[12][LRCT]（表3）．

　しかしその後に発表された2008年のCORTICUS研究[4][LRCT]や2009〜2010年に発表されたメタ解析[13〜16]，2010年の肝硬変を有する敗血症患者75例（相対的副腎不全を76％で合併）[17]，2011年の相対的副腎不全を有する敗血症130例の研究[18]では相対的副腎不全の有無にかかわらず，28日死亡率を改善することは示されなかった．2012年に発表された**メタ解析によると7論文1,005例のデータから300 mg/日以下のヒドロコルチゾンは28日死亡率を変化させないが**〔RR = 0.92（0.92-1.07）〕，**ショック離脱は促進する**〔RR = 1.17（1.07-1.28）〕と結論づけている[19]（表3，4）．

　また少量ステロイド治療は心的外傷後ストレス障害（PTSD）の発症率を64％から11％に低下させる（$p = 0.02$）という報告もある[20]．

表1 ● ステロイド大量療法のランダム化比較試験

著者	n	対象	介入	主な結果
Klastersky J (1971)[11]	85	致命的な感染症	ベタメサゾン1 mg/kg/日を3日間 (n=46), プラセボ (n=39)	死亡率は同等
Schumer W (1976)[1]	172	血圧低下をきたした菌血症	mPSL 30 mg/kg (n=43), デキサメサゾン3 mg/kg (n=43), プラセボ (n=86) を単回投与±4時間後に同量投与	死亡率はmPSL (11.6%) とデキサメサゾン群 (9.3%) でプラセボ (38.4%) より低い. 合併症率に有意差なし
Lucas CE (1984)[5]	48	敗血症性ショック	デキサメサゾン2 mg/kgを静注後に4 mg/kg/48時間で投与 (n=23) か, プラセボ (n=25)	血行動態は改善するが, 死亡率は同等
Sprung CL (1984)[6]	59	敗血症性ショック	mPSL 30mg/kg (n=21), デキサメサゾン6 mg/kg (n=22), プラセボ (n=16) を単回投与±4時間後ショック継続なら同量投与	高用量mPSL群では入院死亡率が77%, デキサメサゾン群では76%, コントロール群では69%で差異なし
Bone RC (1987)[2]	382	重症敗血症患者	30 mg/kgのmPSLを6時間ごと4回か, プラセボ投与	ショック離脱や死亡率に差異はないが, Cr>2 mg/dL以上の患者では死亡率が上昇 (59% vs 29%; $p<0.01$). 二次感染症による死亡率も有意に高い
Luce JM (1988)[7]	75	敗血症	30 mg/kgのmPSLを6時間ごと4回か, プラセボ投与	ARDSや肺障害の頻度に差異はない
Slotman GJ (1993)[8]	382	重症敗血症患者	30 mg/kgのmPSLを6時間ごと4回か, プラセボ投与	Boneの研究の事後解析. BUN上昇やT-Bil上昇の比率はmPSL群で多い ($p<0.01$)

mPSL：メチルプレドニゾロン

表2 ● ステロイド大量療法のメタ解析

著者	要約
Lefering R (1995)[9]	● 1966～1992年に出版された論文のメタ解析 ● 10論文1,329例 (9論文1,135例が大量短期間ステロイド投与) のデータからステロイド投与は死亡率に変化はないと結論. グラム陰性桿菌感染症に関しては生命予後を改善する傾向があった. 副作用は有意には増加しなかった
Cronin L (1995)[10]	● 1966～1993年に出版された論文のメタ解析 ● 重度感染症・敗血症において, 研究の質で調節を行っても行わなくてもステロイドは死亡率を高くする傾向がある. 二次感染による死亡や消化管出血は増加する傾向にある

表3 ● 少量ステロイド療法のランダム化比較試験

著者	n	対象	介入	主な結果
Bollaert PE (1998)[22]	41	カテコラミンを48時間以上必要とした敗血症性ショック	ヒドロコルチゾン 1回100 mg 1日3回を5日間（n＝22）か，プラセボ（n＝19）	実薬群では7日後のショック離脱率が改善し（68％ vs 21％, $p=0.007$），28日死亡率が低い傾向にある（32％ vs 63％, $p=0.091$）
Briegel J (1999)[23]	40	敗血症性ショック	ヒドロコルチゾン 100 mg DIV後0.18/mg/kg/時間で投与．カテコラミンが不要となれば0.08 mg/kg/時間で6日間投与し，その後24 mg/日に減量する群（n＝20）か，プラセボ（n＝20）の比較	実薬群でカテコラミン離脱までの時間は有意に短縮（平均2日 vs 7日）．人工呼吸器装着期間や死亡率に有意差なし
Yildiz O (2002)[24]	40	敗血症	生理的分泌量のPSL（朝5 mg，夕2.5 mg）を10日間投与（n＝20）か，プラセボ（n＝20）	死亡率に有意差なし
Annane D (2002)[3] フランス試験	299	敗血症性ショック（カテコラミンを1時間使用しても収縮期血圧が90 mmHg未満）	ヒドロコルチゾン 50 mg 6時間ごと＋フルドロコルチゾン 50 μg/日（151例），プラセボ（149例）を7日間	実薬群で28日死亡率は低い傾向であった（55％ vs 61％, $p=0.09$）．相対的副腎不全がある場合は28日死亡率が有意に低下するが（53％ vs 63％, $p=0.04$），相対的副腎不全がない場合の死亡率は変化しない．合併症の増加は認められなかった
Oppert M (2005)[25]	41	敗血症性ショック	ヒドロコルチゾン 50 mg IV後0.18 mg/kg/時間で投与．ショック離脱すれば0.06 mg/kg/時間とし24時間ごとに0.02 mg/kg/時間ずつ減量（n＝18）か，プラセボ群（n＝23）	カテコラミン離脱までの時間は120時間から53時間に短縮し，特に相対的副腎不全がある群でその傾向があった
Annane D (2006)[12]	297	敗血症性ショック（カテコラミンを1時間使用しても収縮期血圧が90 mmHg未満）の症例	ヒドロコルチゾン 50 mg 6時間ごと＋フルドロコルチゾン 50 μg/日を7日間．ショック出現から8時間以内に投薬開始．	フランス試験のpost hoc解析．相対的副腎不全に加えARDS合併がある129例においては実薬群で28日死亡率が低い（53％ vs 75％, $p=0.016$），ARDS合併例全体でみても28日死亡率は低い（58％ vs 67％, $p=0.04$）．ARDS合併や相対的副腎不全がない場合は有意差なし
Cicarelli DD (2007)[26]	19	敗血症性ショック	デキサメサゾン 0.2 mg/kg（14例）か，プラセボ（15例）を36時間ごとに3回投与	実薬群で7日死亡率（21％ vs 67％），28日死亡率（50％ vs 80％）は低いが，いずれも有意差なし
Loisa P (2007)[27]	45	敗血症性ショック	200 mg/日のハイドロコルチゾン投与を持続投与（n＝22）か，間欠投与（n＝23）	持続投与すれば間欠投与よりも血糖コントロールが良好になる．死亡率やショック離脱率には差異がない
Kaufmann I (2008)[28]	30	敗血症性ショック	ヒドロコルチゾン 100 mg静注後，10 mg/時間で投与する群（n＝15）とプラセボ（n＝15）	24時間後の血行動態は実薬群で改善するが，ほかの臓器障害は改善しなかった
Sprung CL (2008)[4] CORTICUS研究	499	敗血症性ショック（十分な補液をするかカテコラミンを1時間使用しても収縮期血圧が90 mmHg未満）の症例を72時間以内にエントリー	ヒドロコルチゾン 50 mg 6時間ごとを5日間＋6日間で漸減する群（n＝251）かプラセボ（n＝248）	相対的副腎不全の有無にかかわらず，28日死亡率・ICU死亡率・入院死亡率に差異はない．新たな敗血症性ショック（6％ vs 2％），高血糖（85％ vs 72％），高ナトリウム血症（29％ vs 18％）は有意に増加した

（次ページに続く）

(表3続き)

著者	n	対象	介入	主な結果
Hu B (2009)[29]	77	補液とノルアドレナリンに不応の敗血症性ショック	"少量"ステロイドか，プラセボを14日間投与	血圧，昇圧薬使用期間，乳酸クリアランスは改善するが，死亡率・ICU入室期間に差異はない
COIITSS Study Investigators (2010)[30]	509	敗血症性ショック	ヒドロコルチゾン 50 mg 6時間ごとを7日間（対照群138例）に加え，インスリン強化療法を行うか（126例），フルドロコルチゾン 50 μg/日を加えるか（116例），両者を加えた（129例）の4群	入院死亡率，人工呼吸器期間，カテコラミン必要期間に差異はない．フルドロコルチゾン追加群では尿路感染が増加した（$p=0.02$）．
Arabi YM (2010)[17]	75	肝硬変患者の敗血症性ショック	ヒドロコルチゾン 50 mg 6時間ごとを血行動態が落ち着いてから8日間使用する群（n＝39）とプラセボ（n＝36）	相対的副腎不全は76％で認められた．28日死亡率に差異はない．カテコラミン離脱率は実薬群で有意に高いが再燃率が高いためカテコラミン使用日数は同等であった．消化管出血の合併は実薬群で有意に増加した（33％ vs 11％，$p=0.02$）
Huh JW (2011)[18]	130	相対的副腎不全を有する敗血症性ショック	ヒドロコルチゾン 50 mg 6時間ごとを3日間（n＝65）か，7日間（n＝65）	昇圧薬使用日数，28日死亡率（34％ vs 37％，$p=0.63$）に差異はない
Moreno R (2011)[31]	499	敗血症性ショック	ヒドロコルチゾン 50 mg 6時間ごとを5日間＋6日間で漸減する群（n＝251）か，プラセボ（n＝248）	CORTICUS研究のpost hoc解析．ステロイドにより心血管系パラメーターと肝障害の改善によりSOFAスコアは低下する（$p=0.0027$）

一口メモ　相対的副腎不全

　一般的には250 μg迅速ACTH負荷試験にてコルチゾール値が18〜20 μg/dL以上となれば副腎不全は否定される．しかし副腎不全の基準を満たさなくても，敗血症のストレスに対応できるだけの十分量なコルチゾールが分泌されていない場合は相対的副腎不全と称される．250 μg迅速ACTH負荷試験にて負荷前値と比較して30分後や60分後のコルチゾール値が9 μg/dL以上の上昇が認められなければ相対的副腎不全と定義されることが多い．

　敗血症患者において相対的副腎不全が存在すると予後が悪いというデータから，2002年のフランス試験では相対的副腎不全の有無によって少量ステロイド治療の有効性が異なるか調べられ，相対的副腎不全が存在する場合にのみ少量ステロイド治療は敗血症の生命予後を改善するという結果が得られた．しかしその後は前述の通り否定的な論文が相次いで発表され，現在は**迅速ACTH負荷試験を行うことは推奨されていない**[21]．

表4 ● 少量ステロイド療法の普及以降のメタ解析の結果

著者	要約
Annane D (2004)[32]	● 2003年8月までに出版された論文のメタ解析 ● 15論文2,023例のデータから28日死亡率や入院死亡率に変化はないことを示した．ICU死亡率・ショック離脱率は改善する．合併症は有意には増加しない
Annane D (2004)[33]	● 2003年までに出版された論文のメタ解析 ● 16論文2,063例のデータから死亡率に差異はないが，少量長期間ステロイド投与（ヒドロコルチゾン300 mg/日相当以下×5日間以上）を行った5研究465例のデータからは28日死亡率がRR 0.80（0.67-0.95）で低下，退院死亡率は0.83（0.71-0.97）で低下したと結論．また1週間後のショック離脱率はRR1.60（1.27-2.03）で改善した．合併症は有意には増加しない
Minneci PC (2004)[34]	● 1988～2003年に出版された論文のメタ解析 ● 高用量ステロイドが使用されていた1989年以前の8論文ではステロイドにより生存率のRRは0.89（0.82-0.97）で低下していたが，小量ステロイドが使用されている1997年以降の4論文ではRR＝1.23（1.01-1.50）で生存率が改善すると報告．また1997年以降の論文ではステロイド投薬までの期間が早く，長期間投与していること，重症例を対象にしていることが異なると指摘
Minneci PC (2009)[13]	● 1988年～2008年に出版された14論文1,991症例を解析 ● 1989年以前の短期間高用量ステロイドは死亡率をOR＝1.39（1.04-1.86）で上昇させるが，1997年以降の少量長期間投与はショック離脱をOR＝1.66（1.25-2.20）で促進し，死亡率をOR＝0.64（0.45-0.93）で下げる．重症例で有益性が勝り，軽症例で副作用が勝る．ACTH負荷試験の有益性はない
Sligl WI (2009)[14]	● 1993～2008年に出版された8論文1,876例（7論文はヒドロコルチゾン200～300mg/日を使用）を解析 ● 死亡率は変化なし．7日後のショック離脱率は64.9％ vs 47.5％，RR 1.41（1.22-1.64）でステロイド投与群が優れた．死亡率もショック離脱率もACTH負荷試験の結果とは関連がなかった．合併症率は有意には増加しない
Annane D (2009)[15]	● 2009年3月までに出版された20論文2,684例を解析 ● 28日死亡率に差異はないが，5日以上×ヒドロコルチゾン300mg/日以下に限ると28日死亡率は44％から38％〔RR 0.84（0.72-0.97）〕に低下し，28日ショック離脱率は59％から67％〔RR 1.12（1.02-1.23）〕に改善，ICU入室日数は4.49日減少し，消化管出血・二次感染・筋力低下は有意には増加しなかった．高血糖は46％から52％に，高ナトリウム血症は19％から31％に増加した
Moran JL (2010)[16]	● 1950～2008年9月に出版された論文のメタ解析 ● 21論文2468例のデータを解析．1日1,000 mg/日以上のヒドロコルチゾンも1,000 mg/日未満のヒドロコルチゾンも有意な死亡率変化をきたさなかった．少量ステロイドによりショック離脱はOR1.2（1.1-4.6）で認められた．ACTH負荷試験の意義は見いだせなかった．合併症の有意な増加は認めなかった
Sherwin RL (2012)[19]	● 1950～2010年9月に出版された論文のメタ解析 ● 300 mg/日以下のヒドロコルチゾンの効果を7論文1,005例のデータから，28日死亡率はRR＝0.92（0.92-1.07）で改善せず，ショック離脱はRR＝1.17（1.07-1.28）で促進すると結論．2論文で全体の80％の患者数を占めていることが問題点

3 いつ少量ステロイド療法を始めるか

　有効性に違いが認められた二大論文であるフランス試験とCORTICUS研究の違いを**表5**に示す．死亡率改善効果が認められたフランス試験では敗血症性ショックの定義は厳しく，重症度スコアであるSAPS Ⅱや乳酸値，死亡率はより高い．またステロイド投与までの時間が短いことが異なる．つまり**重症度が高い患者に早期にステロイドを投与するほど予後が改善する可能性がある**．フランス試験において相対的副腎不全を認めた症例でステロイドの有用性が高かったのは，重症な症例では相対的副腎不全の合併が高いためなのかもしれない．

　CORTICUS研究では手術適応症例が多かったが，両研究においてステロイド投与が創部感染や吻合部リーク，創部縫合不全の発症率を増加させることはなかったため，手術の必要性はステロイド投与を制限するものではない．

表5 ● フランス試験とCORTICUS研究の比較

	フランス試験 Annane（2002）	CORTICUS研究 Sprung（2008）
患者数	299例	499例
年齢・性別	平均61歳，男性67％	平均63歳，男性67％
敗血症性ショックの定義	十分な輸液に加え血管収縮薬を5 µg/kg以上投与しても1時間以上収縮期血圧が90 mmHg未満	十分な輸液によっても収縮期血圧が90 mmHg未満，もしくは1時間以上血管収縮薬を要する
投与されたステロイド	ヒドロコルチゾン50 mgを6時間ごと＋フルドロコルチゾン50 µg/日を7日間	ヒドロコルチゾン50 mgを6時間ごとを5日間，50 mg 12時間ごとを6〜8病日に，50 mg 24時間ごとを9〜11病日に
投与までの時間	8時間以内（血管収縮薬投与から平均4.1時間後）	72時間以内
SAPS Ⅱ	57〜60点	49〜50点
動脈血乳酸値	4.3〜4.6 mg/dL	3.9〜4.1 mg/dL
PaO_2/F_IO_2	171〜176	154〜162
人工呼吸器使用	100％	89％
手術適応症例	40％	65％
28日死亡率	実薬群／プラセボ群／p 全体：55％／61％／0.09 副腎不全あり：53％／63％／0.04 副腎不全なし：61％／53％／0.96	実薬群／プラセボ群／p 全体：34％／31％／0.51 副腎不全あり：39％／36％／0.69 副腎不全なし：29％／29％／1
合併症率	実薬群で有意な増加なし	新たな敗血症性ショック（6％ vs 2％），高血糖（85％ vs 72％），高ナトリウム血症（29％ vs 18％）が実薬群で有意に多い

（文献3，4を参考に作製）

4 何をどれだけ投与するか

どのような種類のステロイドをどのように投与すれば最も有用であるかを調べた報告はほとんどない．しかしステロイドの種類については，**ヒドロコルチゾンが強いミネラルコルチコイド作用を有し副腎抑制をきたしにくい特徴のために好まれる**．

フランス試験ではヒドロコルチゾンにフルドロコルチゾンを加えており，良好な成績が報告されているが，ヒドロコルチゾンにフルドロコルチゾンを加えても予後は改善せず尿路感染症が増加したという報告[30][LRCT]から，**フルドロコルチゾンを加える必要性はない**と考えられる．

ヒドロコルチゾンを200 mg/日投与する群と300 mg/日投与する群を比較した報告はなく，**200〜300mg/日**の幅で投与を行えばよいと思われる．

ヒドロコルチゾンは持続投与すると間欠投与と比較して血糖コントロールが良好となるため[27]，**10 mg/時間で持続投与を行うのがよいかもしれない**．

クロスオーバー試験で10 mg/時間のヒドロコルチゾンを72時間投与した後に突然断薬したところ血行動態や免疫能にリバウンド現象を認めたという報告があり[35]，**中止する際には漸減中止する方が無難**である．

ヒドロコルチゾンは3日間投与しても7日間投与してもショック離脱率は同等との研究もあり[18]，**血行動態が安定すれば減量を検討してよい**と思われる．

Pro Con 論点のまとめ

敗血症性ショックにおけるステロイド投与の賛成論・反対論

【賛成論】
- ヒドロコルチゾン200〜300 mg/日はショック離脱率が高いという強いエビデンスがある
- ステロイドを投与しても副作用は有意には増加しない

【反対論】
- ステロイドにより死亡率を改善する強いエビデンスは存在しない
- ステロイドに血糖上昇や消化管出血といった有害性があることは明らかである
- 高血糖への対応などで看護師の手間は増える
- すなわちカテコラミンに不応なショックや，血行動態が不安定なために必要な検査や処置が受けられない場合にのみステロイド投与の適応を検討すればよい

文献

1）Schumer W.：Steroids in the treatment of clinical septic shock. Ann Surg. 184（3）：333-341, 1976 ★★★
   → ステロイド大量療法が重症感染症の死亡率を下げると報告し，その後多くの研究がされるようになった

2）Bone RC, et al：A controlled clinical trial of high-dose methylprednisolone in the treatment of severe sepsis and septic shock. N Engl J Med, 317（11）：653-658, 1987 ★★★
   → ステロイド大量療法では死亡率を改善することはできず，むしろsub-group解析では腎不全患者で死亡率が高かった．

二次感染死亡率も有意に高くなるため有害であることを示した

必読 3) Annane D, et al：Effect of treatment with low doses of hydrocortisone and fludrocortisone on mortality in patients with septic shock. JAMA, 288（7）：862-871, 2002 ★★★
　　→ 少量ステロイド療法に関する大規模RCTで，特に相対的副腎不全がある場合には生命予後を改善することを示した（フランス試験）

必読 4) Sprung CL, et al：Hydrocortisone therapy for patients with septic shock. N Engl J Med, 358（2）：111-124, 2008 ★★★
　　→ 少量ステロイド療法は生命予後を改善しないばかりでなく，合併症を増やすと報告

5) Lucas CE & Ledgerwood AM：The cardiopulmonary response to massive doses of steroids in patients with septic shock. Arch Surg, 119（5）：537-541, 1984 ★★

6) Sprung CL, et al：The effects of high-dose corticosteroids in patients with septic shock. A prospective, controlled study. N Engl J Med, 311（18）：1137-1143, 1984 ★★

7) Luce JM, et al：Ineffectiveness of high-dose methylprednisolone in preventing parenchymal lung injury and improving mortality in patients with septic shock. Am Rev Respir Dis, 138（1）：62-68, 1988 ★★

8) Slotman GJ, et al：Detrimental effects of high-dose methylprednisolone sodium succinate on serum concentrations of hepatic and renal function indicators in severe sepsis and septic shock. The Methylprednisolone Severe Sepsis Study Group. Crit Care Med, 21（2）：191-195, 1993 ★★★

9) Lefering R & Neugebauer EA：Steroid controversy in sepsis and septic shock：a meta-analysis. Crit Care Med, 23（7）：1294-1303, 1995
　　→ メタ解析によりステロイド大量療法の有用性はないと結論づけた論文

10) Cronin L, et al：Corticosteroid treatment for sepsis：a critical appraisal and meta-analysis of the literature. Crit Care Med, 23（8）：1430-1439, 1995
　　→ メタ解析によりステロイド大量療法の有用性はなく，むしろ生存率を下げ，合併症を増加させる傾向があると結論

11) Klastersky J, et al：Effectiveness of betamethasone in management of severe infections. A doubleblind study. N Engl J Med, 284（22）：1248-1250, 1971 ★★

12) Annane D, et al：Effect of low doses of corticosteroids in septic shock patients with or without early acute respiratory distress syndrome. Crit Care Med, 34（1）：22-30, 2006 ★★★
　　→ フランス試験においてARDS合併症例でもステロイドによる死亡率低下が認められると報告

13) Minneci PC, et al：The effects of steroids during sepsis depend on dose and severity of illness：an updated meta-analysis. Clin Microbiol Infect, 15（4）：308-301, 2009
　　→ フランス試験とCORTICUS試験を含めたメタ解析では相対的副腎不全の有無に関わらず少量ステロイド療法は死亡率を下げると結論．重症例でのみステロイド療法を行うべきであることが示唆

14) Sligl WI, et al：Safety and efficacy of corticosteroids for the treatment of septic shock：A systematic review and meta-analysis. Clin Infect Dis, 49（1）：93-101, 2009

15) Annane D, et al：Corticosteroids in the treatment of severe sepsis and septic shock in adults：a systematic review. JAMA, 301（22）：2362-2375, 2009
　　→ メタ解析で少量ステロイド療法は死亡率を下げるが，高血糖や高ナトリウム血症は増やすと報告

16) Moran JL, et al：Updating the evidence for the role of corticosteroids in severe sepsis and septic shock：a Bayesian meta-analytic perspective. Crit Care, 14（4）：R134, 2010

17) Arabi YM, et al：Low-dose hydrocortisone in patients with cirrhosis and septic shock：a randomized controlled trial. CMAJ, 182（18）：1971-7, 2010 ★★

18) Huh JW, et al：Low-dose hydrocortisone treatment for patients with septic shock：a pilot study comparing 3days with 7days. Respirology, 16（7）：1088-1095, 2011 ★★★
　　→ 少量ステロイド療法は3日間でも7日間でも同等であると報告

必読 19) Sherwin RL, et al：Do low-dose corticosteroids improve mortality or shock reversal in patients with septic shock? A systematic review and position statement prepared for the American Academy of Emergency Medicine. J Emerg Med, 43（1）：7-12, 2012
　　→ メタ解析にて少量ステロイド療法では死亡率を下げることはできないと報告．ショック離脱率は改善する

20) Schelling G, et al：The effect of stress doses of hydrocortisone during septic shock on posttraumatic stress disorder in survivors. Biol Psychiatry, 50（12）：978-985, 2001
　　→ ヒドロコルチゾン 50mg ⅠⅤ後 0.18 mg/kg/時間で6日間投与．ショック離脱すれば 0.06 mg/kg/時間で6日間投与，その後 24 mg/日で減量する群（n=9）とプラセボ群（n=11）を比較．心的外傷後ストレス障害（PTSD）の発

症率が64％から11％に低下（$p=0.02$）．患者数は少ないが目の付け所が面白い論文である

21) Cohen J & Venkatesh B：Relative adrenal insufficiency in the intensive care population; background and critical appraisal of the evidence. Anaesth Intensive Care, 38（3）：425-436, 2010
   → 相対的副腎不全についてエビデンスに基づき詳しく解説した論文

22) Bollaert PE, et al：Reversal of late septic shock with supraphysiologic doses of hydrocortisone. Crit Care Med, 26（4）：645-650, 1998 ★★

23) Briegel J, et al：Stress doses of hydrocortisone reverse hyperdynamic septic shock：a prospective, randomized, double-blind, single-center study. Crit Care Med, 27（4）：723-732, 1999 ★★

24) Yildiz O et al.：Physiological-dose steroid therapy in sepsis［ISRCTN36253388］. Crit Care, 6（3）：251-259, 2002 ★★

25) Oppert M, et al：Low-dose hydrocortisone improves shock reversal and reduces cytokine levels in early hyperdynamic septic shock. Crit Care Med, 33（11）：2457-2464, 2005 ★★

26) Cicarelli DD, et al：Early dexamethasone treatment for septic shock patients：a prospective randomized clinical trial. Sao Paulo Med J, 125（4）：237-241, 2007 ★★

27) Loisa P, et al：Effect of mode of hydrocortisone administration on glycemic control in patients with septic shock：a prospective randomized trial. Crit Care, 11（1）：R21, 2007 ★★
   → 200 mg/日のハイドロコルチゾンを持続投与すれば間欠投与よりも血糖コントロールが良好になる

28) Kaufmann I, et al：Stress doses of hydrocortisone in septic shock：beneficial effects on opsonization-dependent neutrophil functions. Intensive Care Med, 34（2）：344-349, 2008 ★★

29) Hu B, et al.：［The effect of low-dose hydrocortisone on requirement of norepinephrine and lactate clearance in patients with refractory septic shock］. Zhongguo Wei Zhong Bing Ji Jiu Yi Xue, 21（9）：529-531, 2009 ★★
   → 少量ステロイド療法についての論文．中国語論文なため詳細な内容は把握できず

30) COIITSS Study Investigators：Corticosteroid treatment and intensive insulin therapy for septic shock in adults：a randomized controlled trial. JAMA, 303（4）：341-348, 2010 ★★★
   → ヒドロコルチゾンに加え，インスリン強化療法を行うべきか，またフルドロコルチゾンを追加するべきかどうかについて4群に分けて行われた研究．フルドロコルチゾンの追加意義はないと結論

31) Moreno R, et al：Time course of organ failure in patients with septic shock treated with hydrocortisone：results of the Corticus study. Intensive Care Med, 37（11）：1765-1772, 2011 ★★★

32) Annane D, et al：Corticosteroids for treating severe sepsis and septic shock. Cochrane Database Syst Rev,（1）：CD002243, 2004
   → フランス試験を含むメタ解析では死亡率に変化ないがICU死亡率やショック離脱率を改善すると結論

33) Annane D, et al：Corticosteroids for severe sepsis and septic shock：a systematic review and meta-analysis. BMJ, 329（7464）：480, 2004
   → 少量ステロイド療法に限ったメタ解析では死亡率は低下すると報告

34) Minneci PC, et al：Meta-analysis：the effect of steroids on survival and shock during sepsis depends on the dose. Ann Intern Med, 141（1）：47-56, 2004
   → 少量ステロイド療法では死亡率が改善するというメタ解析．敗血症早期に投与，長期間投与，重症例に投与がステロイド有用性に関連していることを示唆

35) Keh D, et al：Immunologic and hemodynamic effects of "low-dose" hidrocortisone in septic shock：a double-blind, randomized, placebo-controlled, crossover study. Am J Respir Crit Care Med, 167（4）：512-520, 2003

第4章 治療③-臓器サポート

2. 敗血症患者の栄養療法は？
いつから，どのルートでどの栄養剤を投与する？

海塚安郎

Point

- 栄養療法は，敗血症治療の根幹をなす管理法である
- 入室時から代謝・栄養評価を実施し，必要と判断した場合には，経腸栄養を優先して開始し，設定投与量をめざし漸増する
- 基本は入室48時間以内に開始する早期経腸栄養であり，エネルギーおよび栄養素投与に加え，侵襲制御，腸管機能維持を目的とする
- 言い換えれば，早期経腸栄養により「腸管という臓器」の機能を保護することにもなる
- 栄養療法開始の前提は循環の安定であり，その目安は，治療開始後にカテコラミンの増量，および輸液の急速投与が必要なくなり，血中乳酸値が改善することである
- 安全確実な早期経腸栄養実施には，チーム医療の構築が必須である

はじめに

敗血症を代表とする重症患者管理に早期から栄養療法，特に経腸栄養を行うことの重要性は広く認識されており，各種の敗血症ガイドライン[1, 2] にも記載されている．腸管使用が禁忌でなければ「腸管を使用して」栄養管理を実施すべきであることは，臨床医であれば直感的にも経験的にも理解できることである．しかし実際の臨床の場においては，入室した症例に対し，その個別性を考慮し，どの時期に，いかなる投与ルートで，どんな組成の栄養剤をどの程度の量から投与開始するのかは，明確ではない．また開始後の血糖値管理，注入物の逆流・嘔吐，下痢などの副作用出現時の対応も重要な点である．さらに安全確実な栄養療法の実施には看護スタッフの理解，力量が大変重要な要因となる．本稿では，敗血症患者に栄養管理を行ううえでのポイントを概説する．

なお，以下に記載した内容の詳細，根拠となった論文に関しては，呼吸療法医学会学会誌「人工呼吸」29巻1号75-120（2012）の「急性呼吸不全による人工呼吸患者の栄養管理ガイドライン2011年版」[3] に記載されている．学会ホームページから無料でダウンロード（http://square.umin.ac.jp/jrcm/pdf/eiyouguidline2011.pdf）できるのでぜひ参考にしていただきたい．

表1 ● 侵襲後(敗血症時)早期経腸栄養の目的

1. 腸管のintegrityの維持:腸管飢餓(intestinal starvation)の回避
    a. 腸管免疫,全身免疫維持
    b. 広義のbacterial translocation予防
    c. 腸内細菌叢調整(シンバイオティクス):プロ+プレバイオティクス
    e. 経腸経由の栄養素の薬効:pharmaco-nutrients投与など
2. 腸管使用による全身状態の改善:腸管を重要臓器として対応
    a. 侵襲反応抑制:蠕動,神経系調節,内分泌調節回復
    b. 横隔膜機能改善:可動性改善,肺酸素化改善
    c. 腸管浮腫改善による細胞外液管理
    d. 血糖値管理に優れる:高血糖/高インスリンの回避
3. 栄養投与ルート:合理的ルート
    a. 静脈ルートの整理:感染頻度減少
    b. 効率よい投与:水分節約効果,容易なタンパク質投与量補正
    c. 栄養状態の改善:重症患者では,検査値の改善には週単位の遅れ

1 経腸栄養の優先理由

「使える腸管は使う」ことが栄養管理の基本である.その利点は感染性合併症を有意に減少させることである[4,5].さらに静脈栄養に比べコストを削減できることがわかっている.経腸栄養の優れた点を表1にまとめた.しかし,重症患者に初期から経腸栄養を行うにはそれなりの準備,施設の実状に合った実施法,副作用の対応法が必要になる.この点は,静脈栄養と大きく異なるところだ.

2 栄養療法の開始時

侵襲下栄養管理の概念図(図1),ならびに栄養療法実施時の検討事項とその優先順位を示す(図2).原疾患の治療を行いつつ,呼吸・循環・輸液管理と並行して代謝栄養管理を行う.

1)栄養アセスメント

重症患者では,ともすれば入院時のバイタルサイン,採血データに目を奪われがちだが,特に高齢者では入院前生活および食事歴,栄養状態,身体機能を評価することが重要である.それにより栄養介入の必要性・時期・期間がおおよそ決定される.疾患の重症度・持続期間と患者自身の身体機能,栄養状態の両方を勘案する必要がある.栄養介入後も栄養アセスメントをくり返し,栄養投与による生体の反応を各種検査データにより確認する必要がある.

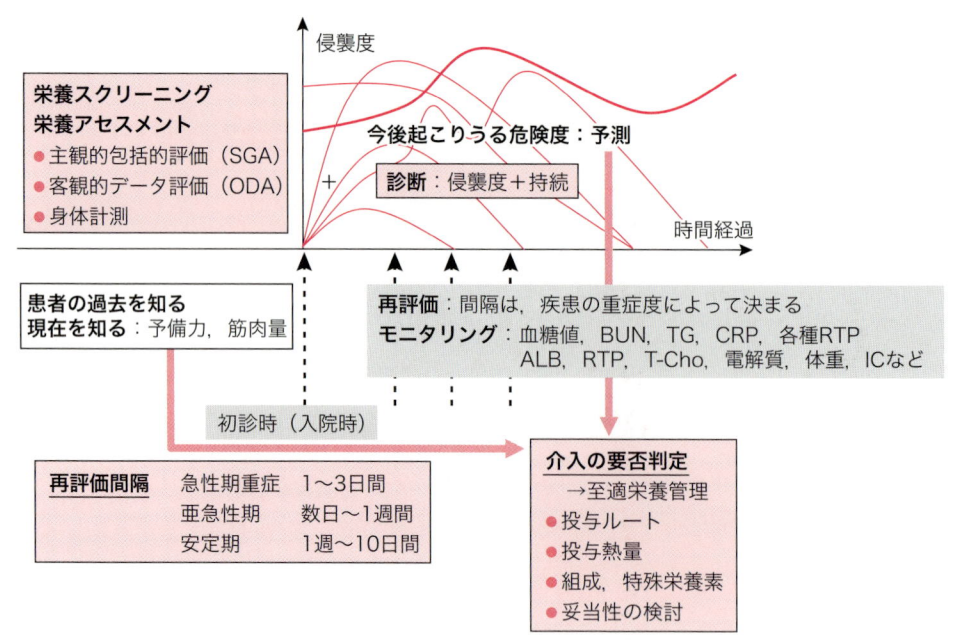

図1 ● 臨床栄養概念図
患者診察時，その前の栄養状態を評価し，疾患の侵襲度，持続時間を勘案し栄養療法を実施する．開始後は，継時的に再評価を行う
RTP（rapid turnover protein）：トランスサイレチン（TTR），レチノール結合タンパク，トランスフェリン
IC（indirect calorimetry）：間接熱量測定

図2 ● 栄養療法時の検討事項とその優先順位
栄養療法開始後も必要に応じてくり返し，至適栄養療法に向かう

2）開始時の基準，「循環の安定」とは

　栄養療法の開始時期は循環の安定後であるが，それに関するエビデンスに基づく明確な基準はない．当院において臨床の場で用いている基準を図3に示した．なお，経腸栄養に由来する腸管虚血は，経腸栄養に伴う合併症のなかでは稀なもので，その頻度は1％以下であると報告されている[6,7]．

144　Surviving ICUシリーズ

> 循環動態評価基準：
> 不安定な状態の定義
> - 高容量カテコラミン投与時（DA and/or DOB＞8γ もしくは NA 併用時，NA 単独＞0.2γ）
> - 輸液・輸血にて循環補助を必要としている
> - 乳酸値（lac）が高値持続，乳酸値が改善しない：嫌気性代謝があり糖利用障害あり

この状態が改善すれば栄養療法を開始可能

⬇ 原疾患の治療を含め循環状態の安定化を図る

時間が経過しても循環管理の条件が栄養投与開始条件を満たさない場合

> - 入室から 24～48 時間以上経過し貯蔵グリコーゲンが枯渇する時期：
>   輸液によりブドウ糖 400 kcal/日を投与 ＋ 血糖値管理
> - 全身管理開始後，消化管蠕動改善薬などにより排便があり，胃内逆流（−）：
>   胃内持続投与 10mL/時（最大投与熱量 480kcal/日）
>   →バイタルサインの変動（血圧低下，頻脈，呼吸苦），胃内逆流，腹部膨満，腹痛，乳酸値
>   　上昇があれば中止

図3● 敗血症症例の栄養療法開始条件，およびそれを満たさない場合の対応
DA：ドパミン
DOB：ドブタミン
NA：ノルアドレナリン

3）栄養管理プロトコール

　各施設において，早期経腸栄養を基本とした重症患者栄養管理プロトコールを作成することが，安全に，安定してどの症例にも栄養管理を行う最適な方法である[8～10]．さらに敗血症の疾患特異性を加味した「敗血症」患者用プロトコールを作成することも可能である．また基本的な施設の栄養管理法が定まっていれば，問題発生時にプロトコールを再検討することで，施設の栄養管理のレベルを上げることが可能である．

4）経腸栄養時の取り決め

　上述の施設プロトコールに関連して経腸栄養実施時には各種機材の準備，施設の取り決め，下痢などの副作用発生時の対応法を決めておく必要がある．表2に各項目，および当院における対応を記載した．各施設の実状に沿った取り決めが重要である．
　プロトコールを基本に，医師，看護師，薬剤師，管理栄養士，理学療法士によるチーム医療を実践することが，上手な早期経腸栄養を行うキモといえる[10]．

3 初期投与熱量，経腸栄養剤の選択

1）初期投与熱量

　急性期の栄養投与量設定には，残念ながらエビデンスに基づくゴールデンスタンダードは存在しない．過不足ない，その患者，病態に合った至適投与量をめざすことになる[11]．

表2● 経腸栄養時に決定/考慮するべき事項

経腸栄養は静脈栄養より煩雑であり，看護スタッフに委ねられる領域が多い：以下は当院の規定	
1. チューブの選択（径，素材）	ポリウレタン製，8 Frを使用
2. 挿入時の先端位置確認	胃液逆流，X線，胃管からのCO_2排出の有無※，胃泡音
3. 使用中の継時的な先端位置確認	胃液・注入物逆流，胃泡音
4. 先端位置の選択（胃内，幽門後）	胃内を第一選択
5. 消化管機能評価	胃内残量，腹部膨満，排便状況を評価，規則正しい排便処置
6. 薬剤投与法（粉砕法，簡易懸濁法）	粉砕法，投与可能薬剤の選択/制限一覧作成
7. 経腸栄養剤の選択	濃度，組成，バランス（各種病態別栄養剤）
8. 投与法（間欠，持続投与）	循環不安定症例ではポンプ使用，胃内持続，15～20 mL/時で開始
9. 消化管蠕動改善薬	メトクロプラミド（プリンペラン®），クエン酸モサプリド（ガスモチン®），六君子湯，エリスロマイシン（エリスロシン®），大建中湯，ジノプロスト：$PFG_{2\alpha}$（プロスタルモン®・F），ビサコジル（テレミンソフト®），グリセリン浣腸などを病態考慮のうえで選択使用
10. 下痢対策	原因検索（性状，臭気，便培養，CDトキシン），感染性下痢否定後止痢薬投与
11. 体位，指示の遵守度	15～30°上半身挙上
12. 実投与量の把握	中断，投与の遅れ，胃内逆流物の廃棄量の記録

※コンファーム・ナウという製品が発売されている．胃管の挿入位置を確認するために補助的に使用する．胃管先端側の気体をふいごで吸引し，CO_2ディテクタ内に通す．カラーインジケータは試薬を含んでおり，CO_2と反応すると色調が変化する．CO_2の有無を確かめ，誤って先端が，気管内へ挿入されていないことを確認する．

　初期投与熱量設定法には，推算式，間接熱量測定の結果を用いる方法がある．一般的には推算式が用いられており，現在では簡易法25 kcal/kg/日（BMI＜30）が用いられている．つまり，初期数日から1週間は，この数値をめざし漸増することになる．その間血液生化学データ，並びに嘔吐，逆流，腹部膨満，下痢，便秘などのモニタリングをくり返す必要がある．到達不可能な場合には，当然減量が必要である．

2）栄養剤の選択

a）濃度

　敗血症患者では，入室時にいわゆる蘇生輸液が行われている．また各種薬剤投与のための溶解液により，思いのほかの水分負荷となる．また，血圧低下，交感神経過緊張による腸管蠕動低下などの病態が考えられる．そのため水分投与量が少なくてすむ，高濃度栄養剤（≧1.5～2.0 kcal/mL）を選択する．

b）組成

　基本は，総投与熱量を決定した後，侵襲度および腎機能を勘案しタンパク質投与量を決定する．栄養管理の目的はPEM（protein energy malnutrition）の回避である．よって健常人のタンパク質摂取量〔0.8～1.0 g/kg（BW）/日〕よりも，侵襲による異化亢進に見合った増量をする（最大2.0 g/kg/日）のが通常の戦略である．しかし，**敗血症では腎障害の発生の**

危険が高いため，特に高齢者では初期投与目標値を 1.0 g/kg/日で開始することが大切である．その後は，検査データに基づき増量可能と判断できれば（継時的な BUN 値の増加がない），1.2 g，1.5 g/kg/日と増量設計し，それに見合った経腸栄養剤を選択する．当院では，増加分をグルタミン末（局方）で補充している（ただし超急性期のグルタミン補充はお勧めできない．補充の時期は敗血症病態では特に重要になる）．

　タンパク質投与量分の熱量を総投与熱量から引いた残りを糖質と脂質で投与する．耐糖能障害のある患者では，食物繊維を添加し，炭水化物含量を減量し，変わって脂質，なかでも単価不飽和脂肪酸（MUFA）を増量すると，脂質代謝に悪影響を与えず血糖値管理が良好になることが知られている．使用前には必ず，その栄養剤の組成を確認していただきたい．

c）特殊栄養素

　グルタミン，アルギニン，分岐鎖アミノ酸，n-3系脂肪酸，セレンなどの有効性の報告，もしくはそれを示せなかった論文がある．敗血症に関して検討した 4 つのメタ分析[12〜15]では死亡率に差はなかった．

　最新のガイドライン「Surviving Sepsis Campaign Guidelines（SSCG）2012」[1]の栄養の章（V. Nutrition）に，重症敗血症患者には免疫賦活作用のある物質よりも免疫賦活作用のない物質の補充を行う方がよい（Grade 2C）との記載がある．推奨度（＝ 2）も低く，エビデンスの質（＝ C）も脆弱であるが，現状での標準的な考え方である．

4 経腸栄養開始後の管理

1）腸管管理

　侵襲下における経腸栄養の提要は，腸管という臓器をいかに管理し，その機能を維持し，栄養を吸収させ，全身状態の改善につなげるかにかかっている．そのため開始後も日々の排便管理，便の性状，量，臭気などの確認，下痢，嘔吐，腹部膨満，腹痛への対応が大切である．われわれの施設では必要に応じ表2の9.に記載した腸管蠕動改善薬を使用し調整している．

2）経腸栄養と静脈栄養の併用

　ICUに入室した重症患者で，入室後経腸栄養で十分な栄養が摂取できない患者は，静脈栄養（PN）で補充すべきか，従来から意見が分かれていた．そこで，明らかな栄養不良を認めなかったICU入室患者を無作為に 2 群に分けて大規模な検討が行われた[16]〔LRCT〕．前提として両群とも入室 2 日目までに経口摂取不可能な患者には適宜，経腸栄養を開始した．そのうえでearly群（2,312名）は，ICU入室後48時間以内にPN開始（1日目400 kcal/日，2日目800 kcal/日，3日目以降必要熱量，最大2,880 kcal/日，経腸栄養が目標の80％で中止）した．late群（2,328名）は，ICU入室後 8 日目よりPN開始し，7日目までは，5％ブドウ糖のみを使用した．結果は，late群においてearly群と比較して，死亡率に差はなかったが，ICU滞在期間，感染症発生頻度（呼吸器，手術部位，血液），人工呼吸器使用期間，急性腎

障害合併率，血液浄化療法使用期間，入院期間，医療費にににおいて有意に優れていた．すなわち，重症患者の急性期（特に1週間以内は），経腸栄養による栄養投与量が不十分でも，経静脈的には水分補正のみの方が，患者にとって有益であるとの結果であった．

3）血糖値管理

「第4章-5．血糖コントロールは意味があるのか？」を参照のこと．

5 腸管使用ができない場合

ショックが持続した場合の対応は，図3（p.145）に示した通りである．それ以外の消化管自体に問題がある場合の禁忌（完全イレウス，重篤な消化管出血，重篤な下痢症，著しい消化管瘻）では，当然静脈栄養の適応となる．

この場合も栄養アセスメントを行い，**栄養障害を認めない症例では，最初の1週間は静脈からのグルコース500 kcal/日の投与が，完全静脈栄養（TNP）による十分量の管理よりも望ましいと考えられる**[17, 18]［共にLRCT］．ただし，栄養評価で栄養障害を認めた場合，転院患者などですでに相当期間栄養投与が行われていない症例では，この限りではない．7日以上経過し経口もしくは，経腸栄養が開始できない場合には，三大栄養素，ビタミン，電解質，微量元素を含んだ完全静脈栄養（TPN）が必要である．

静脈投与の脂肪乳剤に関しては，わが国では大豆由来の製剤のみが販売されている．その使用は，7～10日以上静脈栄養のみを行っている症例以外では，控える方が望ましいと考えられる．また，適応があり使用する場合には，その投与速度は脂肪乳剤重量で0.1 g/kg/時を守ることが重要である（体重50 kgの患者では，20％脂肪乳剤100 mLを5時間かけて投与することになる）．

容易に投与量が設定できる静脈栄養では，敗血症急性期の投与量設定において，過剰栄養に陥りやすいことを強く認識しておく必要がある．

論点のまとめ

敗血症患者における栄養投与

- 敗血症患者において，栄養療法が必要と判断された場合には発症（入室）48時間以内の早期に経腸栄養を開始すべきであり，そのことで有意に感染性合併症の減少が期待できる
- 急性期の至適投与量設定には確定的なものはなく，under-feedingとover-feedingを回避する投与量を設定，調節する必要がある
- 経腸栄養で必要熱量を満たさない場合でも，初期1週間に静脈栄養投与で不足分を補充する栄養療法は行うべきでない
- 免疫修飾を目的とした栄養素，もしくはそれらを含んだ栄養剤を使用するよりも，それらを含まない通常組成の栄養剤を使用するべきであると考えられる

文献

必読 1) Dellinger RP, et al：Surviving Sepsis Campaign：international guidelines for management of severe sepsis and septic shock：2012. Crit Care Med, 41：580-637, 2013
→ この最新版からNutritionの項目が新設．記載内容は早期の経腸栄養重視，早期PNによる相対的過剰栄養への注意喚起，免疫賦活栄養素の不使用といったもの

2) 日本集中治療医学会 Sepsis Registry 委員会：日本版敗血症診療ガイドライン．日集中医誌, 20：124-173, 2012

必読 3) 日本呼吸療法医学会 栄養管理ガイドライン作成委員会：急性呼吸不全による人工呼吸患者の栄養管理ガイドライン 2011年版．人工呼吸, 29：75-120, 2012
→ わが国の事情も考慮して記載されている．栄養管理の基本から解説されている

4) Gramlich L, et al：Does enteral nutrition compared to parenteral nutrition result in better outcomes in critically ill adult patients？ A systematic review of the literature. Nutrition, 20：843-848, 2004

5) Peter JV, et al：A meta analysis of treatment outcomes of early enteral versus early parenteral nutrition in hospitalized patients. Crit Care Med, 33：213-220, 2005

6) McClave SA, et al：Feeding the hypotensive patient：does enteral feeding precipitate or protect against ischemic bowel？ Nutr Clin Pract, 18：279-284, 2003

7) Melis M, et al：Bowel necrosis associated with early jejunal tube feeding：A complication of postoperative enteral nutrition. Arch Surg, 141：701-704, 2006

8) Martin CM, et al：Southwestern Ontario Critical Care Research Network. Multicentre, clusterrandomized clinical trial of algorithms for critical-care enteral and parenteral therapy（ACCEPT）. CMAJ, 170：197-204, 2004

9) Doig GS, et al：Nutrition Guidelines Investigators of the ANZICS Clinical Trials Group. Effect of evidencebased feeding guidelines on mortality of critically ill adults：a cluster randomized controlled trial. JAMA, 300：2731-2741, 2008

10) Heyland DK, et al：Enhanced Protein-Energy Provision via the Enteral Route Feeding Protocol in Critically Ill Patients：Results of a Cluster Randomized Trial. Crit Care Med, 41, 2013［Epub ahead of print］
→ 文献8～10は重症患者に経腸栄養を安全に，安定して実施するにあたっての施設の実情に合ったプロトコールの作成と，スタッフへの教育の重要性を検証した3論文．皆さんの施設ではプロトコール作成していますか？

11) Berger MM, et al：Best timing for energy provision during critical illness. Crit Care, 16：215, 2012
→ 侵襲下における至適投与量とは，over-feedingを絶対に回避し，under-feedinngに陥らないようにすること．間接熱量測定はその一助になるといった，当たり前のことが書いてある

12) Beale RJ, et al：Immunonutrition in the critically ill：A systematic review of clinical outcome. Crit Care Med, 27：2799-2805, 1999

13) Heyland DK, et al：Should immunonutrition become routine in critically ill patients？ A systematic review of the evidence. JAMA, 286：944-953, 2001

14) Montejo JC, et al：Spanish Society of Intensive Care Medicine and Coronary Units：Immunonutrition in the intensive care unit. A systematic review and consensus statement. Clin Nutr, 22：221-233, 2003

15) Marik PE, et al：Immunonutrition in critically ill patients：A systematic review and analysis of the literature. Intensive Care Med, 34：1980-1990, 2008

16) Casaer MP, et al：Early versus late parenteral nutrition in critically ill adults. N Engl J Med, 365：506-517, 2011 ★★★
→ IITで物議をかもしたベルギーのVan den Bergheの論文．ASPENとESPENのガイドラインの経腸栄養不足時の補充的静脈栄養開始時期（SPN）が異なっているが，どちらが正しいかを比較検討した論文．結果は残念ながらVan den Bergheらの予想に反しASPENの勝ち．そもそも本論文での設定投与熱量が多すぎることも結果に影響している可能性あり

17) Rice TW, et al：Randomized trial of initial trophic versus full-energy enteral nutrition in mechanically ventilated patients with acute respiratory failure. Crit Care Med, 39：967-974, 2011 ★★★

18) National Heart, Lung, and Blood Institute Acute Respiratory Distress Syndrome（ARDS）Clinical Trials Network, et al：Initial trophic vs full enteral feeding in patients with acute lung injury：The EDEN randomized trial. JAMA, 137：795-803, 2012 ★★★
→ 急性呼吸不全例を対象として，初期6日間の経腸栄養の投与量の多寡（1,400 kcal/日：400 kcal/日）による予後の違いを検討．ventilator-free days，60日死亡率，臓器障害，新たな感染症の発生率に両群間で有意差なし．経腸栄養を早期から行っていれば初期投与量が少ない方が，予後が良いことを期待して行われた大規模RCT．結果は投与量を少なく設定しても予後の改善はなく，胃腸不耐症が減った．文献17もほぼ同様の内容

第4章 治療③-臓器サポート

3. 敗血症における人工呼吸管理のポイントは？

長岡由姫, 中根正樹

Point

- 敗血症における人工呼吸の適応は，高熱・代謝亢進による換気への重度な負担，ARDSへの進展，背側無気肺と胸水による酸素化障害の悪化，ショック状態，意識レベル低下などである
- 人工呼吸施行時には，一回換気量とプラトー圧の制限を行い，肺の過膨張を避ける
- 適切なPEEPを用いることで肺損傷を減らし酸素化を改善できる可能性がある
- VALIを避けることが優先であるので，高二酸化炭素血症はある程度許容する
- 酸素化が非常に悪化している重症ARDSには腹臥位が有効である
- 一部の患者にはNPPVが有用なこともある

はじめに

　敗血症では，高サイトカイン血症，好中球増加と肺への遊走，炎症性細胞による肺組織の損傷，血管透過性亢進型肺水腫の発生などにより二次的に急性呼吸促迫症候群（acute respiratory distress syndrome：ARDS）が惹起されることがある．一度ARDSを発症すれば呼吸管理は必須であるため，敗血症の治療に携わる場合には原因となった感染症に対する治療を行いながら，同時に呼吸の評価と呼吸不全に対する適切な対応とを念頭におかなければならない．多くの場合に呼吸管理は人工呼吸器を用いることとなるが，人工呼吸の目標が酸素化の改善や換気の正常化となりがちであり，ここに大きな間違いがある．すなわち，**高度な肺損傷をきたしたARDSの呼吸管理においては，人工呼吸による新たな肺損傷を起こさないようにすることが最重要ポイントとなる**．

　現在まで行われてきた臨床研究は，敗血症に起因する呼吸不全のみを対象にしたものはない．しかし，ARDSの70〜90％以上が敗血症を伴うとも報告されているため，ARDSを対象にした臨床研究から敗血症に起因する呼吸不全への対応も見出されると考えられる．敗血症に合併したARDSは，肺外性ARDSまたは2次性ARDSなどとも呼ばれ，肺性ARDSに比べて，病変が両肺に比較的均一に広範囲に生じること，陽圧によって比較的広がりやすいこと，感染症の治療が奏効すると呼吸不全も良くなることなどの特徴を有する．

表 ● 理想体重の計算式

男性	50.0 ＋ 0.91 ×〔身長（cm）－ 152.4〕
女性	45.5 ＋ 0.91 ×〔身長（cm）－ 152.4〕

1 一回換気量の目標

1）低容量換気

　ARDS肺に対する強制換気では，一回換気量は6～10 mL/kg理想体重とし，12 mL/kg以上としてはいけないと言われている．このときの体重は実体重ではなく身長から計算された理想体重（表）を用いることに注意してほしい．

　ARDSの肺胞は均一ではなく，完全に虚脱している部分，呼吸により虚脱・再開放をくり返している部分，常時開放している部分が混在している．このように換気可能な肺胞が減少し機能的肺容量が減少した肺の状態はbaby lungと例えられている．このような状況で高い気道内圧を用いた陽圧換気を行うと，コンプライアンスが比較的高い正常肺が過膨張を起こしたり，肺胞の虚脱・再開放にかかるストレスが大きくなり，結果として人工呼吸器関連肺傷害（ventilator-associated lung injury：VALI）を引き起こす原因となる．

　一回換気量がARDSの予後に及ぼす影響を調べた中規模のランダム化比較試験（RCT）が1990年代に4つ行われている[1〜4]．また2000年にはASDSネットワークによる大規模なRCTが行われた[5] [LRCT]．これら5つのRCTのうち，3つのRCTでは一回換気量を変化させても死亡率は変わらなかったが，2つのRCTでは一回換気量を少なくすると死亡率も減少するという結果が出た．この結果の違いは，それぞれのRCTで採用された一回換気量の設定に違いがあったためと考えられている．死亡率が変わらなかったRCTでは一回換気量を10〜11 mL/kg前後とした群と7 mL/kg前後とした群とで比較している．一方，死亡率が減少したRCTでは一回換気量を12 mL/kg前後とした群と6 mL/kg前後とした群で比較している．このことをふまえると，**6 mL/kgの一回換気量が死亡率を低下させるのではなく，12 mL/kg以上の一回換気量が死亡率を上昇させると解釈することができる**．

2）高二酸化炭素血症の許容

　なお，肺の過膨張を防ぐために低容量換気を行うと高二酸化炭素血症に傾く．そのため，換気回数の増加が必要となり，最高で35回／分程度までの換気回数の増加を要することもある．そのほかにも，重炭酸を投与したりといった対応も選択されるが，ある程度の高二酸化炭素血症は放置しても合併症は増えないといった考え方がある．これをpermissive hypercapnia（高二酸化炭素許容）という．通常はpH 7.3前後，$PaCO_2$ 70 Torr程度までであれば，ほとんどの患者の生命維持には問題はない．実際，pH 7.25，$PaCO_2$ 100 Torrでも管理できた症例を経験している．しかし，高二酸化炭素血症により頭蓋内圧亢進，交感神経緊張などが起こるため，個々の患者の状態に合わせて許容範囲を決めなければならない．また，**腎機能障害がある場合には十分に代謝性代償が行われないためアシデミアの状態が持続してしまうこともあり注意を要する**．

2 吸気プラトー圧

吸気プラトー圧は，陽圧換気に伴い上昇した気道内圧によって実際に肺胞にかかる最大圧を意味する．最高気道内圧という場合は気道抵抗によって生じた圧も含まれるためプラトー圧は最高気道内圧よりは低い値となる．人工呼吸中の吸気終末に自然と流量が0になる状態であったり，流量が0となる時間を意図的に設けたりして測定された気道内圧のことであり，気道内圧が"一定"になるためプラトー圧と呼ばれる．

吸気プラトー圧は30 cmH$_2$Oを超えない管理が推奨されているが，プラトー圧が25 cmH$_2$Oを超えると1cmH$_2$Oにつき死亡率が約3％上昇するとのデータも報告されているため[6] [LRCT]，26〜30 cmH$_2$Oの症例では慎重を期する．しかし，低いプラトー圧では虚脱肺が解放されないことで死亡率が上昇する可能性も報告されており[7]，一概に最適なプラトー圧を示すことは難しい．また，このときの吸気プラトー圧とは，肺胞に直接かかる圧と胸壁を押し広げる圧の両方の合計であるため，実際に肺傷害を起こす原因となる肺胞内圧だけを評価するのは容易ではなく，それゆえ上限をどの程度に規定するのかは議論が分かれるところである．

3 PEEPレベル

適切な呼気終末陽圧（positive end-expiratory pressure：PEEP）は虚脱肺胞の開存を促し，肺内シャントを減少させ，酸素化を改善する可能性がある[7, 8]．またPEEPにより肺胞の虚脱・再解放の反復をしなくなる肺胞が増えるためshear stress（ずり応力）が軽減されVALIを予防することが期待される．高いPEEPと低いPEEPを比較したRCTがあり，それによるとPEEPレベルの違いによって短期の生存率や肺損傷の発生に明らかな違いは認められなかった[9]．このRCTで使用されたF$_I$O$_2$とPEEPの組み合わせを図に示した．しかし，同様のプロトコールを用いたその後のRCTでは高いPEEP群で死亡率が低下する傾向を示し，

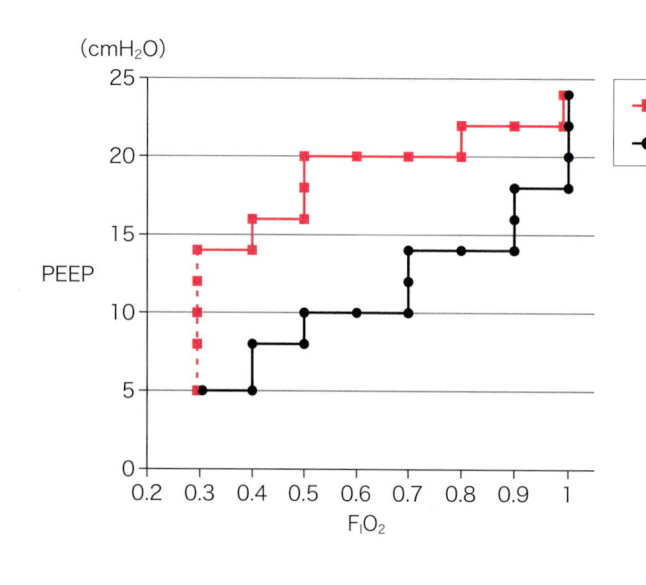

図 ● RCTで使用されたF$_I$O$_2$とPEEPの組み合わせ

高PEEP群（—）と低PEEP群（—）のF$_I$O$_2$とPEEPの組み合わせ．高いPEEP群の点線の設定（F$_I$O$_2$ 0.3 & PEEP5〜12）は171例がエントリーされた時点で両群のPEEPの平均値の差が小さくなってしまったため，その後は不採用となった．
（文献9を参考に作製）

それらのRCTをメタ解析した報告では，重症ARDSに限ると高いPEEPの方が生存率を改善するとの結果が示されている[10]．重症ARDSにおいてプロトコールに従い使用された平均15 cmH$_2$O程度のPEEPが死亡率を低下させる可能性を示唆しているが，肺損傷の程度によって個々の症例での最適なPEEPも異なってくるため，一概に値を決めるのは困難である．

実際はPaO$_2$の値を見ながら3〜5 cmH$_2$O刻みにPEEPを上げていくことが多い．酸素化を改善させるためにはF$_I$O$_2$を上げるよりも，急を要する低酸素血症でないなら，まずはPEEPを上げてみる．PEEPにより循環抑制や脳圧の上昇が問題となる場合は，PEEPを高く設定することを避けなければならない場合もあるが，通常は10 cmH$_2$O程まではこれらに支障をきたさないと言われている．臨床症例における優先度は症例ごとに異なるであろう．

4 人工呼吸中の酸素濃度と換気の種類

1）酸素濃度〜F$_I$O$_2$の設定〜

人工呼吸開始時は，低酸素血症を防ぐためF$_I$O$_2$は1.0で開始する．高濃度酸素による酸素毒性もあるのでPaO$_2$＞60 Torrを保つ限りF$_I$O$_2$を0.6まで下げるのが理想的である．十分な酸素化が得られない場合に吸気時間を延長させることも考慮されるが，通常はIE比が1：1を超えないようにする．

2）換気の種類・モード

換気の種類は，調節呼吸の場合，pressure control ventilation（PCV）と volume control ventilation（VCV）があるが，日本の場合，初期設定としてPCVを好む施設が多い印象である．特定の換気様式がARDSに対して有益となるとするエビデンスはないが，気道内圧を高くしすぎない呼吸管理を行うためにはPCVの方が調節しやすいためである．換気モードとしては，自発呼吸がない場合にはcontrol mandatory ventilation（CMV）となり自発呼吸があればassist mandatory ventilationとなるassist/controlモードを好む施設と，synchronized intermittent mandatory ventilation（SIMV）とpressure support（PS）を組み合わせたモードを好む施設があるが，どちらが優れているということはなく，使い慣れた方法を選択すればよい．

5 体位

腹臥位管理が酸素化を改善するといった報告があったが，一時的な酸素化改善がみられただけで，死亡率や在院日数などの予後は変わらなかった．しかし，重症なARDS患者に対し，早期に腹臥位を取り入れると著明に死亡率が減少したとの報告[11] [LRCT] もある．またガイドライン[7, 8]でも重症低酸素血症（PaO$_2$/F$_I$O$_2$＜100）においては，腹臥位が有利であるとされている．腹臥位にするには気管チューブやライントラブル，皮膚のトラブル（潰瘍・褥瘡）などの合併症があるうえにマンパワーが必要であるため，慣れた施設で重症低酸素血症の患

者に限って行うべきという考えもあるが，可能な症例には急性期から積極的に行った方が生存予後が改善するという報告[11] [LRCT] もあり，症例ごとの検討を要する．**腹臥位の禁忌は妊婦，脊椎不安定性，ショック状態，頭蓋内圧亢進を有する患者である**．敗血症の患者はショック状態となることも少なくないのでそのような場合には循環が安定してからの適応になる．

人工呼吸中の体位を半坐位とすることにより，全くの仰臥位と比較して人工呼吸関連肺炎の発生が少なくなるといういくつかの報告があるが，これらをメタ解析した結果によると，15～30°の半坐位では不十分であり，45°とすることで人工呼吸関連肺炎の頻度が有意に低下することが報告されている[12]．したがって，血行動態が保たれるようであれば，人工呼吸中はなるべく45°の半坐位を保つほうがよい．

❻ 肺胞リクルートメント手技

ARDSによる難治性低酸素血症の場合には，肺胞リクルートメント手技が有用である[8]．肺胞リクルートメント手技とは，例えば30～40 cmH$_2$Oのような高い気道内圧を20～30秒程度の時間をかけることでPEEPでは開通できない虚脱肺を再開通させる手技のことである．ポイントとしては加圧によって開通した肺胞が再び虚脱しないように，ある程度高い気道内圧を持続させることである．低血圧・徐脈といった迷走神経反射が起こる可能性があるため，敗血症性ショック患者には適応が難しいかもしれない．もし施行する際は，循環動態のモニタリングを行いながら慎重に行う必要がある．

❼ NPPV

非侵襲的陽圧換気（noninvasive positive pressure ventilation：NPPV）とは，鼻または口と鼻を覆い，顔に密着するタイプのマスクを用い，陽圧換気を行う人工呼吸法である．自発呼吸をトリガーし，吸気時は設定した吸気気道陽圧（inspiratory positive airway pressure：IPAP）になるまで加圧され，呼気時は設定した呼気気道陽圧（expiratory positive airway pressure：EPAP）で維持される．つまり「IPAP－EPAP」分の圧が吸気をサポートし，EPAPがPEEPと同様の役割を果たす．

ARDSの呼吸管理の基本は，気管挿管下での陽圧人工呼吸と考えられている．しかし，VALIやVAP（ventilator-associated pneumonia：人工呼吸器関連肺炎）などの合併症を回避できる可能性があるため，一部の患者ではNPPVが有用である[8, 13]という報告もある．ARDSによる呼吸不全の場合，心原性肺水腫と比較するとより長期間のより高いサポート圧が必要となることが多い．

NPPVは気道確保がなされていないため，イレウス，妊婦など嘔吐の危険性が高い場合や，意識障害，分泌物過多の患者には使用できない．また，IPAPを食道入口部圧（20 cmH$_2$O）よりも高くすると胃への空気流入につながるので，あまり高い圧を必要とする場合は気管挿管に切り替えた方が無難である．ほかにも，ショック状態や意識レベルが低下した場合を含め，**NPPV管理が困難となった場合は，NPPVに固執せず，すみやかに挿管管理に移行す**

ることが大切である．これまでの報告で，NPPVが不成功となる患者は臓器不全が進行していたり，全身状態が悪い症例であることがわかっている．

8 HFOV

　高頻度振動換気（high frequency oscillatory ventilation：HFOV）は解剖学的死腔量よりも少ない換気量を用いて5〜15Hzという高頻度に吸気と呼気を行い，換気を維持する人工呼吸法である．振動で換気するため肺胞内圧の変動が小さく，結果VALIを最小限にすることが期待され，理論上はARDS患者に適していると考えられる．しかし，中程度から重症のARDS患者に対し，HFOVを導入した群と低一回換気量かつ高PEEPで人工呼吸管理した群とを比較したところ，HFOVを導入した群で死亡率が減少しなかったのみならず[14] [LRCT]，死亡率を増加させる可能性もあることが報告されている[15] [LRCT]．敗血症患者にHFOVを使う際には高い平均気道内圧による循環抑制に対処しながら，過度な鎮静を避けるなど全身管理を厳重に行わないと成績の向上にはつながらないと考えられる．

9 筋弛緩薬

　高用量ステロイドや筋弛緩薬の長期使用により四肢筋力低下や呼吸器からの離脱困難を引き起こすことがある．しかし，重症ARDS患者に対し気管挿管後の48時間程度の短期間だけ筋弛緩薬を使用することによって，院内死亡率や肺損傷を低下させるとの報告[16]があり最近注目されている．当初は，筋弛緩薬を使用すると予後が悪化するであろうという仮説のもとこの研究が計画されたが，反対の結果となったため予後改善のメカニズムに関して不明な点も多く非常に興味深い．

文献

1) Amato MB, et al：Effect of a protective-ventilation strategy on mortality in the acute respiratory distress syndrome. N Engl J Med, 338：347-354, 1998 ★★
　→圧-容量（PV）カーブの下変曲点よりも高いPEEPと低一回換気量とを組み合わせることによって従来の換気戦略よりも死亡率が低下した

2) Brochard L, et al：Tidal volume reduction for prevention of ventilator-induced lung injury in acute respiratory distress syndrome. The multicenter tidal volume reduction in ARDS. Am J Respir Crit Care Med, 158：1831-1838, 1998 ★★
　→換気量10.3 mL/kgと7.1 mL/kgを比較したところ死亡率は変わらなかった．

3) Brower RG, et al：Prospective, randomized, controlled clinical trial comparing traditional versus reduced tidal volume ventilation in acute respiratory distress syndrome patients. Crit Care Med, 27：1492-1498, 1999 ★★
　→換気量10.2 mL/kgと7.3 mL/kgを比較したところ死亡率は変わらなかった．

4) Stewart TE, et al：Evaluation of a ventilation strategy to prevent barotrauma in patients at high risk for acute respiratory distress syndrome. Pressure- and volume-limited ventilation strategy group. N Engl J Med, 338：355-361, 1998 ★★
　→換気量10.8 mL/Kgと7.2 mL/kgを比較したところ死亡率は変わらなかった．

5) The acute respiratory distress syndrome network：ventilation with lower tidal volumes as compared with traditional tidal volumes for acute lung injury and the acute respiratory distress syndrome. N Engl J Med, 342：1301-1308, 2000 ★★★
   → 換気量11.8 mL/kgと6.2 mL/kgを比較したところ低容量換気戦略の方が死亡率が低かった

6) Checkley W, et al：Effects of a clinical trial on mechanical ventilation practices in patients with acute lung injury. Am J Respir Crit Care Med, 177：1215-1222, 2008 ★★★
   → 一回換気量を少なくし，プラトー圧を30 cmH$_2$O以下に制限することにより，院内死亡率が減少した

必読 7) 日本集中治療医学会Sepsis Registry委員会：日本版敗血症診療ガイドライン．日集中医誌, 20：124-173, 2013
   → 日本集中治療医学会による敗血症診療ガイドライン．日本独自の治療法についても触れられている

必読 8) Dellinger RP, et al：Surviving sepsis campaign：international guidelines for management of sepsis and septic shock：2012. Crit Care Med, 41：580-637, 2013
   → 欧米でつくられたガイドラインで，最も臨床応用されているガイドライン

9) Dasenbrook EC, et al：Higher PEEP in patients with acute lung injury：a systematic review and meta-analysis：Respir Care, 56：568-575, 2011
   → 高いPEEPをかけても短期生存率や肺障害は著明に変化しなかった

10) Briel M, et al：Higher vs lower positive end-expiratory pressure in patients with acute lung injury and acute respiratory distress syndrome：systematic review and meta-analysis：JAMA, 303, 865-873, 2010
    → 高いPEEPをかけても生存率は変わらなかった．しかし重症のARDSに限ると生存率を改善した

11) Guérin C, et al：Prone positioning in severe acute respiratory distress syndrome：N Engl J Med, 368：2159-2168, 2013 ★★★
    → 重症なARDS患者に対し，早期に腹臥位を取り入れると著明に死亡率が低下した

12) Alexiou VG, et al：Impact of patient position on the incidence of ventilator-associated pneumonia: a meta-analysis of randomized controlled trials. J Crit Care, 24：515-522, 2009

13) Nava S, et al：Noninvasive ventilation for patients with acute lung injury or acute respiratory distress syndrome：Respir Care, 56：1583-1588, 2011
    → 人工呼吸によるVALIやVAPなどの合併症を回避できる可能性があるため，一部の患者ではNPPVが有用という報告

14) Young D, et al：High-frequency oscillation for acute respiratory distress syndrome：N Engl J Med, 368：806-813, 2013 ★★★
    → 人工呼吸管理されているARDS患者に対しHFOVを導入しても，30日死亡率に影響を及ぼさなかった

15) Ferguson ND, et al：High-frequency oscillation in early acute respiratory distress syndrome：N Engl J Med, 368：795-805, 2013 ★★★
    → 中程度から重症のARDS患者に対しHFOVを導入すると，院内死亡率を増加させる可能性もあるという報告

16) Alhazzani W, et al：Neuromuscular blocking agents in acute respiratory distress syndrome：a systematic review and meta-analysis of randomized controlled trials：Crit Care, 17：R43, 2013
    → ARDS患者に対し短期間の筋弛緩薬を使用することによって，院内死亡率や肺損傷を低下させた

4. 敗血症時の鎮静や鎮痛，筋弛緩はどのように行うのか？

藤田　基，鶴田良介

Point

- 鎮静レベルを評価しながら鎮静薬の投与量を調整し，可能な限り浅い鎮静を行う
- ARDSを伴わない敗血症患者への筋弛緩薬の投与は，可能な限り避けるべきである
- 筋弛緩薬が必要な場合には，必要に応じて間欠投与を行うか，筋弛緩を四連刺激でモニタリングしながら持続投与する

はじめに

　敗血症患者では，重症化すると呼吸循環不全を合併することも少なくなく，鎮静・鎮痛の管理や，筋弛緩の使用は，敗血症患者の集中治療管理を行ううえで重要な要素の1つである．いくつかのランダム化比較試験（RCT）において，鎮静や鎮痛，筋弛緩のコントロールにより，人工呼吸期間やICU入室期間などが改善することが示されており，Surviving Sepsis Campaign Guidelines（SSCG）2012[1]やPAD管理ガイドライン[2]でも，敗血症患者やICU入室患者への鎮静・鎮痛，筋弛緩の管理の重要性が述べられている．

1　鎮静・鎮痛の管理

1）鎮静レベルの評価と鎮静の方法

　鎮静管理において，鎮静レベルを適切に評価することが重要である．その評価スケールとして，Richmond Agitation-Sedation Scale（RASS，表1）[3,4]もしくはSedation-Agitation Scale（SAS）[5]が有用であり，筆者らの施設でもRASSを用いて管理を行っている．

　鎮静の方法としては，**鎮痛優先の鎮静**は重要であり[2]，また，最小限の鎮静薬で**可能な限り浅い鎮静**（RASSで0〜-2，SASで3〜4）を保つことが推奨されている[2]．人工呼吸が行われている重症患者への鎮静を適切に管理することで人工呼吸期間，ICU入室期間や入院期間を減らせることがいくつかの研究で示されており，これらの研究では敗血症患者に限らず，さまざまな重症患者を対象にしているが，SSCG2012では敗血症患者で鎮静をコントロールすることによる効果を否定する理由はないとしている[1]．ICUで人工呼吸が行われている患者を対象としたRCTでは，目標の鎮静レベルを決めて看護師がプロトコルを使用し

表1 ● Richmond Agitation-Sedation Scale (RASS)

スコア	用語	説明	
＋4	好戦的な	明らかに好戦的な，暴力的な，スタッフに対する差し迫った危険	
＋3	非常に興奮した	チューブ類またはカテーテル類を自己抜去；攻撃的な	
＋2	興奮した	頻繁な非意図的な運動，人工呼吸器ファイティング	
＋1	落ち着きのない	不安で絶えずそわそわしている，しかし動きは攻撃的でも活発でもない	
0	意識清明な 落ち着いている		
－1	傾眠状態	完全に清明ではないが，呼びかけに10秒以上の開眼及びアイ・コンタクトで応答する	呼びかけ刺激
－2	軽い鎮静状態	呼びかけに10秒以下のアイ・コンタクトで応答	
－3	中等度鎮静状態	呼びかけに動きまたは開眼で応答するがアイ・コンタクトなし	
－4	深い鎮静状態	呼びかけに無反応，しかし，身体刺激で動きまたは開眼	身体刺激
－5	昏睡	呼びかけにも身体刺激にも無反応	

＜方法＞
1. 患者を観察する．患者は覚醒し落ち着いているか（スコア0をつける）？
   患者は落ち着きがないまたは興奮したような行動をしているか？
   （上記の表の説明からスコア＋1〜＋4をつける）
2. 患者が覚醒していない場合，大きな声で患者の名前を呼び，観察者を見るよう指示する
   必要なら再度くり返す．患者はすぐに観察者を見て，見続けられるか？
   患者は開眼し，アイコンタクトをとれ，10秒以上続く（スコア－1をつける）
   患者は開眼し，アイコンタクトをとれるが，10秒以上は続かない（スコア－2をつける）
   患者は声に対して反応するが，アイコンタクトはとれない（スコア－3をつける）
3. 患者が声に反応しない場合，肩をゆすって刺激をする．それで反応がなければ胸骨部をこする
   患者は身体刺激で体動をおこす（スコア－4をつける）
   患者は声，身体刺激にも反応を示さない（スコア－5をつける）

（文献3より引用）

て鎮痛・鎮静薬の投与量を調節することで，従来の医師の指示で投与量を調整する群に比べて人工呼吸期間，滞在期間，気管切開率が減らせることが示されており[6][LRCT]，鎮静レベルの設定とそれに応じた鎮静管理は重要であり，また，鎮静薬の投与量を減らす方法の1つと考えられる．そのほかの鎮静薬の投与量を減らす方法として，持続鎮静でなく間欠的に鎮静を行う，1日1回鎮静を一時中断するなどの方法があり，それらにより人工呼吸期間やICU入室期間などが短縮されることが示されている[7,8,9][9:LRCT]．しかし，呼吸・循環状態が不安定な患者における鎮静薬の一時中断はリスクがあるため，症例により適応を見定める必要があると考えられる．

2) 鎮静・鎮痛薬の選択

頻用される鎮静・鎮痛薬を表2に示す．

a) 鎮静薬

鎮静薬の選択として，ベンゾジアゼピン系薬物（ミダゾラム，ロラゼパム：注射薬は本邦未発売）よりも**非ベンゾジアゼピン系薬物（デクスメデトミジン，プロポフォール）の使用が好ましい**[2]．筆者らの施設でも長期人工呼吸管理が予想されない場合は，デクスメデトミ

表2 ● 頻用される鎮静・鎮痛薬

一般名 (商品名)	効果発現時間 (分)	消失半減期 (時間)	投与量 1回静注	投与量 持続静注
ミダゾラム (ドルミカム®)	2～5	3～5	1～5 mg	2～10 mg/時
デクスメデトミジン (プレセデックス®)	10	2～3	6 μg/kg/時で10分間 (初期負荷)	0.2～07 μg/kg/時 (維持量)
プロポフォール (ディプリバン®)	1.5	4～7	勧められない	0.3～3 mg/kg/時
フェンタニル (フェンタニル)	4	2～5	25～100 μg	25～200 μg/時
モルヒネ (塩酸モルヒネ)	30	2～4	1～5 mg	1～10 mg/時
ブプレノルフィン (レペタン®)	～5	2～3	50～200 μg	20～80 μg/時

ジン単独もしくはデクスメデトミジンとプロポフォールの併用を行っている．PAD管理ガイドラインに示されている質の高いRCTを選択したメタ解析では，ベンゾジアゼピン系薬物を使用した場合，非ベンゾジアゼピン系薬物を使用した場合に比べ，ICU入室期間が長くなるとしている[2]．デクスメデトミジンとロラゼパムの効果を比較検討したMENDS study[10]の敗血症患者を対象としたサブ解析では，デクスメデトミジンを使用した方が，有意にせん妄の発生率が低く，人工呼吸期間が短く，非ベンゾジアゼピン系薬物の有用性が示されている[11]．また，Dastaらはデクスメデトミジンはミダゾラムよりも薬剤の費用が高価ではあるが，デクスメデトミジンによる鎮静はミダゾラムによるものと比し，ICU滞在期間と人工呼吸期間を減らすことにより，総医療費は安くなったと報告しており[12] [LRCT]，コストの面でも非ベンゾジアゼピン系薬物の有用性が示されている．

b) 鎮痛薬

鎮痛薬に関しては，**オピオイドの静脈内投与が第一選択**として推奨される[2]．適切に使用されれば，どのオピオイド製剤も同等の効果があるとされている[2]．筆者らの施設ではフェンタニルを第一選択として持続投与している．

2 筋弛緩薬の使用とモニタリング

ARDSを伴わない敗血症患者への筋弛緩薬の投与は，可能な限り避けるべきである[1]．重症患者ではさまざまな目的で筋弛緩薬が投与されるが，筋弛緩薬が死亡率や合併症を減らすという根拠はない．ICUで筋弛緩薬が使用される理由の多くは人工呼吸を行うためであり，適切に使用されれば，筋弛緩薬は胸郭のコンプライアンスを改善し，呼吸器との同調不良を防ぎ，最大気道内圧を減少させ，呼吸仕事量と呼吸筋の血流を減らすことにより酸素消費量も減少させる[13]．しかしながら重症敗血症あるいは敗血症性ショックの患者を対象とした小

規模なRCTにより，深い鎮静下では筋弛緩により呼吸コンプライアンスは改善するものの，酸素運搬量，酸素消費量，胃粘膜pHは改善しないことが示されている[14]．

敗血症を原因とした早期のARDSで$PaO_2/F_1O_2＜150$ mmHgの患者には**48時間以内の短期間の筋弛緩薬投与**を行うことが推奨されているが[1]，根拠となったRCTは現在のところ1つ[15]［LRCT］しかなく，推奨度は弱い推奨に留められている．その研究では日本国内で使用されていないcisatracriumが使用されており，また，呼吸器のモードが従量式であるという点で解釈が難しく，日本の臨床に則したデザインでの追試が望まれる．

筋弛緩薬が必要な場合には，必要に応じて間欠投与を行うか，筋弛緩を末梢神経の四連刺激でモニタリングしながら持続投与することが推奨される[1]．筋弛緩モニタリングについては，前向きRCTで末梢神経刺激によるモニタリングと標準の臨床評価を比較した報告が1つだけある[16]．筋弛緩薬が必要な重症ICU患者を四連刺激モニタリングまたは臨床評価に従ってベクロニウムを持続投与する群に振り分けると，末梢神経刺激群では対照群に比べ投与量が少なく，神経筋機能と自発呼吸の回復が早かったことが報告されている[16]．筋弛緩モニタリングにより，神経筋機能の回復がより早く得られ挿管期間を短くできると考えられる．

文献

必読 1）Dellinger RP, et al：Surviving sepsis campaign：international guidelines for management of severe sepsis and septic shock：2012. Crit Care Med, 41：580-637, 2013
　→ 2013年に改訂された欧米で作成された敗血症診療ガイドライン

必読 2）Barr J, et al：Clinical practice guidelines for the management of pain, agitation, and delirium in adult patients in the intensive care unit. Crit Care Med, 41：263-306, 2013
　→ 2013年に改訂されたICUの鎮静・鎮痛・せん妄のガイドライン

3）Sessler CN, et al：The Richmond Agitation-Sedation Scale：validity and reliability in adult intensive care unit patients. Am J Respir Crit Care Med, 166：1338-1344, 2002

必読 4）日本呼吸療法医学会 人工呼吸中の鎮静ガイドライン作成委員会：人工呼吸中の鎮静のためのガイドライン．人工呼吸，24：146-167, 2007
　→ 国内で最初かつ唯一のICUの鎮静・鎮痛のガイドライン

5）Riker RR, et al：Prospective evaluation of the Sedation-Agitation Scale for adult critically ill patients. Crit Care Med, 27：1325-1329, 1999

6）Brook AD, et al：Effect of a nursing-implemented sedation protocol on the duration of mechanical ventilation. Crit Care Med, 27：2609-2615, 1999 ★★★
　→ 看護師遂行鎮静プロトコールにより人工呼吸期間が減少することを示した

7）Kollef MH, et al：The use of continuous i. v. sedation is associated with prolongation of mechanical ventilation. Chest, 114：541-548, 1998 ★
　→ 持続鎮静により人工呼吸期間が延長することを示した単施設観察研究

8）Kress JP, et al：Daily interruption of sedative infusions in critically ill patients undergoing mechanical ventilation. N Engl J Med, 342：1471-1477, 2000 ★★
　→ 人工呼吸管理の重症患者に対する1日1回鎮静中断法により人工呼吸期間，ICU入室期間が短縮した

9）Girard TD, et al：Efficacy and safety of a paired sedation and ventilator weaning protocol for mechanically ventilated patients in intensive care（Awakening and Breathing Controlled trial）：A randomised controlled trial. Lancet, 371：126-134, 2008 ★★★
　→ 毎日の覚醒と人工呼吸器のウィニングの組み合わせにより人工呼吸期間，ICU入室期間，1年死亡率が減少した

10）Pandharipande PP, et al：Effect of sedation with dexmedetomidine vs lorazepam on acute brain dysfunction in mechanically ventilated patients：the MENDS randomized controlled trial. JAMA, 298：2644-2653, 2007 ★★
　→ MENDS study．人工呼吸中の鎮静薬としてデクスメデトミジンとロラゼパムを比較した

11) Pandharipande PP, et al：Effect of dexmedetomidine versus lorazepam on outcome in patients with sepsis：an a priori-designed analysis of the MENDS randomized controlled trial. Crit Care, 14：R38, 2010 ★★
   → 文献10のMENDS studyの敗血症患者を対象としたサブ解析

12) Dasta JF, et al：A cost-minimization analysis of dexmedetomidine compared with midazolam for long-term sedation in the intensive care unit. Crit Care Med, 38：497-503, 2010 ★★★

13) Murray MJ, et al：Task Force of the American College of Critical Care Medicine (ACCM) of the Society of Critical Care Medicine (SCCM), American Society of Health-System Pharmacists, American College of Chest Physicians：Clinical practice guidelines for sustained neuromuscular blockade in the adult critically ill patient. Crit Care Med, 30：142-156, 2002
   → 米国SCCMとASHPによる筋弛緩薬持続投与ガイドライン

14) Freebairn RC, et al：Oxygen delivery, oxygen consumption, and gastric intramucosal pH are not improved by a computer-controlled, closed-loop, vecuronium infusion in severe sepsis and septic shock. Crit Care Med, 25：72-77, 1997 ★★
   → 重症敗血症患者における鎮静下での筋弛緩の効果についての検討

15) Papazian L, et al：ACURASYS Study Investigators：Neuromuscular blockers in early acute respiratory distress syndrome. N Engl J Med, 363：1107-1116, 2010 ★★★
   → ARDS患者に対する早期の筋弛緩薬投与の有用性を示したRCT

16) Rudis MI, et al：A prospective, randomized, controlled evaluation of peripheral nerve stimulation versus standard clinical dosing of neuromuscular blocking agents in critically ill patients. Crit Care Med, 25：575-583, 1997 ★★
   → 筋弛緩薬が必要な重症ICU患者での末梢神経刺激による筋弛緩モニタリングの有用性を示した

第4章 治療③ー臓器サポート

5. 血糖コントロールは意味があるのか？
血糖変動は敗血症の予後を示唆するか？

江木盛時

Point
- 敗血症患者では高血糖が生じやすい．高血糖や血糖変動は予後悪化と関連する
- 大規模研究で血糖値80～110 mg/dLを目標とする強化インスリン療法で死亡率が増加することが報告された
- 低血糖発生は患者予後悪化に関連する

はじめに

敗血症患者では，急性期高血糖が頻繁に生じる．血糖管理により敗血症患者の予後が変わる可能性が示唆されており，敗血症患者の血糖管理は重要である．本稿では，敗血症患者の血糖管理をどのように行うべきか解説する．

Pro
1 危険な高血糖は避けるべき～血糖の変動は予後と関連する～

1）急性期高血糖とその有害性

敗血症患者では，血糖上昇ホルモン分泌促進・サイトカインの増加が生じ，①平滑筋の糖の取り込み障害および利用障害，②肝臓での糖新生の増加，③グリコーゲン産生の減少，④遊離脂肪酸の増加などの炭水化物代謝の変化が生じる．これらの変化は，インスリン抵抗性の増大を惹起し，急性期高血糖を引き起こす[1]．

200 mg/dL以上の高血糖が発生あるいは継続することにより，多核白血球機能が低下することがさまざまな研究で報告されている[2～4]．また，高血糖により，高浸透圧による中枢神経障害や浸透圧利尿による脱水などの体液バランスの失調が生じる．このため，急性期高血糖は敗血症患者の予後に悪影響を与えると考えられている．

2）急性期の血糖変動と予後との関係

重症患者の血糖値は，持続的な栄養投与とインスリン投与を行っていても大きく変動す

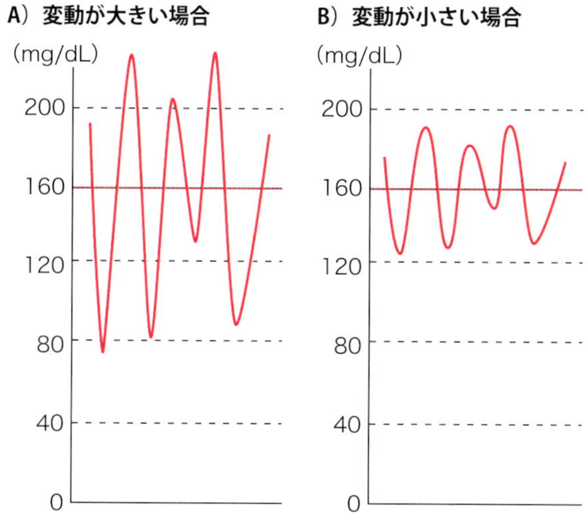

図1● 血糖の変動の大きさが異なる血糖値の推移（同一平均血糖）
A：高めの平均血糖で血糖変動の大きな血糖推移
B：高めの平均血糖で血糖変動の小さな血糖推移

る[5]．たとえ同じ平均血糖値であっても，血糖の変動が異なれば，その血糖の推移は全く異なるものとなる（図1）．

血糖値が大きく変動することは，高血糖のままでいることと同じ，あるいはそれ以上に病態生理的に有害であることが，慢性糖尿病患者で示唆されてきた[6]．2006年に，重症患者における血糖変動と患者予後に関する最初の研究が報告された．4施設7,049名の重症患者を対象としたこの研究では，ICU滞在中の血糖値の標準偏差を血糖変動の指標として使用している．ICU死亡者の血糖変動はICU生存者と比較して有意に大きく（$p<0.001$），多変量解析により患者重症度などを調整しても，血糖変動は有意に患者死亡率上昇に関与していた（$p<0.001$）[7]．この血糖変動と患者死亡率上昇とのかかわりは，ICU滞在期間が長ければ長いほど大きかった（図2）．

3）血糖の変動が予後悪化に関与することを示唆する報告

血糖の変動が生理学的に有害であることを示唆するエビデンスは，基礎研究と慢性糖尿病患者を対象とした臨床研究で報告されている．

Quagliaroらは臍帯静脈細胞を使用した研究で，酸化ストレスの指標であるプロテインキナーゼC-βは，高血糖が持続するよりも高血糖から正常血糖に低下するときに上昇することを報告した[8]．

Monnierらは，2型糖尿病患者において，血糖変動の指標であるMAGE（mean amplitude of glycemic excursion）が酸化ストレスの指標である尿中8-イソプロスタグランジンF2αと有意に関係することを報告している[6]．これらの酸化ストレスの上昇は血管内皮障害を引き起こし，臓器障害に関与する可能性が示唆されている．

さらにRissoらは，臍帯静脈細胞を用いたモデルで，高血糖から正常血糖に急速に低下するときにアポトーシスが増加することを報告している[9]．このように，血糖変動の増大は酸化ストレスの上昇や細胞死を促進させることで，重症患者にとって有害事象となるかもしれない．

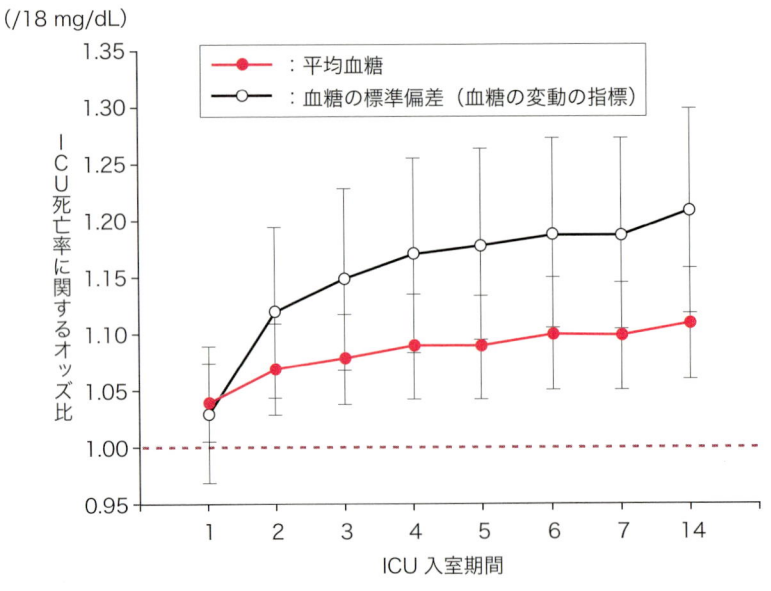

図2 平均血糖と血糖変動のICU患者死亡率との関係（多変量解析）
各ICU滞在期間に応じた，平均血糖と血糖変動のICU死亡率に関するオッズ比（エラーバー；95％信頼度区間）．ICU滞在期間が延びるほど，平均血糖と血糖変動のICU死亡率への関係性が強くなっている．
（文献7より引用）

Con 2 血糖の下げ過ぎは危険〜血糖変動の制御が予後を改善するかは不明〜

1）大規模研究で強化インスリン療法の有害性が報告された

　NICE-SUGAR trialは，4カ国42施設6,022名の集中治療患者を対象に，強化インスリン療法（目標血糖値；80〜108 mg/dL；平均血糖値113 mg/dL，IIT群）の90日死亡に対する効果を通常血糖管理（目標血糖値；144〜180 mg/dL；平均血糖値144 mg/dL，従来型群）と比較した研究である[10][LRCT]．NICE-SUGAR Trialでは，強化インスリン療法は28日死亡を有意でないが1.5％上昇させ（$p = 0.17$），90日死亡を2.6％有意に上昇させた（IIT vs. 従来型；27.5％ vs. 24.9％，$p = 0.02$）．

2）低血糖の危険性

　NICE-SUGAR trialでは，40 mg/dL以下と定義される重症低血糖発生率はIIT群で6.8％，41〜70 mg/dLと定義される軽度低血糖発生率は強化インスリン療法群で74.2％に患者で生じた．しかし，従来型群では重症低血糖の発生率は0.5％，軽度低血糖の発生率は15.8％であった[11][LRCT]．すべての患者群において，軽度・重度低血糖は患者死亡率上昇と有意に独立して関連した（表）．低血糖の発生が直接死亡にかかわるか否かは不明であるが，軽度であっても低血糖は避けた方がよいと考えられる．

表 ● NICE-SUGAR trial の後ろ向き解析における低血糖と患者死亡との関係

	全患者	強化インスリン療法群	通常血糖管理群
低血糖なし	1	1	1
軽度低血糖発生患者（41〜70 mg/dL）	1.41（1.21〜1.62）	1.24（1.01〜1.52）	1.57（1.29〜1.91）
重度低血糖発生患者（40 mg/dL 以下）	2.10（1.59〜2.77）	1.79（1.30〜2.46）	4.12（1.82〜9.32）

表中の数値は，「調整オッズ比（95％信頼区間）」を表す
（文献11を参考に作製）

3）血糖変動の制御により敗血症患者の予後が改善するか否かは不明

　血糖の変動は予後と関係することは多くの研究で報告されているが，血糖の変動を制御することで敗血症患者の臨床的予後が改善するか否かを検討した介入試験は存在しない．今後，小型で正確な機器によって持続血糖測定とclosed loop血糖管理が行えるようになれば，新たな知見が生まれる可能性は十分にあり，敗血症の血糖管理は今後も研究が進められると考えられる．

3 まとめ

　敗血症患者では，やや高めの血糖帯である144〜180 mg/dLを目標としてコントロールし，高血糖と低血糖の発生を防ぐのが最も妥当な方法と考えられる[12]．

Pro Con 論点のまとめ

敗血症における血糖コントロールの賛成論・反対論

【賛成論】
- 敗血症患者では急性期高血糖が生じる
- 200 mg/dL を超える高血糖は，免疫機能を抑制する
- 高血糖により，高浸透圧による中枢神経障害や浸透圧利尿による脱水などの体液バランスの失調が生じる
- 血糖変動の増大は酸化ストレスの上昇や細胞死を促進させる可能性がある
- 血糖変動の増大と患者予後には強い相関関係が存在する

【反対論】
- 目標血糖値80〜110 mg/dL を目標値とする強化インスリン療法を施行すると，軽度あるいは重度の低血糖が増加する
- 低血糖発生は患者予後悪化に関連する
- 大規模ランダム化比較試験で，強化インスリン療法により患者死亡率が増加した
- 血糖変動の制御が臨床的予後に与える影響はいまだよくわかっていない

◆ 文献

1) Robinson LE & van Soeren MH：Insulin resistance and hyperglycemia in critical illness：role of insulin in glycemic control. AACN Clin Issues, 15：45-62, 2004
   → 急性期高血糖に関するレビュー

2) Bagdade JD, et al：Impaired granulocyte adherence. A reversible defect in host defense in patients with poorly controlled diabetes. Diabetes, 27：677-681, 1978
   → 血糖管理不良な糖尿病患者で好中球の粘着能の低下が生じる

3) Mowat A & Baum J：Chemotaxis of polymorphonuclear leukocytes from patients with diabetes mellitus. N Engl J Med, 284：621-627, 1971
   → 糖尿病患者で好中球の走化能を観察した研究

4) Latham R, et al：The association of diabetes and glucose control with surgical-site infections among cardiothoracic surgery patients. Infect Control Hosp Epidemiol, 22：607-612, 2001
   → 胸部手術患者において，血糖コントロールと創部感染との関連を観察

5) Egi M, et al：Circadian rhythm of blood glucose values in critically ill patients. Crit Care Med, 35：416-421, 2007 ★
   → 集中治療患者では，血糖は日内変動している

6) Monnier L, et al：Activation of oxidative stress by acute glucose fluctuations compared with sustained chronic hyperglycemia in patients with type 2 diabetes. JAMA, 295：1681-1687, 2006 ★
   → 糖尿病患者で血糖の変動と酸化ストレスは有意に関連している

7) Egi M, et al：Variability of blood glucose concentration and short-term mortality in critically ill patients. Anesthesiology, 105：244-252, 2006 ★
   → 集中治療患者では血糖変動とICU死亡は有意に関連している

8) Quagliaro L, et al：Intermittent high glucose enhances apoptosis related to oxidative stress in human umbilical vein endothelial cells：the role of protein kinase C and NAD（P）H-oxidase activation. Diabetes, 52：2795-2804, 2003
   → 酸化ストレスは高血糖が持続するときよりも高血糖が正常血糖に低下するときに上昇する

9) Risso A, et al：Intermittent high glucose enhances apoptosis in human umbilical vein endothelial cells in culture. Am J Physiol Endocrinol Metab, 281：E924-930, 2001
   → 高血糖が正常血糖に低下するときにアポトーシスが増加する

[必読] 10) Finfer S, et al：Intensive versus Conventional Glucose Control in Critically Ill Patients. N Engl J Med, 26：1283-97, 2009 ★★★
   → 集中治療患者で強化インスリン療法は，従来型血糖管理と比較して死亡率を増加させる

[必読] 11) Finfer S, et al：Hypoglycemia and risk of death in critically ill patients. N Engl J Med, 367：1108-1118, 2012 ★★★
   → 集中治療患者で低血糖は，死亡率増加に有意に関連する

12) Egi M, et al：Glycemic control in the ICU. Chest, 140：212-220, 2011
   → 急性期血糖管理に関するレビュー

第5章

意見の分かれる治療

第5章 意見の分かれる治療

1. SSCGと日本版敗血症診療ガイドラインの違いは？

真弓俊彦，遠藤武尊，染谷一貴，大坪広樹，高間辰雄，城戸貴志，亀崎文彦

Point

- SSCG2012は世界標準の，日本版は日本向けの敗血症ガイドラインである
- いずれも完全ではないが，**非常に有用な敗血症診療ガイドラインである**
- ガイドラインに盲目的に従うのではなく，おのおのの患者ごとに有効に活用する

はじめに

　世界的なSurviving Sepsis Campaign（SSC）が行われ，2004年から4年ごとにガイドライン（SSCG）が発表されてきた[1,2]．一方，日本でも日本集中治療医学会で日本版敗血症診療ガイドライン（日本版）が作成された[3]．ここでは，この2者の相違について概説する．なお，p.7資料に，2者の推奨文のみでの対比を表としてまとめた．こちらも参照のこと．

1 作成方法

　いずれもsystematicに文献を検索し，日本版はさらに日本語の論文も参考とされ，日本集中治療医学会で行ったsepsis registryの結果も考慮されている．日本版ではkey wordの一部は示されているが，ともに詳細なおのおのの検索式やその検索結果は示されていない．

　エビデンスレベルと推奨は，SSCGではGRADE systemを，日本版もGRADE systemに準じて，行っている．GRADE systemは，個々の文献のエビデンスを評価するというよりも，各介入法での最良のエビデンスレベルを決定し，さらに利益やリスク，信頼性などを勘案し，エビデンスレベルを調整するものである．**知見全体としてのエビデンスレベルを提示**し，推奨度は「強い」あるいは「弱い」推奨の2種類（厳密に言えば，使用しないことを「強く」あるいは「弱く」で4通り）の推奨度となっている．

　SSCGは世界共通のガイドラインとして作成されているのに対して，日本版は日本で行われている敗血症治療行為に関して，SSCGよりも詳細に記述している．

2 定義

　敗血症（sepsis）の定義として，日本版は1991年の国際カンファレンスでの「感染に起因したSIRS」を用いているが，SSCGは2012年から，2001年のカンファレンスでの基準を参考に[4]，表の多数の臨床症状・所見からなるものを採用した．重症度や敗血症性ショック（septic shock）の定義はほぼ同様であるが，いずれも閾値が示され，日本版は標準偏差では

表 ● SSCG2012におけるsepsisの定義，基準

以下のいくつかが認められるか，疑われる感染
全身項目
発熱（＞38.3℃） 低体温（中枢温＜36℃） 心拍数＞90/分　または＞年齢の健常値＋2SD 頻呼吸 精神状態の変化 著明な浮腫　または　輸液過剰（24時間で＞20 mL/kg） 糖尿病のない患者での高血糖（血漿血糖＞140 mg/dL）
炎症指標
白血球増加（＞12,000/μL） 白血球減少（＜4,000/μL） 白血球数が正常で10％を超える幼弱白血球を伴う 血漿CRP＞健常値＋2SD 血漿プロカルシトニン＞健常値＋2SD
血行動態指標
血圧低下（SBP＜90mmHg，MAP＜70mmHg，成人でSBPが40mmHgを超えて低下，または　その年齢での基準値より2SDを超えて低下）
臓器機能障害指標
低酸素血症（$PaO_2/F_iO_2＜300$） 急性乏尿（十分な輸液負荷にもかかわらず2時間以上尿量＜0.5 mL/kg/時） クレアチニン上昇＞0.5 mg/dL 凝固異常（PT-INR＞1.5 またはaPTT＞60秒） イレウス（腸蠕動音の消失） 血小板減少（血小板数＜100,000/μL） 高ビリルビン血症（血漿総ビリルビン＞4 mg/dL）
組織還流指標
高尿酸血症（＞1 mmol/L） 毛細血管再充満時間遅延または斑紋形成

SD：標準偏差
CRP：C-reactive protein
SBP：収縮期血圧
MAP：平均血圧
INR：international normalized ratio
aPTT：activated partial thromboplastin
小児の敗血症の診断基準：炎症の症状や所見＋高/低体温（直腸温＞38.5℃または＜35℃），頻脈（低体温では認められないことあり）＋少なくとも以下の1つ以上の臓器機能障害を示す徴候（意識の変調，低酸素，乳酸値の上昇，速脈）
本定義は2001 SCCM/ESICM/ACCP/ATS/SIS International Sepsis Definitions Conference[4]（2003年）を参考に作製
（文献1より和訳引用）

なく，具体的な数値として示されていて，利用しやすい．また，日本版では敗血症の診断に有用なバイオマーカーについても言及してある．

③ 診断，抗菌薬

　診断や感染巣コントロール，抗菌薬使用に関してはほぼ同様な推奨で，「血液培養の採取のしかた」「代表的な感染症の原因部位と代表的な原因菌」「PK/PDに基づく抗菌薬の投与法」など日本版はより詳細な記述がある．さらに，日本版では「疑わしい感染症別の経験的抗菌薬」「原因菌別の標的治療薬」「高度薬剤耐性菌，多剤耐性菌の標的治療」「治療効果と相関する主要抗菌薬のPDパラメータ」「代表的な抗菌薬の保険適用量とPK/PDに基づく推奨量」「代表的な感染症の標準的治療期間」が表として提示されており，非常に有用である．

④ 初期蘇生，循環管理

　ともに，early goal directed therapy（EGDT）を念頭においた呼吸循環管理が推奨されているが，日本版では，重症患者管理を行う医師がエコーを使用可能である場合が多いので，「エコーなどにより心機能と前負荷を評価することで，輸液管理を適正化する（2D）」とSSCGよりも一歩踏み込んだ推奨となっている．

　ただし，筆者個人の経験では，CVPを8 cmH_2O以上12 cmH_2O以下という両ガイドラインでの推奨目標は高すぎると思っている．というのは，敗血症性ショック患者ではいくら輸液を行い，カテコラミンを使用しても8 cmH_2Oに到達できない場合も少なくないからであり，漫然と輸液を行うのではなく，5〜7 L輸液を行ったら，その後は呼吸状態などを勘案し，輸液を絞ることを検討すべきと考えている．

　なお，海外では，重症敗血症などの重症患者管理でのヒドロキシエチルデンプン含有製剤（HES，日本国内とは分子量や組成が異なっている）は，晶質液に比べて重篤な腎機能障害や死亡のリスクが高かったことより，販売停止となっている．

⑤ 呼吸管理

　一回換気量（TV）6 mL/kg前後，腹臥位の推奨などは同様であるが，SSCGでは吸気プラトー圧を30 cmH_2Oと記載されているが，日本版では至適値を設定することはできないと，また，PEEPレベルに関しても画一的な数値は示し得ないとより厳密に記載されている．

　SSCGではウィーニングの方法が記載され，肺動脈カテーテル，筋弛緩薬，β刺激薬の使用を控えることとされている．

6 免疫グロブリン，血液浄化，DIC治療など

　SSCGと日本版で大きく異なっているのは，資料（p.7）のごとく，免疫グロブリン，血液浄化，DIC治療など日本で主に行われている治療に関する推奨である．SSCGでは推奨されていないが，日本版では推奨度2と低いながらもその多くは推奨されている．これらに関しては，**おのおのの医師が，既存のエビデンス，患者の状態や嗜好，その施設での状況などを勘案して実施の有無を判断すべき**と考えている．

7 おわりに

　特にSSCGと日本版を対比させ比較したが，そもそもSSCGは世界全体でのガイドラインであり，日本版は地域のガイドラインとしてより日本の実状にあったものとなっている．確かに両者ともに問題点も少なくはないが，おのおのの利点を生かし，1人でも多くの患者を救命できるように役立ててもらいたい．日本版ができたことにより，敗血症診療の標準化が進み，より多くの敗血症患者が救命できることに期待している．
　また，これらから**まだまだ有用性が明確でないことが山積していることが明らかであり，今後これらについてより質の高い研究を行い，有用性を明らかにすべき**である．

文献

必読 1) Dellinger RP, et al：Surviving Sepsis Campaign：International Guidelines for Management of Severe Sepsis and Septic Shock：2012. Crit Care Med, 41：580-637, 2013
　→ SSCG2012で必読

2) Dellinger RP, et al：Surviving Sepsis Campaign：International Guidelines for Management of Severe Sepsis and Septic Shock：2008. Crit Care Med, 36：296-327, 2008
　→ SSCG2008

必読 3) 日本集中治療医学会Sepsis Registry委員会．日本版敗血症診療ガイドライン．日集中医誌, 20：124-173, 2013
　→ 日本版敗血症ガイドライン，必読

4) Levy MM, et al：2001 SCCM/ESICM/ACCP/ATS/SIS International Sepsis Definitions Conference. Crit Care Med, 31：1250-1256, 2003
　→ sepsis, severe sepsis, septic shockの定義の改訂内容がわかる

第5章 意見の分かれる治療

2. 敗血症における体温異常 ―発熱があれば解熱すべきか？

久志本成樹

Point

- 敗血症における発熱は目的のある生体反応であり，病原微生物の排除やサイトカイン産生促進，免疫担当細胞の活性化に関与する
- 低体温を伴う敗血症症例の死亡率は非低体温症例の2倍となるが，敗血症における発熱は予後不良のサインではない
- 発熱を伴う敗血症性ショックに対する体表冷却による体温コントロールでは，ショック離脱と急性期死亡率低下が期待されるが，39.5℃以上の高熱でなければ積極的なNSAIDs投与などによる解熱は推奨されない

はじめに

体温の異常は，集中治療患者において最も高頻度に認められる異常所見である．特に発熱は集中治療室入院患者の約50％にみられ，敗血症に限定することなく集中治療室入院患者全体でみると，死亡率の上昇と関連することが示されている[1]．しかし，発熱は感染症に特異的ではなく，非感染性炎症病態においても認められる生体反応としての徴候の1つであることは言うまでもない[2,3]．

なぜ，生体は発熱するのか？ 感染症における発熱は，病原微生物の排除やサイトカイン産生促進，免疫担当細胞の活性化とともに，転帰の改善につながる可能性が示唆されている[4,5]．そして，感染による発熱反応を解熱薬にて抑制することは，転帰の悪化を招く可能性すら報告されている[6〜8]．一方，発熱には，代謝亢進，分時換気量や酸素消費量の増加，さらに神経学的転帰の悪化などの副作用や有益でない影響もあり[9〜11]，特に中枢神経系障害を伴う病態ではきわめて重要な治療のターゲットですらある．

低体温は環境障害，重症感染症，内分泌異常や急性薬物中毒など，多くの原因により生じるが[12〜14]，集中治療患者における低体温は，正常な生体反応としての目的のある体温の低下ではなく，生体に有利な効果が期待される感染に対する発熱とは異なる．

敗血症における体温異常に関して，発熱とともに低体温も含めて，そのメカニズムと臨床的意義，体温コントロールに注目して考えてみたい．

1 正常体温と発熱の定義

1）正常体温とは？

　一般的には，37℃が正常体温とされ[15]，視床下部の体温調節中枢の制御により，生理的日内変動は0.5℃以下という狭い範囲に維持されている[16]．Mackowiakらは，18～40歳の健康成人148人を対象として合計700回以上の口腔温測定し，健常者の体温を報告している[17]．平均36.8±0.4℃であり，日内変動をみると，午前6時が最も低く，午後4～6時に一番上昇する．早朝では＞37.2℃，夕方では＞37.7℃であるならば，正常上限を超えていると判断することができる．

2）"発熱"には共通の定義が存在するのか？

　38℃を超える場合を発熱として定義することも少なくないが[15, 18, 19]，the American College of Critical Care Medicine and the Infectious Diseases Society of Americaによる発熱患者の診療ガイドラインでは，≧101°F（38.3℃）を定義として推奨している[2]．ただし，現時点では，発熱に関する厳密な体温定義は存在しない．

　測定部位により得られる体温が異なることも重要な問題である．精度が高く信頼できるのは，①血管内，②食道温，③膀胱温，④直腸温であり，口腔温，鼓膜温がこれに次ぐ．日本では最も標準的な測定部位である腋窩温であるが，体温の異常を正確に評価するための測定部位としては推奨されない．体温の記録に際しては，測定部位の記載も重要である[2]．直腸温は口腔温より0.6℃程度高値である．

　狭い範囲で制御されている体温であるが，高齢者では熱産生能が低下するため，基礎体温が低下するとともに，重症感染症においても著しい発熱を示さないことがある[20]．

2 発熱のメカニズムは？

　発熱の原因となる物質・分子を"pyrogen"（発熱物質）と呼び，従来，内因性および外因性発熱物質に分けてきた．
　① 内因性発熱物質：TNF，IL-1，IL-6などのいわゆる発熱性サイトカイン
　② 外因性発熱物質：微生物由来あるいはその代謝産物が挙げられ，エンドトキシンやTSST-1などのトキシンや，T細胞を非特異的に多数活性化させ，サイトカイン産生を促進するスーパー抗原など

　これらの考え方に対して，近年，病原微生物関連分子パターン（pathogen-associated molecular patterns：PAMPs），alarmins，ダメージ関連分子パターン（damage-associated molecular patterns：DAMPs），パターン認識レセプター（pattern recognition receptors：PRRs）を中心とした病態概念へとシフトしている．

　リガンドという言葉は，"特定の受容体に特異的に結合する物質"であると説明されるように，レセプターは特異的なリガンドとしての特定の病因物質を認識するものと考えられて

きた．しかし，パターン認識レセプターという考えに基づけば，1つのレセプターは特定のアミノ酸配列のみをリガンドとして認識するとは限らず，病原微生物由来，あるいは内因性物質のいずれでも，共通の立体構造があれば，これを1つのレセプターが感知することが可能である[21]．実際に，われわれは，すべての微生物や外因性物質に対して，その数に応じた，独自の異なるレセプターを有しているわけではない．このパターン認識レセプターを介する細胞内シグナル伝達により，サイトカインなどのメディエーターの産生が惹起される[22,23]．発熱性サイトカインであるTNF，IL-1，IL-6などが産生され，IL-6が視床下部周辺の血管内皮からのプロスタグランジンE_2（PGE_2）の産生を促進する．PGE_2によって視床下部体温調節中枢のset-pointの上昇が引き起こされると考えられている[24〜28]．

3 発熱と高体温

体温は視床下部の体温調節中枢によりコントロールされている．

1）発熱とは？

発熱（fever）では，**体温調節中枢のset-pointが，正常体温である37℃から上方にシフト**されている．この新たに高いレベルに設定されたset-pointに向かう，あるいは到達した状態が発熱である．空調設備に例えるなら，室温設定を高くしたのと同様である．熱産生を促進し，この維持を行うべく生体が機能することにより得られる状態が発熱である．視床下部への直接的なダメージの加わる外傷や脳血管障害などでは，set-pointの調節不全からhypothalamic feverといわれる高熱が生じることがある[29]．

2）高体温とは？

高体温（hyperthermia）は，環境障害としてのheat stroke，悪性症候群，悪性高熱，甲状腺機能亢進症などの代謝異常，セロトニン症候群などの薬剤性のものが挙げられる．発熱との基本的な相違点は，**体温調節中枢のset-pointは正常体温のまま**であることであり，高温環境への暴露などの外的要因あるいは過剰な内因性熱産生が，熱喪失を大きく超えることによる体温上昇である．

3）発熱と高体温の違い

高体温（hyperthermia）と発熱（fever）は異なる状態であり，明確に区別する必要がある．高体温は，熱そのものによる組織のダメージと高体温に起因する全身性炎症反応により，短時間で致死的病態となりうる．体温の低下が最優先の治療であり，true medical emergencyとされる[30,31]．そして，高体温では，視床下部の体温調節中枢のset-pointへ作用するNSAIDsなどの解熱薬の投与を行っても体温の低下が認められないが，発熱の多くでは一定の体温低下効果が期待できる．

異常高熱（hyperpyrexia）は，感染症や主として脳幹部の出血などにより，異常な発熱を

きたしている状態をいう．高体温ではないので，解熱薬に対する反応が期待できないわけではないが，41.5℃を超える発熱では，体温の上昇そのものが生体に侵襲的であり，高体温と同様の対処が必要となる．

4 ICU入院患者における発熱

Peres Botaらは，ICU入院493例の検討から，139例（28％）に38.3℃以上の発熱が認められ，うち76例（55％）が感染によるものであり，発熱を伴う症例では有意に死亡率が高いことを報告している（35％ vs. 10％：非発熱例）[32]．Circiumaruらは，連続する100入院症例の検討から，1回以上の38.3℃以上の発熱は70％の症例に認められ，その53％は感染症によるものであるとしているが，発熱があることのみでは予後不良とは関連せず，5日以上持続する発熱症例では死亡率が高い（63％ vs. 30％，$p \leq 0.0001$）[33]．Lauplandらも，2000～2006年にICUに入院した18歳以上の成人20,466症例の後ろ向き調査を行い，発熱の発生頻度と転帰を報告している．38.3℃以上を発熱，39.5℃以上を高熱と定義し，発熱はICU入院患者の44％に認められること，発熱症例の17％，高熱症例の31％は細菌培養陽性であり，高熱を認めた症例では有意に死亡率が高い〔オッズ比（OR）1.91（1.36-2.70）〕[1]．

これらの知見をまとめると，ICU入院症例における発熱の原因の50％以上は感染症によるものであり，発熱症例の予後が不良であるとは必ずしもいえない．しかし，5日間以上の持続，あるいは≧39.5℃の高熱を呈する場合には重篤な病態が存在することを考慮する必要があるであろう[34, 35]．

5 重症感染症における発熱

感染症症例のみに注目すると，発熱は重症化あるいは転帰不良と関連するものではない．

外傷あるいは外科領域血流感染症823例を対象として，治療開始後24時間以内における38.5℃以上の発熱が転帰にどのような影響を与えているかが検討されている．発熱は541例（65.7％）に認められ，発熱症例の死亡率は12.9％に対して非発熱症例では27.7％と高率であり（$p<0.0001$），ロジスティック回帰分析でも体温の上昇は死亡率の低下につながるものであった（OR 0.60/℃，$p<0.0001$）[36]．

オーストラリア／ニュージーランド（ANZ）と英国（UK）のデータベースを用いた発熱と転帰との関係が解析されている[37]．ICU入院24時間以内の最高体温と病院死亡率をみると，感染症症例における病院死亡率は最高体温の上昇とともに低下し，36.5～36.9℃に対して39～39.4℃が最も低い（調整OR 0.56，95％CI 0.48-0.66）．一方，非感染症症例では39.0℃を超えると死亡率が上昇している（体温＞40.0℃：調整OR 2.07，95％CI 1.68-2.55）．ANZ／UKデータベースとも同様の結果であり，感染症症例におけるICU入院24時間以内の発熱は良好な転帰と関連している．

日本救急医学会Sepsis Registry特別委員会により行われた，日本における重症敗血症に関する多施設共同前向き試験データ[38]のサブグループ解析として，入院後24時間以内の体温

と重症度および転帰との関係を検討した．診断後24時間以内における＜36.5°Cへ体温の低下した重症敗血症症例では，非低体温症例と比較して死亡率が約2倍にまで上昇するとともに，臓器不全，DICの合併が高率である．一方，診断後24時間以内の発熱は，重症化，死亡率の上昇には関与せず，38.6～39.5°Cにおいて死亡率は最も低い．低体温は敗血症性ショック合併のいかによらず重症化と死亡率の上昇に関連しており，体温の異常は重症敗血症診療における注目すべき重要な所見であることを明らかにした（図，表1）[39, 40]．感染症症例のみに注目すると，発熱は重症化あるいは転帰不良と関連することなく，発熱症例で良好な転帰が期待できるのではないかと考えられる．

一口メモ　重症感染症における低体温

発熱を伴わない敗血症症例は予後不良であると認識されてきていたが[41, 42]，1992年以降，複数のsepsis trialにより低体温と死亡率との関係が示された．Clemmerらは，重症敗血症に対するメチルプレドニゾロンの効果を前向きに検討したMethylprednisolene Severe Sepsis Study databaseの解析から，体温35.5℃未満の症例は全体の9％であり，発熱を伴う症例との比較では，死亡率が2倍以上であることを報告している（62％ vs. 26％）[14]．これは，Veterans Administration Systemic Sepsis Cooperative Study of Glucocorticoid Therapyでの体温35.5℃未満の症例比率10％，死亡率57％ vs. 28％とほぼ同様である[43, 44]．また，重症敗血症に対するイブプロフェンの効果を検討したthe Ibuprofen Sepsis Study Groupにおいても体温35.5℃未満の症例割合は9.6％，死亡率70％であり，非低体温症例の死亡率35％の2倍である[45]．敗血症性ショック症例のみを対象としてtissue factor pathway inhibitorの効果を検討したNORASEPT II studyでは，低体温症例は21％と高率であり，死亡率は59％ vs. 34％であった[46]．

重症敗血症における体温低下のメカニズムを考えると，①熱産生に重要である炎症性サイトカイン産生の減少（prehypothalamic defect），②視床下部における体温調節障害，③末梢組織における熱産生障害（post hypothalamic defect）の3つの要素に分けることができる[47]．炎症性サイトカインに注目すると，低体温症例でTNFやIL-6などのサイトカインが有意に上昇するとするthe Ibuprofen Sepsis Studyの結果は矛盾するものであり，また，NORASEPT II studyでは低体温と発熱症例にIL-6，TNF，soluble TNF receptorに差がなく，体温との相関関係も認められていない[45, 46]．Methylprednisolene Severe Sepsis StudyおよびNORASEPT II studyにおいて，低体温症例で意識状態の変化が有意に多く，敗血症では視床下部-下垂体機能障害がしばしばみられることから，視床下部の機能障害がその発生に重要であるとの推測もされている．メカニズムは明らかではないが，重症敗血症の約10％が体温の低下を示し，これらの症例では臓器不全の発現がより高率であり，死亡率は発熱症例の2倍となる（表2）．そして，体温が低下していることは独立した予後不良の予測因子であるとの認識が必要である[48]．

日本救急医学会によるSepsis Registryのエントリー症例を対象として同様の解析を行っているが，必ずしも低体温でなくても，36.5℃を超えるレベルまでの体温上昇を認めない症例では，有意に重症度と死亡率が高いことが示されている（図，表1）[39, 40]．

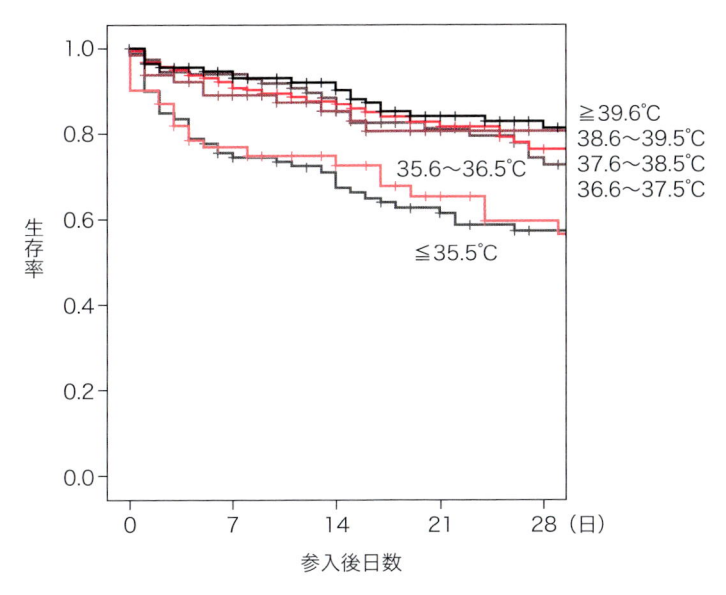

図 ● 体温カテゴリー別カプランマイヤー生存曲線解析
≦35.5℃および35.6〜36.5℃の症例は36.6〜37.5℃，37.6〜38.5℃，38.6〜39.5℃，≧39.6℃のカテゴリー症例と比較して死亡率が高い（log-rank test，$p<0.001$）
（文献40より引用）

表1 ● 重症敗血症診断時の体温と28日死亡率

体温（℃）	28日死亡率	未調整オッズ比	95％信頼区間	P値
≦35.5	40.4％	3.096	1.611 - 5.947	0.001
35.6〜36.5	34.4％	2.032	1.009 - 4.088	0.047
36.6〜37.5	20.5％	1	(reference)	
37.6〜38.5	18.1％	0.853	0.461 - 1.577	0.621
38.6〜39.5	15.8％	0.726	0.377 - 1.395	0.404
≧39.6	17.2％	0.803	0.363 - 1.778	0.693

（文献40より引用）

表2 ● 重症敗血症を対象とした治験における35.5℃未満の症例数と死亡率の比較

Clinical trial	35.5℃未満症例（％）	死亡率 低体温症例	死亡率 非低体温症例
Methylprednisolone Severe Sepsis Study[14]	9％	62％	26％
Veterans Administration Systemic Sepsis Cooperative Study of Glucocorticoid Therapy[43, 44]	10％	57％	28％
the Ibuprofen Sepsis Study[45]	9.6％	70％	35％
NORASEPT II study (tissue factor pathway inhibitor)[46]	21％	59％	34％

6 重症感染症の発熱のコントロール

体温1℃の上昇により酸素消費量は13％増加する．体温上昇は酸素消費の増加を伴うことから，既往の心機能障害や呼吸不全の増悪をきたす可能性がある．また，高体温（hyperthemia）と異常高熱（hyperpyrexia）に対しては，明らかな科学的根拠はなくても積極的に解熱を行うことのメリットに関してはコンセンサスがえられているものと思われる[31, 34]．

中枢神経系疾患・病態における体温コントロールの重要性は多く報告され，広く認識されている[49]．一方，神経学的異常を伴わないICU入院患者に対する解熱は，身体・精神的苦痛の軽減，代謝需要の抑制，呼吸・循環系ストレスの軽減などの効果が考えられる[34, 50]．Manthousらは人工呼吸を要する12症例の検討から，体温を39.4 ± 0.8℃から37.0 ± 0.5℃に低下させることにより酸素消費は359 ± 65 mL/分から295 ± 57 mL/分に減少することを示し（$p < 0.01$）[9]，この結果からも，中枢神経障害，重症呼吸不全や心筋梗塞などに対する体温の低下には一定のメリットが期待される[51〜53]．

● 感染症患者の発熱への対応

感染における発熱は本来の生体反応である．発熱があることのみを理由にルーチンに解熱することには多くの反論がある．体温の上昇により，微生物の発育阻止，毒性物質の発現低下，抗菌薬に対する感受性増加，宿主免疫反応の改善などの効果が考えられる[34, 54]．

ICUに入院している重症感染症での発熱に対しては，どのように対処すべきか．

重症敗血症455例を対象としたランダム比二重盲目プラセボコントロール試験により，イブプロフェンの静脈内投与による効果が報告されている[55]．イブプロフェンの投与により，体温，心拍数，酸素消費の低下と乳酸アシドーシスの改善が得られているものの，ショックの発現頻度と持続期間，ARDS合併率にはプラセボ群との差はなく，死亡率にも影響を与えておらず（イブプロフェン37％ vs. プラセボ40％），有効な治療介入であるとは言えない結果である．

ICU入院患者を感染症と非感染症例に分類し，発熱と解熱薬使用による転帰への影響も検討されている[56]．中枢神経系損傷を伴わない成人ICU入院患者1,425例を対象とした前向き観察研究で，NSAIDsあるいはアセトアミノフェン投与は感染症例における28日死亡率の増加に関連するが（調整OR：NSAIDs：2.61，$p = 0.028$，アセトアミノフェン：2.05，$p = 0.01$），非感染症例では影響を与えていない（調整OR：NSAIDs：0.22，$p = 0.15$，アセトアミノフェン：0.58，$p = 0.63$）．また，ICU入院中の最高体温の基準を36.5〜37.4℃とすると，非感染症例では≧39.5℃で28日死亡率が有意に増加しているが（調整OR 8.14，$p = 0.01$），感染症例ではこのような影響はみられない（調整OR 0.47，$p = 0.11$）．発熱と解熱薬による転帰への影響は病態により異なることが示されており，**少なくとも，重症感染症に対する積極的なNSAIDs投与などによる解熱を推奨するものではない**．

一方，発熱を伴う敗血症性ショック症例を対象とした体表冷却による昇圧薬投与量への影響を検討した多施設検討では，体表冷却による体温コントロールによりショック離脱が高率であるとともに（86 vs. 73％，95％CI 2-25，$p = 0.021$），14日死亡率の低下が示されている（19 vs. 34％，95％CI −28−−4，$p = 0.013$）[57]．

Pro Con
論点のまとめ

敗血症における体温異常—発熱があれば解熱すべきか？

- 敗血症における発熱は warning sign であっても bad news ではない
- 解熱により酸素消費は低下するため，中枢神経障害，重症呼吸不全や心筋梗塞などの合併例では一定のメリットが期待される
- 発熱を伴う敗血症性ショックに対する体表冷却による体温コントロールでは，ショック離脱と急性期死亡率低下が期待されうる．しかし，敗血症による≧39.5℃の高熱ではない発熱に対しては，積極的なNSAIDs投与などによる解熱は推奨されない

文献

必読 1) Laupland KB, et al：Occurrence and outcome of fever in critically ill adults. Crit Care Med, 36：1531-1535, 2008 ★

必読 2) O'Grady NP, et al：Guidelines for evaluation of new fever in critically ill adult patients：2008 update from the American College of Critical Care Medicine and the Infectious Diseases Society of America. Crit Care Med, 36：1330-1349, 2008

3) Hawksworth JS, et al：New directions for induction immunosuppression strategy in solid organ transplantation. Am J Surg, 197：515-524, 2009

4) Villar J, et al：Induction of the heat shock response reduces mortality rate and organ damage in a sepsis-induced acute lung injury model. Crit Care Med, 22：914-921, 1994

5) Kluger MJ, et al：The adaptive value of fever. Infect Dis Clin North Am, 10：1-20, 1996

6) Mackowiak PA：Fever：blessing or curse？ A unifying hypothesis. Ann Intern Med, 120：1037-1040, 1994

7) Eyers S, et al：The effect on mortality of antipyretics in the treatment of influenza infection：systematic review and meta-analysis. J R Soc Med, 103：403-411, 2010

8) Brandts CH, et al：Effect of paracetamol on parasite clearance time in Plasmodium falciparum malaria. Lancet, 350：704-709, 1997 ★★

必読 9) Manthous CA, et al：Effect of cooling on oxygen consumption in febrile critically ill patients. Am J Respir Crit Care Med, 151：10-14, 1995 ★

10) The Hypothermia after Cardiac Arrest Study Group：Mild therapeutic hypothermia to improve the neurologic outcome after cardiac arrest. N Engl J Med, 346：549-556, 2002 ★★

11) Bernard SA, et al：Treatment of comatose survivors of out-of-hospital cardiac arrest with induced hypothermia. N Engl J Med, 346：557-563, 2002 ★★

12) Mégarbane B, et al：Hypothermia with indoor occurrence is associated with a worse outcome. Intensive Care Med, 26：1843-1849, 2000 ★

13) Brivet F, et al：Hypothermia, a pertinent clinical prognostic factor in severe systemic inflammatory response syndrome. Crit Care Med, 22：533-534, 1994 ★

14) Clemmer TP, et al：Hypothermia in the sepsis syndrome and clinical outcome. The Methylprednisolone Severe Sepsis Study Group. Crit Care Med, 20：1395-1401, 1992 ★★

15) Hughes WT, et al：2002 guidelines for the use of antimicrobial agents in neutropenic patients with cancer. Clin Infect Dis, 34：730-751, 2002

16) Lee-Chiong TL Jr & Stitt JT：Disorders of temperature regulation. Compr Ther, 21（12）：697, 1995

17) Mackowiak PA et al：Critical appraisal of 98.6 degrees F, the upper limit of the normal body temper-

ature, and other legacies of Carl Reinhold August Wunderlich. JAMA, 268（12）：1578, 1992 ★

18) Arbo MJ, et al：Fever of nosocomial origin：Etiology, risk factors, and outcomes. Am J Med, 95：505-512, 1993 ★

19) Bone RC, et al：Definitions for sepsis and organ failure and guidelines for the use of innovative therapies in sepsis：The ACCP/SCCM Consensus Conference Committee. American College of Chest Physicians/Society of Critical Care Medicine. Chest, 101：1644-1655, 1992

20) Roghmann MC, et al：The relationship between age and fever magnitude. Am J Med Sci, 322（2）：68, 2001 ★

21) Cinel I & Opal SM：Molecular biology of inflammation and sepsis：a primer. Crit Care Med, 37：291-304, 2009

22) Creagh EM & O'Neill LA：TLRs, NLRs and RLRs：a trinity of pathogen sensors that co-operate in innate immunity. Trends Immunol, 27（8）：352-357, 2006

必読 23) Rittirsch D, et al：Harmful molecular mechanisms in sepsis. Nat Rev Immunol, 8：776-787, 2008

24) Dinarello CA：Cytokines as endogenous pyrogens. J Infect Dis, 179 Suppl 2：S294, 1999

25) Shapiro L, et al：Ciliary neurotrophic factor is an endogenous pyrogen. Proc Natl Acad Sci U S A, 90：8614, 1993

必読 26) Dinarello CA：Thermoregulation and the pathogenesis of fever. Infect Dis Clin North Am, 10：433, 1996

27) Dinarello CA, et al：Fever：links with an ancient receptor. Curr Biol, 9：R147, 1999

28) Coceani F & Akarsu ES：Prostaglandin E2 in the pathogenesis of fever. An update. Ann N Y Acad Sci, 856：76, 1998

29) Porat R, et al：Pathophysiology and treatment of fever in adults, up to date, 2012　http://www.uptodate.com/contents/pathophysiology-and-treatment-of-fever-in-adults

30) Bouchama A & Knochel JP：Heat stroke. N Engl J Med, 346：1978, 2002

31) Bouchama A, et al：Cooling and hemodynamic management in heatstroke：practical recommendations. Crit Care, 11：R54, 2007

32) Peres Bota D, et al：Body temperature alterations in the critically ill. Intensive Care Med, 30：811-816, 2004 ★

33) Circiumaru B, et al：A prospective study of fever in the intensive care unit. Intensive Care Med, 25：668-673, 1999 ★★

34) Laupland KB：Fever in the critically ill medical patient. Crit Care Med, 37（7 Suppl）：S273-278, 2009

35) Egi M & Morita K：Fever in non-neurological critically ill patients：A systematic review of observational studies. J Crit Care, 2012 [Epub ahead of print] ★★

36) Swenson BR, et al：Is fever protective in surgical patients with bloodstream infection？. J Am Coll Surg, 204（5）：815-821; discussion 822-823, 2007 ★

37) Young PJ, et al：Early peak temperature and mortality in critically ill patients with or without infection. Intensive Care Med, 2012 [Epub ahead of print] ★★

38) Kushimoto S, et al：The impact of body temperature abnormalities on the disease severity and outcome in patients with severe sepsis: an analysis from a multicenter, prospective survey of severe sepsis. Crit Care, 17（6）：R271, 2013

39) 久志本成樹ほか：Severe Sepsisにおける体温は重症度と転帰に関連する．日救急医会誌, 24：297-304, 2013 ★

必読 40) Kushimoto S, et al：The impact of body temperature abnormalities on the disease severity and outcome in patients with severe sepsis：an analysis from a multicenter, prospective survey of severe sepsis. Crit Care, 17：R271, 2013

41) Hodgin UG & Sanford JP：Gram negative rod bacteremia. Am J Med, 39：952-960, 1965

42) Bryant RE, et al：Factors affecting mortality of gram negative rod bacteremia. Arch Intern Med, 127：120-128, 1971

43) Anonymous : Effect of high dose glucocorticoid therapy on mortality in patients with clinical signs of systemic sepsis. The Veterans Administration Systemic Sepsis Cooperative Study Group. N Engl J Med, 11 : 659-665, 1987 ★★

44) Sprung CL, et al : Impact of encephalopathy on mortality in the sepsis syndrome. Crit Care Med, 18 : 801-806, 1990 ★★

45) Murray AM, et al : Effects of ibuprofen on the physiology and survival of hypothermic sepsis. Crit Care Med, 27 : 699-707, 1999 ★

46) Marik PE, et al : Hypothermia and cytokines in septic shock. Intensive Care Med, 26 : 716-721, 2000 ★★

必読 47) Saper CB & Breder CD : The neurologic basis of fever. N Engl J Med, 330 : 1880-1886, 1994 ★

48) Laupland KB, et al : Bloodstream infection-associated sepsis and septic shock in critically ill adults : a population-based study. Infection, 32 : 59-64, 2004 ★

49) Delhaye C, et al : Hypothermia therapy : neurological and cardiac benefits. J Am Coll Cardiol, 59 : 197-210, 2012 ★

50) Pernerstorfer T, et al : Acetaminophen has greater antipyretic efficacy than aspirin in endotoxemia : A randomized, double-blind, placebo-controlled trial. Clin Pharmacol Ther, 66 : 51-57, 1999

51) Polderman KH : Induced hypothermia and fever control for prevention and treatment of neurological injuries. Lancet, 371 : 1955-1969, 2008

52) Villar J & Slutsky AS : Effects of induced hypothermia in patients with septic adult respiratory distress syndrome. Resuscitation, 26 : 183-192, 1993 ★

53) Dixon SR, et al : Induction of mild systemic hypothermia with endovascular cooling during primary percutaneous coronary intervention for acute myocardial infarction. J Am Coll Cardiol, 40 : 1928-1934, 2002

54) Ryan M & Levy MM : Clinical review : Fever in intensive care unit patients. Crit Care, 7 : 221-225, 2003

55) Bernard GR, et al : The effects of ibuprofen on the physiology and survival of patients with sepsis. The Ibuprofen in Sepsis Study Group. N Engl J Med, 336 : 912-918, 1997 ★★

必読 56) Fever and Antipyretic in Critically ill patients Evaluation (FACE) Study Group, et al : Association of body temperature and antipyretic treatments with mortality of critically ill patients with and without sepsis : multi-centered prospective observational study. Crit Care, 16（1）: R33, 2012 [Epub ahead of print] ★

必読 57) Schortgen F, et al : Fever control using external cooling in septic shock : a randomized controlled trial. Am J Respir Crit Care Med, 185 : 1088-1095, 2012 ★★

第5章　意見の分かれる治療

3. この患者は敗血症性DICか？DICの診断は意味があるのか？

岡本好司

Point

- 敗血症は，感染が全身に炎症反応を起こしている状態であり，炎症反応と凝固反応は密接なかかわりがある
- 敗血症は，DIC（播種性血管内凝固症候群）合併頻度が高く，その予後を悪化させるため，早期診断が重要である

はじめに

　敗血症は，感染に起因する全身の炎症であり，炎症と凝固は密接にかかわっている．敗血症は播種性血管内凝固症候群（disseminated intravascular coagulation：DIC）を発症する基礎疾患のなかで最も絶対数の多い疾患であり，呼吸器感染症や胆道感染症もDICの発症は多い[1, 2]．したがって，敗血症の病態を凝固反応から理解することは臨床の現場でも有意義なことであり，その最たるものが敗血症性DICである．本稿では，敗血症性DICの考え方について解説する．

症例

78歳，男性．生来健康．夕方より下血認められ，当院受診．来院時，体温38.2℃，SpO_2 97％（room air），血圧128/49 mmHg，脈拍85/分整，呼吸数30回/分，腹部は下腹部全体が板状硬，反跳痛も陽性であった．造影CT，胸腹部X線写真などで，free airとS状結腸の浮腫・穿孔を疑う所見を認め，緊急手術を施行した．開腹時の術中所見は図1に示したようにS状結腸穿孔と腹腔内に便汁が拡がっていた．

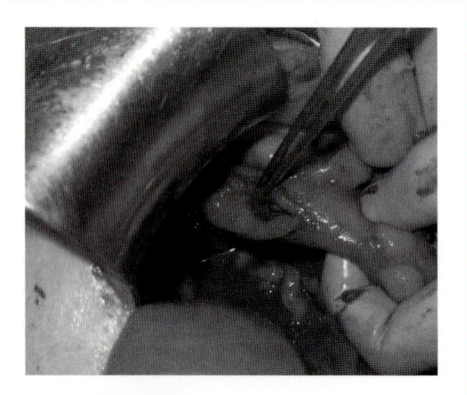

図1　術中写真
S状結腸穿孔の状態．腹腔内に便汁を認める
（p.6 Color Atlas参照）

この患者は敗血症性DICか？

表1 ● 科学的根拠に基づいた感染症に伴うDIC治療のエキスパートコンセンサスの補填におけるrTMの病態別推奨度[7]

DICの病態		rTM
総合的		B1
無症候型	輸血基準不適合	B2
	輸血基準適合	B2
出血型	軽度	B1
	著明	C
臓器障害型		B1
合併症型	大血管の血栓合併	B2
	TTP合併	B2
	HIT合併	B2

エキスパートコンセンサスの追補版におけるリコンビナントトロンボモジュリンの病態別推奨度である。敗血症性DICの多くは臓器障害型であり，B1の推奨度である。
rTM：recombinant thrombomodulin
TTP：thrombocyto

1 敗血症性DICの考え方

1）欧米とわが国での考え方の違い

敗血症性DICは，欧米と日本では考え方が大きく異なっている．欧米中心に作成されたSurviving Sepsis Campaign Guidelines（SSCG）2012[3]には，以前からと同様，DICの項目は全くなく，診断も治療も念頭にはおかれていない．しかしながら，sepsisの診断基準には血小板減少（10万/mm^{3}未満）が，severe sepsisの診断基準には血小板減少（10万/mm^{3}未満）に加えて，凝固異常の項目PT-INR＞1.5が加えられている．したがって，敗血症には凝固異常が生じることは認識されている．

一方，わが国では，敗血症診療において，血液凝固異常さらにDICは治療されるべき病態であると認識されており，近年報告された日本版敗血症診療ガイドライン[4]でも，DIC対策として，クリニカルクエスチョン（clinical question：CQ）が，6項目設定され記述されている．また，筆者らが日本血栓止血学会から出した「科学的根拠に基づいた感染症に伴うDIC治療のエキスパートコンセンサス」[5, 6]は，作成当時の敗血症性DICの診療ガイドラインとしての集大成であり，その病態・診断・治療について記されている．ただし，出版から約4年が経過し現在改定作業中であり，治療の項目でリコンビナントトロンボモジュリン（rTM）の項がしっかり書かれていないため，この項のみ先駆けて2014年初めに追補が出版され，rTMの病態別推奨度が示されている（表1）[7]．

2）敗血症性DICの特徴

敗血症で発症している局所と全身の炎症反応は，凝固活性化と密接に関連している．凝

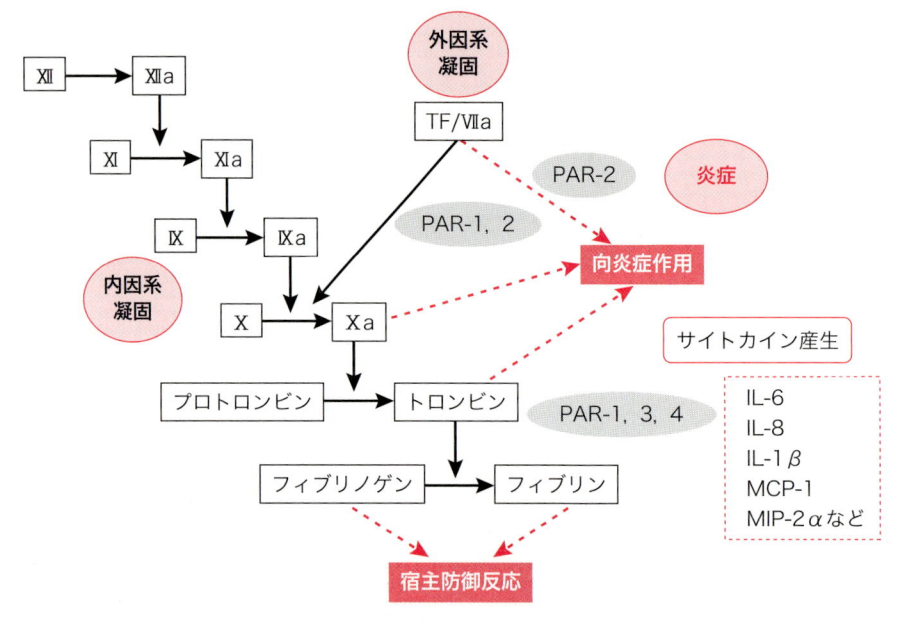

図2 ● 炎症と凝固反応（血液凝固カスケードと炎症反応）

外因系・内因系の凝固カスケードが種々の刺激により下流に流れトロンビンやフィブリンを産生して，血液凝固を完成させる．これらは，さまざまな炎症系を含むシグナル伝達に関与している．活性化型血液凝固第X因子（Xa）や，トロンビン，TF-VIIa複合体は，炎症を亢進させる向炎症作用をもたらす．
PAR：protease activated receptor（プロテアーゼ活性化受容体）
IL：interleukin（インターロイキン）
TF：tissue factor（組織因子）
MIP：macrophage inflammatory protein（マクロファージ炎症性タンパク）
MCP：monocyte chemoattractant protein（単球走化性タンパク）
（文献10を参考に作製）

固活性化の側面から見ると凝固活性化は単に凝固因子が活性化して，外因系・内因系の凝固カスケードが下流に流れトロンビンやフィブリンを産生して血液凝固を完成させるだけではなく，さまざまな炎症系を含むシグナル伝達に関与している．活性化型血液凝固第X因子（Xa）や，トロンビン，組織因子（tissue factor：TF）-VIIa複合体は，炎症を亢進させる向炎症作用をもたらす（図2）[8〜10]．フィブリノゲンやフィブリンは，凝固とは直接的に関与しない宿主防御反応の役割も果たしている．トロンビンやTF-VIIa，Xaはプロテアーゼ活性化受容体（protease-activated receptors：PARs）を介して単球，線維芽細胞，中皮細胞などからMCP-1（monocyte chemotactic protein-1）やIL-6（interleukin）の産生誘導や，血管内皮細胞からIL-6，IL-8の産生を誘導する[9]．

凝固カスケードで，外因系のトリガーであり主役を演じているTFは，通常のDIC症例で血中に増加しているが，敗血症性DICでも炎症局所で発現が増加するとともに血中にも増加している．したがって，TFが増加すれば全身の凝固亢進が加速するので敗血症性DIC発症の大きな一因であるが，筆者らは，TFより凝固カスケードの下流に存在する活性化型血液凝固第X因子（Xa）の抑制により，凝固亢進を阻止するだけでなく，炎症制御によるTFの発現抑制，しいてはDIC改善を可能とすることを報告し，敗血症時に凝固と炎症が密接に関連していることを証明した[11]．

近年，敗血症性DICの発症機序に，より重要な役目を果たしていると考えられるHMGB1（high mobility group box protein 1）という物質が注目されている．HMGB1は，すべての

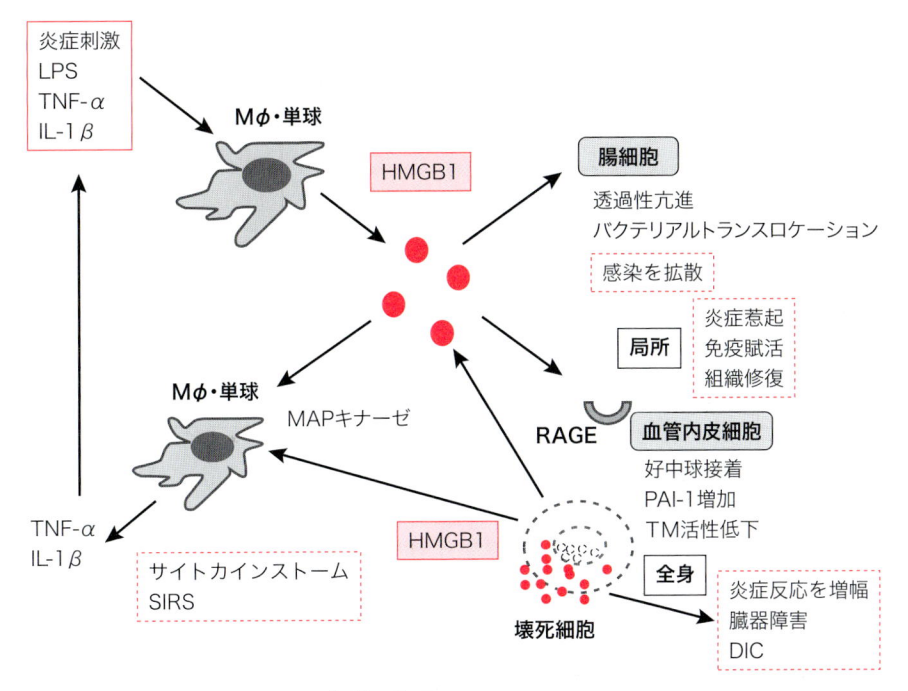

図3 ● 敗血症時のHMGB1の多彩な作用

エンドトキシンやサイトカインなどの炎症刺激により,マクロファージや単球はHMGB1を能動的に分泌する.さらには,壊死に陥った細胞からは受動的にHMGB1が放出される.HMGB1は,腸細胞に働くと透過性亢進,血管内皮細胞に働くと好中球接着やTM活性低下,ほかのマクロファージや単球に働けばサイトカインの産生を促すなど多彩な作用をもつ.局所では,炎症惹起,免疫賦活,組織修復に働くが,全身に過剰に拡散するとDICや多臓器傷害をきたす.

RAGE：receptor for advanced glycation endproducts（終末糖化産物受容体）
IL：interleukin（インターロイキン）
TNF：tumor necrosis factor（腫瘍壊死因子）
PAI-1：plasminogen activator inhibitor-1（プラスミノーゲン活性化因子インヒビター1）
DIC：disseminated intravascular coagulation（播種性血管内凝固症候群）
SIRS：systemic inflammatory response syndrome（全身性炎症反応症候群）
MAP：mitogen-activated protein（分裂促進因子活性化タンパク）
（文献14を参考に作製）

有核細胞の核内に存在する非ヒストン核タンパク質であり,通常はDNAの構造と維持,転写の促進などに重要な役割を果たしている.WangらはひでHMGB1が動物モデルでエンドトキシン血症時の後期メディエータであることを確認し,ヒトにおいてもエンドトキシンショックで死亡した患者には血中で増加することを発見し,致死的メディエータであると報告した[12].また,HMGB1は,tumor necrosis factor（TNF）-α, interleukin（IL）-1β, IL-1α, IL-6, IL-8, MIP（macrophage inflammatory protein）などの炎症性サイトカインを誘導産生することも報告されており[13],炎症を増幅することが証明されている.HMGB1の多彩な働きを図3に示す[14].炎症局所では炎症を惹起し,免疫賦活や組織修復,創傷治癒に働くが,全身へ過剰量が拡散するとDICや多臓器不全を引き起こすと考えられる.実際のDIC症例では,血中のHMGB1がDICの進行とともに増加することが報告されており[15],この増加するHMGB1は現在わが国で臨床の現場で用いられているリコンビナントトロンボモジュリンで制御が可能である[16,17].

2 敗血症性DICの診断

わが国では，従来旧厚生省特定疾患血液凝固異常症調査研究班が1980年に作成し，1988年に改定された診断基準[18]（表2）と日本救急医学会を中心に作成された急性期DIC診断基準[19, 20]（表3-1，3-2）が臨床現場でよく使用されている．国際的には，国際血栓止血学会（international society on thrombosis and hemostasis：ISTH）が作成したovert DIC診断基準（表4）が使用されているが，その作成には色濃く旧厚生省のDIC診断基準が参考にされている[21]．敗血症性DICの診断には，急性期DIC診断基準が感度で優れており[22][LRCT]，

表2 厚生省凝固異常症調査研究班によるDIC診断基準（改訂版）

スコア		0点	1点	2点	3点
Ⅰ 基礎疾患		なし	あり		
Ⅱ 臨床症状	出血症状[注1]	なし	あり		
	臓器症状	なし	あり		
Ⅲ 検査成績	血清FDP値（μg/mL）	10＞	10≦ ＜20	20≦ ＜40	40≦
	血小板数（×10³/μL）[注1]	120＞	120≧ ＞80	80≧ ＞50	50≧
	血漿フィブリノゲン濃度（mg/dL）	150＜	150≧ ＞100	100≧	
	プロトロンビン時間比	1.25＞	1.25≦ ＜1.67	1.67≦	

Ⅳ 判定[注2]

判定[注2]	DIC	DICの疑い[注3]	DICの可能性少ない
1．白血病その他注1に該当する疾患	4点以上	3点	2点以下
2．白血病その他注1に該当しない疾患	7点以上	6点	5点以下

Ⅴ 診断のための補助的検査成績，所見
1．可溶性フィブリンモノマー陽性
2．D-Dダイマーの高値
3．トロンビン-アンチトロンビン3複合体（TAT）の高値
4．プラスミン-α_2プラスミンインヒビター複合体（PPIC）の高値
5．病態の進展に伴う得点の増加傾向，特に数日内での血小板数あるいはフィブリノゲンの急激な減少傾向ないし，FDPの急激な増加傾向の出現
6．抗凝固療法による改善

Ⅵ 注

注1：白血病および類縁疾患，再生不良性貧血，抗腫瘍剤投与後など骨髄巨核球減少が顕著で，高度の血小板減少をみる場合は血小板数および出血症状の項は0点とし，判定はⅣ-1に従う．
注2：基礎疾患が肝疾患の場合は以下の通りとする．
　　a．肝硬変および肝硬変に近い病態の慢性肝炎（組織上小葉改築傾向を認める慢性肝炎）の場合には，総得点から3点減点した上で，Ⅳ-1の判定基準に従う．
　　b．劇症肝炎および上記を除く肝疾患の場合は，本診断基準をそのまま適用する．
注3：「DICの疑い」患者で，「Ⅴ．診断のための補助的検査成績，所見」のうち2項目以上満たせばDICと判定する．

Ⅶ 除外規定
1．本診断基準は新生児，産科領域の診断には適用しない
2．本診断基準は劇症肝炎のDICの診断には適用しない

（文献18より引用）

表3-1 ● 急性期DIC診断基準

	SIRS	血小板数 (mm³)	PT比 (秒%)	FDP (μg/mL)
0	0-2	＜12万	＜1.2	＜10
1	3	8万, ＜12万 あるいは24時間以内に30％以上の減少	1.2≦	10, ＜25
2	-	-	-	-
3		＜8万 あるいは24時間以内に50％以上の減少		25≦
DIC	4点以上			

注意
1) 血小板数減少はスコア算定の前後いずれの24時間以内でも可能.
2) PT比（検体PT秒/正常対照値）ISI＝1.0の場合はINRに等しい．各施設においてPT比1.2に相当する秒数の延長または活性値の低下を使用してもよい．
3) FDPの代替としてD-ダイマーを使用してよい．各施設の測定キットにより以下の換算表を使用する．
本表については文献19も参照
（文献20より改変して転載）

表3-2 ● D-ダイマー/FDP換算表

測定キット名	FDP 10 μg/mL D-ダイマー (μg/mL)	FDP 25 μg/mL D-ダイマー (μg/mL)
シスメックス	5.4	13.2
日水	10.4	27.0
バイオビュー	6.5	8.82
ヤトロン	6.63	16.31
ロッシュ	4.1	10.1
第一化学（積水）	6.18	13.26

この換算表は，基礎疾患の病態によって絶対的なものではないが，敗血症性DICでは，ほぼ問題ないと考えられる．
本表については文献19も参照
（文献20より改変して転載）

表4 ● ISTHのovert DIC診断基準表

1	リスク評価	overt DICに関連するとされている基礎疾患があるか？ あれば2に進む．なければ，このアルゴリズムは使用しない				
2	一般止血検査の施行	血小板数，PT，フィブリノゲン，フィブリン関連産物（可溶性フィブリンモノマー，またはフィブリン分解産物）				
3	一般止血検査のスコアリング	DICスコア	0点	1点	2点	3点
		血小板数（×10³/μL）	＞100	＜100	＜50	
		フィブリン関連産物	増加なし		中等度増加	著明増加
		PT延長（秒）	＜3	3＜　＜6	＞6	
		フィブリノゲン（g/L）	＞1	＜1		
4	スコアの合計					
5	5≦スコア合計 5＞スコア合計	overt-DIC，以後毎日評価 non-overt DICが疑われる．1～2日以内に再評価				

ISTH（国際血栓止血学会）のovert DIC診断基準は，旧厚生省の診断基準を色濃く反映したものになっている．
（文献21より引用）

治療を急ぐ病態であることを踏まえれば，現時点では本診断基準を用いるべきであろう．どちらにしても，1つの検査項目でDIC診断は満足のいくものはなく，スコア化された診断基準が各国のDIC診療ガイドラインで推奨されている[23]．

近年，急性期DIC診断基準が感度はよいものの，特異度がやや低いことを懸念し，新しい診断基準が模索されている．筆者らは，DICなどの凝固異常を疑う疾患で血小板数12万/μL以下，FDP 10 μg/mL以上，フィブリノゲン100 mg/dL以下，PT比1.25以上の4項目を1つ以上満たした症例613例を多施設で前向きに検討し，1週間以内にDICへと進展したpre-DICの診断に有用な分子マーカーは，D-dimerとFMC（fibrin monomer complex）である可能性を報告した[24]．ほかにも凝固亢進の分子マーカーであるSF（soluble fibrin）やTAT（thrombin-antithrombin complex）などとともに今後の追加検討が必要ではあるが，これらを従来のグローバルマーカーと組み合わせると診断の感度特異度がともに高い診断基準ができる可能性があり，日本血栓止血学会では，2014年1月現在旧厚生省DIC診断基準をもとに新規診断基準の作成作業中である．

表5 急性期DIC診断基準で鑑別すべき疾患および病態

1. 血小板減少
イ）希釈・分布異常 　①大量出血，大量輸血・輸液，ほか
ロ）血小板破壊の亢進 　①ITP，②TTP/HUS，③薬剤性（ヘパリン，バルプロ酸など），④感染（CMV，EBV，HIVなど）， 　⑤自己免疫による破壊（輸血後，移植後など），⑥抗リン脂質抗体症候群，⑦HELLP症候群， 　⑧SLE，⑨体外循環，ほか
ハ）骨髄抑制，トロンボポイエチン産生低下による血小板産生低下 　①ウイルス感染症，②薬物など（アルコール，化学療法，放射線療法など），③低栄養（ビタミンB$_{12}$，葉酸）， 　④先天性/後天性造血障害，⑤肝疾患，⑥血球貪食症候群（HPS），ほか
ニ）偽性血小板減少 　①EDTAによるもの，②検体中抗凝固剤不足，ほか
ホ）その他 　①血管内人工物，②低体温，ほか
2. PT延長
①抗凝固療法，抗凝固薬混入，②ビタミンK欠乏，③肝不全，肝硬変，④大量出血，大量輸血，ほか
3. FDP上昇
①各種血栓症，②創傷治癒過程，③胸水，腹水，血腫，④抗凝固薬混入，⑤線溶療法，ほか
4. その他
①異常フィブリノゲン血症，ほか

DICに類似した疾患の一覧である
ITP：idiopathic thrombocytopenic purpura（特発性血小板減少性紫斑病）
TTP：thrombotic thrombocytopenic purpura（血栓性血小板減少性紫斑病）
HUS：hemolytic uremic syndrome（溶血性尿毒症症候群）
SLE：systemic lupus erythematosis（全身性エリテマトーデス）
CMV：cytomegalovirus（サイトメガロウイルス）
EBV：epstein-barr virus（EBウイルス）
H2V：human immunodeficiency virus（ヒト免疫不全ウイルス）
本表については文献19も参照
（文献20より転載）

3 敗血症性DICと鑑別すべき疾患

感染症の罹患が確認できなければ，表5に示す凝固異常症の原因を検索すべきである．

4 症例の経過

冒頭の症例の経過を図4に示す．本症例は来院時すでに敗血症を発症しているが，術直前の検査項目の検討では急性期DIC診断基準2点の非DIC症例である．しかし，術後血小板数の減少，FDPの増加，PTの延長を認め，急性期DIC診断基準で4点，DIC合併例となった．このように，重症敗血症は，診療初期にはDICスコアを満たさないものの，外科的処置を加えたり，病態の遷延（感染の制御が不十分）により，短時間にDICスコアを満たす．このような特殊性を念頭においておくべきである．筆者はこの概念を図5のように考えている[25]．感染症の凝固異常そのものがDICを発症する場合と外科的処置などの侵襲がその凝固異常を修飾あるいは増悪することが少なくないのである．

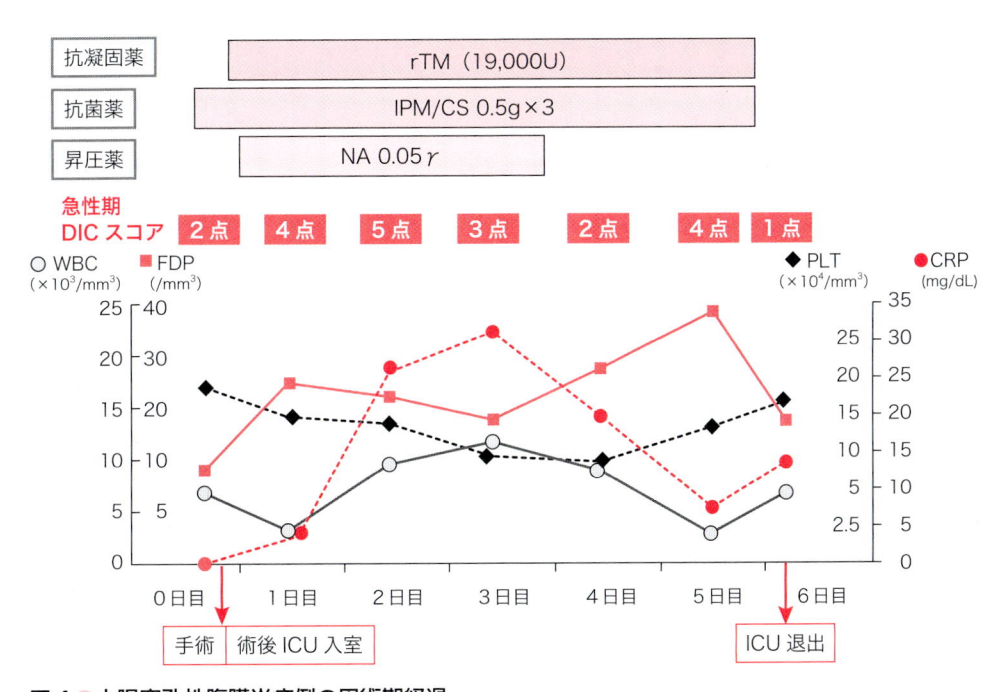

図4● 大腸穿孔性腹膜炎症例の周術期経過
DIC：disseminated intravascular coagulation
rTM：recombinant thrombomodulin
IPM/CS：imipenem/cilastatin
NA：noradrenaline
ICU：intensive care unit
WBC：white blood cell
FDP：fibrin/fibrinogen degradation products
PLT：platelet
CRP：C-reactive protein

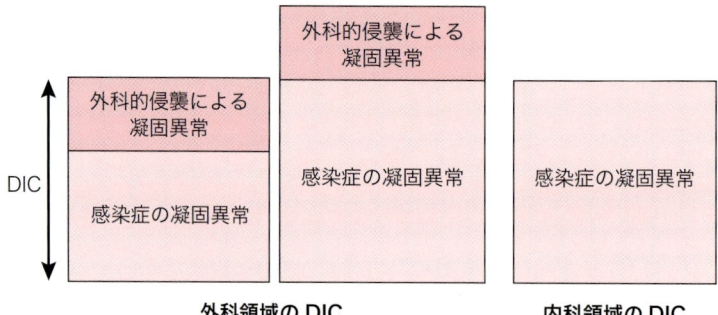

図5 ● 感染症を基礎疾患した外科領域DICと内科領域DICの違い
感染症の重症度が同じであれば，侵襲分の上乗せがあり，重症度が少なくても，治療のための侵襲が加わるとDICになる．
（文献25より引用）

5 おわりに

　DICの診断を早期に下し，治療に介入すると予後が良いことが知られている[26]．敗血症の病態に炎症と血液凝固異常が大きな役割を果たしていることは疑いのないことであり，早期の敗血症性DICの診断は治療成績改善に意味がある．まとめれば，敗血症性DICの診療は，病態を熟知し，診断を早期に下し，治療を開始することと考えられる．この分野の診療は着実に進歩しており，新しい知見には常に耳を傾け，診断能・治療成績を向上していくことが望まれる．

文献

1) 中川雅夫：厚生省特定疾患血液系疾患調査研究班血液凝固異常症分科会平成10年度研究業績報告書．57-64, 1999
2) Levi M, et al：Guidelines for the diagnosis and management of disseminated intravascular coagulation. British Committee for Standards in Haematology. Br J Haematol, 145：24-33, 2009
必読 3) Dellinger RP, et al：Surviving Sepsis Campaign：international guidelines for management of severe sepsis and septic shock, 2012. Intensive Care Med, 39：165-228, 2013
必読 4) 日本集中治療医学会Sepsis Registry委員会：日本版敗血症診療ガイドライン．日集中医誌，20：124-173, 2013
必読 5) Wada H, et al：Expert consensus for the treatment of disseminated intravascular coagulation in Japan. Thromb Res, 125：6-11, 2010
必読 6) 日本血栓止血学会学術標準化委員会DIC部会：科学的根拠に基づいた感染症に伴うDIC治療のエキスパートコンセンサス．日血栓止血会誌，20：77-113, 2009
必読 7) 日本血栓止血学会学術標準化委員会DIC部会 ほか：科学的根拠に基づいた感染症に伴うDIC治療のエキスパートコンセンサスの補填．日血栓止血会誌，25：in press, 2014
8) Levi M, et al：The cytokine-mediated imbalance between coagulant and anticoagulant mechanisms in sepsis and endotoxemia. Eur J Clin Invest, 27：3-9, 1997
9) 伊藤英明 ほか：腹部救急診療における臓器障害と凝固異常．日本腹部救急医学会雑誌，22：729-737, 2002
10) 岡本好司：血液凝固と炎症反応の相互作用．ICUとCCU，29 (5)：337-344, 2005
11) Akahane K, et al：Inhibition of factor Xa suppresses the expression of tissue factor in human monocytes and lipopolysaccharide-induced endotoxemia in rats. Surgery, 130：809-818, 2001

12) Wang H, et al：HMG-1 as a late mediator of endotoxin lethality in mice. Science, 285：248-251, 1999

13) Andersson U, et al：High mobility group 1 protein (HMG-1) stimulates proinflammatory cytokine synthesis in human monocytes. J Exp Med, 192：565-570, 2000

14) 岡本好司 ほか：敗血症DICの発症機序と治療 HMGB1とトロンボモデュリン(Thrombomodulin). 日外感染症会誌, 7(2)：149-154, 2010

15) Hatada T, et al：Plasma concentrations and importance of High Mobility Group Box protein in the prognosis of organ failure in patients with disseminated intravascular coagulation. Thromb Haemost, 94：975-979, 2005 ★

16) Ito T, et al：Proteolytic cleavage of high mobility group box 1 protein by thrombin- thrombomodulin complexes. Arterioscler Thromb Biol, 28：1825-1830, 2008

17) Nagato M, et al：Recombinant human soluble thrombomodulin (ART-123) decreases the plasma HMGB1 levels, while improving the acute liver injury and survival rates in experimental endotoxemia. Crit Care Med, 37：2181-2186, 2009

18) 青木延雄 ほか：DIC診断基準の『診断のための補助的検査成績，所見』の項の改訂について，厚生省特定疾患血液凝固異常症調査研究班，平成4年度業績報告集，pp.37-41, 1988

19) Gando S, et al：Evaluation of new Japanese diagnostic criteria for disseminated intravascular coagulation in critically ill patients. Clin Appl Thromb Hemost, 11：71-76, 2005 ★

20) 日本救急医学会DIC特別委員会：急性期DIC診断基準 多施設共同前向き試験結果報告，日救急医会誌，16：188-202, 2005

21) Taylor Jr FB, et al：Towards definition, clinical and laboratory criteria, and a scoring system for disseminated intravascular coagulation-On behalf of the Scientific Subcommittee on disseminated intravascular coagulation (DIC) of the International Society on Thrombosis and Haemostasis (ISTH). Thromb Haemost 86：1327-1330, 2001

22) Gando S, et al：Japanese Association for Acute Medicine Disseminated Intravascular Coagulation (JAAM DIC) Study Group：A multicenter, prospective validation of disseminated intravascular coagulation diagnostic criteria for critically ill patients：comparing current criteria. Crit Care Med, 34：625-631, 2006 ★★★

必読 23) Wada H, et al：Guidance for diagnosis and treatment of disseminated intravascular coagulation from harmonization of the recommendations from three guidelines. J Thromb Haemost, 11：761-767, 2013

24) Okamoto K, et al：Frequency and hemostatic abnormalities in pre-DIC patients. Thromb Res, 126：74-78, 2010 ★

25) 岡本好司：血小板数低下をともなう血栓性疾患.「10 外科領域のDIC臨床に直結する血栓止血学」(朝倉英策／編), 中外医学社, pp.221-226, 2013

26) Wada et al：Outcome of disseminated intravascular coagulation in relation to the score when treatment was begun. Thromb Haemost, 74：848-852, 1995

第5章 意見の分かれる治療

4. 敗血症性DICの治療はどうすればよいか？

治療によって予後の改善が得られるか？ また，いつまで治療を行うのか？

真弓俊彦，金澤綾子，染谷一貴，大坪広樹，高間辰雄，城戸貴志，亀崎文彦

Point

- 感染に起因するDICは他の疾患に起因するDICと病態，臨床像が異なる
- antithrombin（AT）活性値は急性期DICスコアとともに重症度の指標となる
- AT製剤とthrombomodulin（TM）製剤が治療の基本となっている
- AT値や治療後の活性値の上昇度に応じて併用を検討する

はじめに

敗血症，特に重症敗血症では播種性血管内凝固症候群（disseminated intravascular coagulation：DIC）をよく合併し，合併例では非合併例よりもさらに予後不良で，死亡率が40％前後と報告されている[1]．ここでは，敗血症に起因するDICの病態と診断，重症度判定，治療について概説する．

1 感染性DICの病態，臨床像

DICは何らかの原疾患に起因して凝固活性の著明な亢進を生じるが，感染によって生じた場合には，プラスミノーゲンアクチベータインヒビター（plasminogen activator inhibitor：PAI）が著増するため，線溶はあまり亢進せず，微小血栓が著明となる（図1）[2]．そのため，フィブリン分解産物（fibrin degradation product：FDP）やDダイマー（DD）は微増に留まることが多く，臓器障害が主な臨床像で，出血をきたすことはきわめて少ない．それに対し，急性前骨髄球性白血病（acute promyelocytic leukaemia：APL）や腹部大動脈瘤では，PAIは正常で，線溶が著増するため，FDPやDDが上昇し，微小血栓は少なく，出血などの症状が主体となる．

このように，**感染性DICではその他の原因と病態および臨床像が異なる**ことを留意しておくことが必要である．

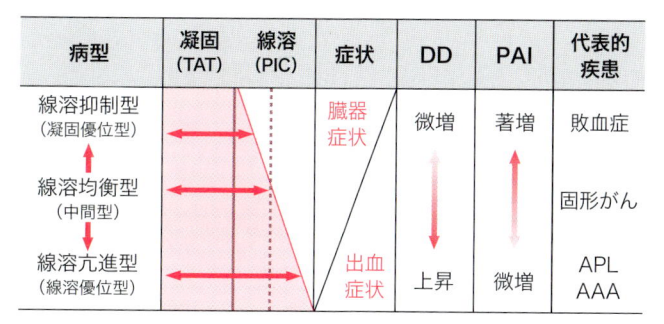

病型	凝固(TAT)	線溶(PIC)	症状	DD	PAI	代表的疾患
線溶抑制型（凝固優位型）			臓器症状	微増	著増	敗血症
線溶均衡型（中間型）						固形がん
線溶亢進型（線溶優位型）			出血症状	上昇	微増	APL AAA

図1　DICの病型分類と疾患
TAT：トロンビン・アンチトロンビンIII複合体
PIC：プラスミン-α_2PI複合体
DD：Dダイマー
PAI：プラスミノーゲンアクチベータ インヒビター
APL：急性前骨髄球性白血病
AAA：腹部大動脈瘤
（文献2より引用）

② 感染性DICの診断

　前述のように，病態や臨床像が異なるため，感染性DICでは従来の厚生省診断基準を用いた場合，かなり重篤化した場合でないと診断基準を満たさない問題点が以前から指摘され，厚生省基準を満たす前に，DICの治療を開始していた場合がほとんどであった．

　そこで，多くの病院で夜間や休日でも診断可能な項目で，DICと診断されたときに治療を開始できる，新たな基準として，急性期DIC診断基準が策定された（p.187第5章-3 表3-1参照）[1]．前向き症例集積研究で**急性期DIC診断基準では，厚生省基準や国際血栓止血学会（ISTH）基準よりもより早期に，より多くの症例でDICと診断可能**であることが報告されている[1]．

　ただし，血小板減少，PT延長，FDP上昇などを示す他の病態を診断基準（p.187表3-1）を参照に除外することが必要である[1]．

③ DICの重症度指標

　急性期DIC診断ではスコアで表され，**スコアが高いとより重篤で，急世性期DICスコアとSOFAスコアや死亡率が相関**することが示されている[1]．

　一方，以前から重症例ではアンチトロンビン（antithrombin：AT）値が減少し，敗血症，重症敗血症，敗血症性ショックになるにつれ，AT値が低下することや，死亡例では生存例よりもAT値が低いことが示されてきた[3,4]．また，**AT値が50％未満の場合には予後不良**であることが示され[5]，また，われわれはAT製剤1,500 U投与翌日のAT値の上昇が投与前から15ポイント以上上昇していた場合には，予後良好であることを報告している[6]．つまり，AT値は患者重症度の指標となり，また，投与後の活性値の上昇度によって患者の予後が予測できると思われる．

　急性期DICスコアは病態の改善にやや遅れて改善してくるため，DICの精密な重症度評価

には有用であるが，日々の治療反応性の評価には適していない．そこで，急性期DICスコアとともに，**治療開始前のAT値によって重症度を評価し，また，投与翌日のAT値と，投与前後でのAT値の変化も参考**にしている．

4 感染性DICの治療

1）抗凝固薬の有効性

　世界的にはヘパリンが，日本ではそれに加えてタンパク分解酵素阻害薬が用いられてきた．しかしながら，それらの使用の有無によるアウトカムを比較した質の高い研究はないか，有意な生存率の改善は示されていない．

　また，大量AT製剤投与の有無による敗血症全体での生存率の差はなかったが，その後の，ヘパリンを併用していなかったDIC症例群でのサブグループ解析で，AT製剤の使用は予後を改善することが報告された[7]．しかし，これはあくまでも後付けで，また，日本の投与量の数倍の3万単位投与での結果である．日本の保険適用量（30単位/kg）での使用の有無によるRCTは日本救急医学会で行われ，有意なAT値の上昇，DICスコアの改善，DICからの離脱率の上昇は認められたが，症例数が少ない（N = 58）こともあり，予後の改善は示されていない[8]．

　トロンボモジュリン（thrombomodulin：TM）製剤も使用可能となった．しかしこれも第三相試験で感染性DIC群（N = 102）での有意なDICの改善等は示されたが，出血性合併症，死亡率の改善傾向は示されたものの，有意ではなかった[9] [LRCT]．

　以上から，ヘパリン，タンパク分解酵素阻害薬に比し，ATとTMの方がよさそうではあるが，両者を直接比較した研究での生命予後改善効果は示されていない．TMは私見ではキレが良い印象があるが，その反面，出血性合併症（特にヘパリン類との併用時）が危惧され，手術などの外科的インターベンション時や外傷などの当日や翌日などには控えた方がよいと考えている．

2）実際の治療方針

　筆者らは実際の治療は図2に従って行っている．DIC症例ではAT活性を測定し，**AT値が50％未満の場合**には，予後不良であるので，AT製剤とTM製剤の併用を当初から開始する．単独よりは併用の方が予後が良いという報告が多い[10]．一方，**AT値が50％以上**であれば，中等症以下であり，AT製剤またはTM製剤単独での治療でも可能と考えている[10]．ただし，その場合でも翌日のAT値の上昇が投与前値より15ポイントに満たない場合には，重症例に準じて併用を考慮する方針である．

5 治療期間

保険上AT製剤やTM製剤の投与期間が設定されているが，DICの治療期間として明確な基準があるわけではない．血小板数が上昇してくればDICを制御できつつあると判断できるが，数日（〜1週間）しないと上昇してこない場合も少なくない．

まずは，**DICの起因となった原疾患のコントロールが根本**であり，これを徹底することと，AT値の上昇，そして急性期DICスコアや血小板数の上昇を指標にATやTM製剤を投与していく．

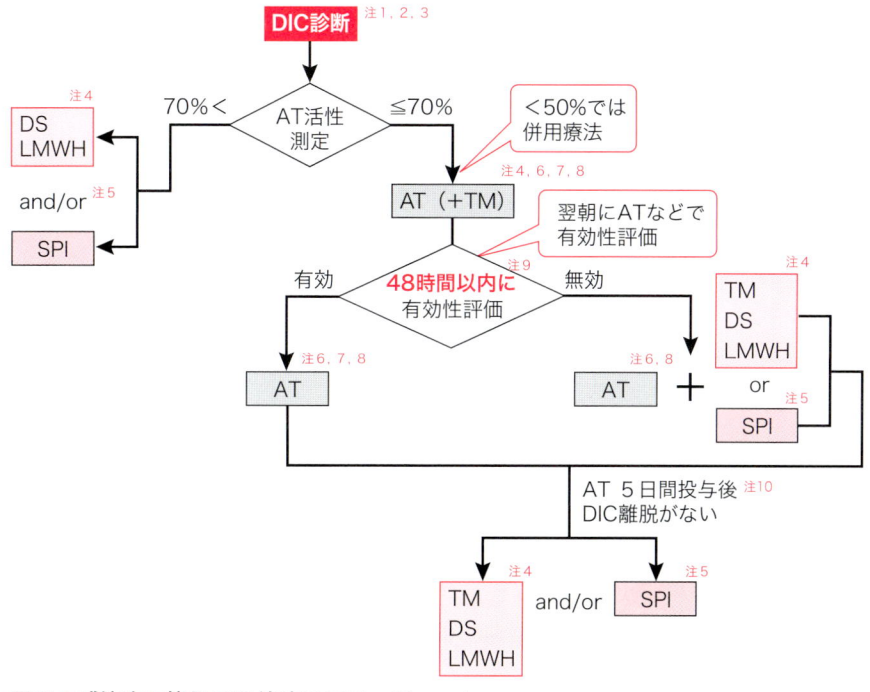

図2● 感染症に伴うDIC治療のフローチャート

注1) 診断は「急性期DIC診断基準」に基づいて行う
注2) 診断とともにすみやかに原疾患の治療を開始する
注3) 出血症状がある場合やリスクが高い場合は補充療法を考慮する
注4) 腎機能が低下している場合のDS，TM投与には注意が必要
注5) 出血症状がある場合はSPI単独投与が推奨される
注6) AT投与翌日にAT活性を再検討する
注7) ATとUFHは併用するべきではない
注8) AT投与量の目安：
　　　期待上昇活性（％）＝投与量（IU）／体重（kg）
　　　外科的DICの場合は60 IU/kgまで可
　　　内科的DICの場合は30 IU/kgまで可
注9) 有効性評価は「急性期DIC診断基準」や分子マーカーなどに基づいて
　　　行う（有効：スコア低下，無効：上昇もしくは不変）
注10) ATの投与期間は最大計5日間を目安とする

AT：antithrombin（アンチトロンビン）
DS：danaparoid sodium（ダナパロイドナトリウム）
LMWH：low molecular weight heparin（低分子量ヘパリン）
SPI：synthetic protease inhibitor（合成タンパク分解酵素阻害薬）
TM：thrombomodulin（トロンボモジュリン）
UFH：unfractionated heparin（未分画ヘパリン）

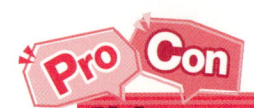

論点のまとめ

敗血症性DIC治療に関するPro-Con

【Pro-Pro】
敗血症性DICでは積極的に下記の抗凝固薬を併用し抗凝固療法を行う

【Pro】
敗血症性DICでは下記の1剤を用いて抗凝固療法を行う
- antithrombin（AT）*：ノイアート®，アンスロビン®P，献血ノンスロン®
- 遺伝子組換えトロンボモジュリン（recombinant thrombomodulin：rTM）*：リコモジュリン®
- ヘパリン類：
  未分画ヘパリン：ノボ・ヘパリン，ヘパリンナトリウム，ヘパリンカルシウム
  低分子ヘパリン：ダルテパリンナトリウム（フラグミン®），ダナパロイドナトリウム（オルガラン®）
- タンパク分解酵素阻害薬：ガベキサートメシル酸塩（エフオーワイ®），ナファモスタットメシル酸塩（フサン®）

【Con】
DICの原疾患を治療すれば，DICの治療は必要ない
- AT：投与の有無によるRCTでは重症敗血症の予後を改善していない．後付けのヘパリン非使用群でDIC症例で有意に改善したのみ
- rTM：感染性DICでは，ヘパリン対照でDIC改善率，生命予後改善で有意差はなし
- ヘパリン類同士のRCTでもいずれも有意な生命予後改善は示されていない
- タンパク分解酵素阻害薬もヘパリン対照で生命予後の改善は有意差なし

＊補充療法とも言える

文献

1) 日本救急医学会DIC特別委員会：急性期DIC診断基準 多施設共同前向き試験結果報告. 日救医会誌, 16：188-202, 2005
→ 急性期DIC診断基準の妥当性を検討した前向き症例集積研究

2) 日本血栓止血学会学術標準化委員会DIC部会：科学的根拠に基づいた感染症に伴うDICの治療のエキスパートコンセンサス. 日本血栓止血学会誌, 20：77-113, 2009
→ 世界ではじめてのDICの治療ガイドライン（ただし，TM販売前で，その推奨は示されていない）

3) Kinasewitz GT, et al：Universal changes in biomarkers of coagulation and inflammation occur in patients with severe sepsis, regardless of causative micro-organism. Crit Care, 8：R82-90, 2004
→ 活性化プロテインCの大規模RCT．プラセボ投与群での19種類のバイオマーカーの変動を検討した

4) Hayakawa M, et al：The response of antithrombin III activity after supplementation decreases in proportion to the severity of sepsis and liver dysfunction. SHOCK, 30：649-52, 2008

5) 日本製薬信頼性保証部医薬情報室：急性期DIC診断基準に基づく感染症性DICに対する献血ノンスロンの特定使用成績調査結果. 診療と新薬 47：1095-1122, 2010
→ 市販後調査であるが，投与前や投与翌日のAT値によって有効性に差があることが明らかにされた

6) 鈴木秀一 ほか：敗血症性DICにおけるAntithrombin製剤投与前後での活性値の意義. 日集中医誌, 18：421-422, 2011

7) Kienast J, et al：Treatment effects of high-dose antithrombin without concomitant heparin in patients with severe sepsis with or without disseminated intravascular coagulation. J Thromb Haemost, 4：90-97, 2006
   → 大量AT投与の有無の大規模RCT（KyberSept）症例のうち，ヘパリン非使用群で検討し，DIC例ではATが予後を改善したという後付けサブグループ解析

必読 8) 丸藤 哲 ほか：急性期DIC診断基準で診断された敗血症性DICに対するアンチトロンビンの効果. 日救医会誌, 24：105-13, 2013 ★★
   → 保険適用量のAT製剤の投与の有無で比較したRCT

必読 9) Saito H, et al：Efficacy and safety of recombinant human soluble thrombomodulin（ART-123）in disseminated intravascular coagulation：results of a phase III, randomized, double-blind clinical trial. J Thromb Haemost, 5：31-41, 2007 ★★★
   → TM製剤の第3相試験（二重盲検化RCT），対象は血液疾患と感染に起因したDIC

10) 澤野宏隆 ほか：敗血症性DICにおけるリコンビナントトロンボモジュリンとアンチトロンビン製剤の併用療法の有用性. 日救医会誌, 24：119-131, 2013

第5章 意見の分かれる治療

5. 敗血症でタンパク分解酵素阻害薬，エラスターゼ阻害薬は必要か？

安達朋宏，安田英人

Point

- ウリナスタチンおよびシベレスタットナトリウムともにわが国を含むアジアでの臨床研究が主である
- 両薬剤ともSSCG 2012に記載はなく，日本版敗血症ガイドラインにのみ記載を認める
- 両者とも大規模な臨床研究はされておらず，臨床効果に関してはいまだに検証不十分である

はじめに

　敗血症はICU入室患者のなかで上位を占めており，昔から常にICU診療の悩みのタネであった．その敗血症と闘うために各国でさまざまな治療法が試みられては，そのまま生き残った治療法もあれば消え去ってしまった治療法もある．ここではそのような治療法の1つとして主にわが国で臨床使用されているタンパク分解酵素阻害薬であるウリナスタチン（ミラクリッド）とエラスターゼ阻害薬であるシベレスタットナトリウム（エラスポール®）に注目する．

1　日本版敗血症診療ガイドラインにおけるウリナスタチンとシベレスタットナトリウム

　エラスターゼなどのタンパク分解酵素は敗血症の病態に関係しており，重症化の主要因子であるとされている[1]．エラスターゼ阻害薬の役割はそれらのタンパク分解酵素を阻害することにより各種パラメーター改善や予後改善への効果をもたらすことである．
　日本版敗血症診療ガイドライン[2]には，タンパク分解酵素阻害薬としてウリナスタチンが，好中球エラスターゼ阻害薬としてシベレスタットナトリウムがそれぞれ以下のように触れられている．

- ウリナスタチン：敗血症性ショックに対する有効性の根拠は不十分である（2D）
- シベレスタットナトリウム：ALI/ARDSに対して考慮してもよい（2C）

　両者とも日本で開発されたという経緯があるためか，日本においては以前から使用頻度が高い薬剤であり臨床研究もアジアからの発表が多い．残念ながら世界的な敗血症ガイドライ

ンである Surviving Sepsis Campaign Guidelines 2012（SSCG 2012）[3] にはこれらの薬剤の記載はないが，最近の敗血症における免疫抑制の話題のなかでは novel interventions として紹介されている[4]．

2 タンパク分解酵素阻害薬：ウリナスタチン

1）理論的背景〜作用機序〜

ウリナスタチンはヒト尿中から抽出，精製された分子量約67,000の糖タンパク質であり，種々の酵素に対する阻害活性を有しているクニッツ構造をもつタンパク分解酵素阻害薬である．その作用を分類すると，①エラスターゼ放出阻害／活性抑制（放出されたエラスターゼを不活性化），②血管内皮細胞障害の抑制（血管内皮細胞表面の接着分子の発現や，活性化された好中球と血管内皮細胞との接着を阻害），③酵素ラジカル除去作用，④ライソゾーム膜の安定化作用（各種タンパク分解酵素の遊離を抑制）に分けられる．

2）敗血症に対する効果〜歴史的背景から最新の研究まで〜

ウリナスタチンの歴史は古い．1900年前後にヒト尿中から発見され，それ以降はほぼわが国のみで開発され長期使用されている．DICにではなく敗血症そのものに対する使用は海外では行われておらず，それゆえに臨床研究も数少ない．

古くは1984年に報告されており，心原性ショック以外のショックを対象として20施設の二重盲検試験ではウリナスタチン投与によりショックスコアの改善やショック離脱率の有意な改善を認めたと報告している[5]．それ以降は小規模な研究が多くなされたが，患者のアウトカムを評価している研究は少なく，症例報告レベルや in vitro での炎症性メディエーターとサイトカインの調整に関与しているとの研究報告が多い[6〜10]．

臨床的アウトカムを評価した研究としては先に挙げた2000年以前のわが国から報告された臨床的パラメータの改善を示した研究と，最近になり中国で行われた2つランダム化比較試験（RCT）が認められる[11,12]．残念ながら両者ともウリナスタチン単独ではなく同じく抗炎症作用が期待されているトリプシンα1の同時投与の研究である．よって単純にはウリナスタチンの評価はできないが，この2つの研究とも臨床的パラメータと死亡率をアウトカムとした点が評価される．Zhangら[11]は腹腔内感染症による敗血症患者120例をウリナスタチン＋**トリプシンα1**使用群（第1〜3病日までウリナスタチンを20万単位3回投与＋トリプシンα1を1.6 mg 2回投与，続く4日間はウリナスタチン10万単位3回投与＋トリプシンα1を1.6 mg 1回投与）とプラセボ群とに振り分けて比較した．APACHE IIスコア，MOFスコア，GCSいずれにおいても治療群において第8病日，第28病日において有意に改善が認められ，生存率においては28日生存率（51.7 % vs 33.9 %，$p = 0.086$），60日生存率（52.6 % vs 26.7 %，$p = 0.046$），90日生存率（47.4 % vs 20.0 %，$p = 0.033$）であり，治療介入群で60日および90日生存率が有意に改善したと報告されている．

同様にChenら[12]は，重症敗血症患者114例についてウリナスタチン＋トリプシンα1使

用群（第1～3病日までウリナスタチンを20万単位3回投与＋トリプシンα1を1.6 mg 2回投与，続く4日間はウリナスタチン10万単位3回投与＋トリプシンα1を1.6 mg 1回投与）とプラセボ群に振り分けて比較した．APACHE IIスコア，MOFスコア，GCSについて治療群において第8病日，第28病日において改善する傾向がみられた．また生存率においては28日生存率（54.1 % vs 35.4 %，$p = 0.078$），60日生存率（54.1 % vs 28.2 %，$p = 0.045$），90日生存率（47.4 % vs 20.0 %，$p = 0.033$）であり，上記の研究と同様に治療群にて有意な改善が認められた．しかし，このような報告があるもののコントロール群の死亡率が高いことやわが国での保険上使用可能な最大投与量の2倍量を使用している点が，わが国の現状にすぐには適応できない問題点として挙げられる．また，上記2つの報告は中国の同じグループからの報告であり，症例が重複していることが推定されることにも注意を要する．

3）実際の臨床応用～敗血症でタンパク分解酵素阻害薬は必要か？～

ウリナスタチンの日本の添付文書上の適応は，急性膵炎・慢性再発性膵炎の急性増悪期もしくは急性循環不全（出血性ショック，細菌性ショック，外傷性ショック，熱傷性ショック）である．成人に対しては1回10万単位で1日3回まで使用可能である．

上記までの臨床研究を参考にすると敗血症に対するウリナスタチンの効果は特にアジアからのデータしか見てとれず，RCTが発表されたと言えどもまだまだ検証不足であると言わざるを得ない．それでもこれまでに発表されているデータを参考にProの立場とConの立場で"言い訳"をしてみたいと思う．

論点のまとめ

敗血症に対するウリナスタチン投与のPro・Con

【Pro】
- ウリナスタチン投与により敗血症の病態に影響している炎症性パラメータの改善が見込まれる
- 小規模ながらもRCTで有効性が認められた薬剤である
- 予後を悪化させるデータがない

【Con】
- ウリナスタチン投与により臨床に効果を示した研究は少ない
- 発表されているRCTも決して質が高いとは言えない

3 エラスターゼ阻害薬：シベレスタットナトリウム

1) 理論的背景～作用機序～

　好中球エラスターゼはタンパク分解酵素の一種であり基質特異性が低く，さまざまなタンパクを分解する特性を有しており，サイトカイン産生の促進，好中球遊走作用，さらに血管透過性を亢進させ，局所における炎症を助長させる性質を有する．主に肺に集積した好中球から遊離され肺結合組織を分解し，肺血管透過性を亢進させ，結果的に肺障害をきたす．シベレスタットナトリウムはその好中球エラスターゼを選択的に阻害することにより肺障害をはじめとする種々の病態に対する効果を期待する薬剤である．

2) 敗血症に対する効果～歴史的背景から最新の研究まで～

　シベレスタットナトリウムは2002年に日本で認可された薬剤である．それゆえに敗血症に伴うシベレスタットナトリウムの効果を検証した研究は後で紹介するSTRIVE study[13] [LRCT] を除いて主にわが国からの研究のみであった．

　日本における第Ⅲ相二重盲検比較試験[14] [LRCT] では，対象患者222例を至適投与群（113例：0.2 mg/kg/時）と低用量群（109例：0.004 mg/kg/時）に振り分け，シベレスタットを14日間静脈内持続投与したところ，至適投与群において3項目肺障害スコア（$p = 0.0006$），PEEP（$p = 0.0362$），F_1O_2（$p = 0.0077$），A-aDO_2（$p = 0.0029$），胸部X線所見スコア（$p = 0.0226$）において有意に改善がみられていた．また至適投与群において呼吸器離脱までの日数（50％離脱までの日数：11日 vs 19日），集中治療室退出までの日数（50％退出までの日数：16.5日 vs 29日），SIRSからの寛解までの日数（50％寛解までの日数：15日 vs 27日）が短縮し，特に肺障害出現から3日以内の投与，臓器障害が少ない症例，酸素化能が保たれている症例でより効果が強い印象がみられたが，30日生存率には有意差は認めなかった（77.9％ vs 72.2％）．

　ところが海外における大規模な二重盲検大規模多施設間比較試験（STRIVE study[13] [LRCT]）では呼吸器離脱，生存率，ICU滞在時間に有意差はなく，むしろ長期予後を悪化させるとの逆の結果となった．しかしながら対象患者の重症度が前述の研究とは異なるとの指摘や，薬剤投与のタイミングが遅れたことで効果が薄れた可能性も否定できないとの指摘もある．重症ARDSでは早期に炎症が完成されていることが予想されるが，シベレスタットナトリウムは肺障害発現から早い段階からの投与で効果が認められやすいという報告[14] [LRCT] もあるために投与タイミングの考慮も重要である．

　その後報告された日本における臨床使用後の第Ⅳ相試験における結果では，シベレスタットナトリウム使用により28日間呼吸器離脱日数，呼吸器離脱までの日数，ICU滞在日数において有意に効果的であるとされ，さらに180日生存率も治療介入群で有意に高かったとの報告がされた[15, 16] [15：LRCT]．ところがこの研究は観察研究であることや治療群の方が有意に年齢，APACHE Ⅱスコア，$PaCO_2/F_1O_2$比が低くバイアスが認められるため有効性の証明にはならないとの批判がされている．またSTRIVE studyが発表されたのち，シベレスタットナトリウムの使用を行わなくなったことでの治療成績の変化がみられたかを検討した研究では，

シベレスタットナトリウム使用によっての死亡率低下や28日間人工呼吸器離脱日数増加に対する効果はみられないと報告された[17]。上記の研究を含んだメタ解析でも同様の結果であり，シベレスタットナトリウムの効果は否定的とされている[18]。

以上の研究のほかに臨床パラメータの改善がみられたとの報告がいくつかなされているがほとんどが後方視的検討でありかつ小規模であること，死亡率までの評価ができないことがあり効果を検討するには限界がある[19~21]。

3）実際の臨床応用～敗血症でエラスターゼ阻害薬は必要か？～

シベレスタットナトリウムの使用はARDSが対象であり，添付文書にはARDS発症後72時間以内に投与することが望ましく，より重症である4臓器以上の多臓器不全を合併する患者，熱傷，外傷に伴うARDSの場合には投与しない方が好ましいとの記載がされている。

ウリナスタチンの場合と同様に上記までの臨床研究を参考にすると敗血症に対するシベレスタットナトリウムの効果は肯定的ではない。特にわが国からのデータが主であり，海外の多施設RCTで効果が否定されてからは海外での検証は終息を迎えてしまった。それでもこれまでに発表されているデータを参考にProの立場とConの立場で"言い訳"をしてみたいと思う。

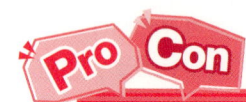

論点のまとめ

敗血症に対するシベレスタットナトリウム投与のPro・Con

【Pro】
- ARDSをきたした敗血症患者に対しては早期にかつ臓器障害が軽度な症例に対して投与することにより肺障害の程度を軽減できる
- 臨床パラメーターの改善が見込まれる

【Con】
- 海外での追試研究においてシベレスタットナトリウム投与によりむしろ死亡率増加をきたすことが示された
- 臨床パラメーターのみの改善が見込まれる程度であれば投与すべきではない

文献

1) Fry DE：Sepsis, systemic inflammatory response, and multiple organ dysfunction：the mystery continues. Am Surg, 78(1)：1-8, 2012
2) 日本集中治療医学会Sepsis Registry委員会：日本版敗血症診療ガイドライン. 日集中医誌, 20：124-173, 2013
3) Dellinger RP, et al：Surviving sepsis campaign：international guidelines for management of severe sepsis and septic shock：2012. Crit Care Med, 41(2)：580-637, 2013
4) Antonopoulou A & Glamarellous-Bourboulis EJ：Immunomodulation in sepsis：state of the art and future perspective. Immunotherapy, 3(1)：117-128, 2011

5）玉熊正悦 ほか：各種ショック患者に対するMR-20の臨床的研究．救急医学，8：619-624, 1984 ★★
　→日本国内60例を対象にした二重盲検試験にて高用量投与群，敗血症性ショック群でより強いショックスコア改善効果を認めた

6）Inoue K, et al：Urinary trypsin inhibitor protects against systemic inflammation induced by lipopolysaccharide. Mol Pharmacol, 67：673-680, 2005

7）山村秀夫 ほか：各種ショックに対するMR-20の臨床評価：アプロチニンを対照薬とした多施設二重盲検試験．医学のあゆみ，129：730-738, 1984

8）Liu Y, et al：Influence of ulinastatin on expression of Toll-like receptor 4 on peripheral blood mononuclear cells in patients with sepsis Zhongguo Wei Zhong Bing Ji Jiu Yi Xue, 21（9）：560-561, 2009

9）Aibiki M & Cook JA：Ulinastatin, a human trypsin inhibitor, inhibits endotoxin-induced thromboxane B sub 2 production in human monocytes. Crit Care Med, 25（3）：430-434, 1997

10）Li Yumin, et al：A New Immunomodulatory Therapy for Severe Sepsis：Ulinastatin Plus Thymosin α. J Intensive Care Med, 24（1）：47-53, 2009

11）Zhang Y, et al：Thymosin alpha 1- and Ulinastatin-Based Immunomodulatory Strategy for Sepsis Arising from Intra-Abdominal Infection Due to Carbapenem-Resistant Bacteria. J Infect Dis, 198（5）：723-730, 2008 ★★

12）Chen H, et al：Treatment of patients with severe sepsis using Ulinastatin and Thymosin alpha 1：a prospective, randomized, controlled pilot study. Chin Med J（Engl）, 122（8）：883-888, 2009 ★★
　→中国での114例を対象に行われたThymosin α 1併用でのウリナスタチン投与についてプラセボ群と比較し，重症度スコアや生存率の改善傾向がみられた

必読 13）Zeiher BG, et al：STRIVE Study Group：Neutrophil elastase inhibition in acute lung injury；results of the STRIVE study. Crit Care Med, 32：1695-1702, 2004 ★★★
　→多国間多施設での492例を対象にシベレスタットナトリウムの有用性を評価した二重盲検試験であり，その有効性を否定し長期的な有害性の可能性を示した

14）玉熊正悦 ほか：好中球エラスターゼ阻害剤；ONO-5046 Naの全身性炎症反応症候群に伴う肺障害に対する有効性と安全性の検討 - 第Ⅲ相二重盲検比較試験 -．臨床医薬，14：289-318, 1998 ★★★
　→日本国内の230例を対象として高用量群と低用量群とを比較し，高用量およびより早期に投与された群で肺機能改善効果が有意に認められた

15）Tamakuma S, et al：Relationship between neutrophil elastase and acute lung injury in humans. Pulmonary Pharmacology Therapeutics 17：271-279, 2004 ★★★

16）Aikawa N, et al：Reevaluation of the efficacy and safety of the neutrophil elastase inhibitor, Sivelestat, for the treatment of acute lung injury associated with systemic inflammatory response syndrome; a phase IV study. Pulm Pharmacol Ther, 24（5）：549-554, 2011
　→日本国内の581例の観察研究により，有意な呼吸機能やICU退出率，180日生存率の改善が認められた

17）小林秀嗣 ほか：シベレスタット使用中止による敗血症性急性肺障害症例の予後変化．日本集中治療医学会誌，19：609-615, 2012

18）Iwata K, et al：Effect of Neutrophil Elastase Inhibitor（Sivelestat Sodium）in the Treatment of Acute Lung Injury（ALI）and Acute Respiratory Distress Syndrome（ARDS）：A Systematic Review and Meta-Analysis. Intern Med, 49（22）：2423-2432, 2010

19）Hayakawa M, et al：Sivelestat（selective neutrophil elastase inhibitor）improves the mortality rate of sepsis associated with both acute respiratory distress syndrome and disseminated intravascular coagulation patients. Shock, 33（1）：14-18, 2010

20）Huang SW, et al：Immunotherapy improves immune homeostasis and increases survival rate of septic patients. Chin J Traumatol, 12（6）：344-349, 2009

21）Miyoshi S, et al：Usefulness of a selective neutrophil elastase inhibitor, sivelestat, in acute lung injury patients with sepsis. Drug Des Devel Ther, 7：305-316, 2013

第5章　意見の分かれる治療

6. 敗血症でCRRTは必要か？

小林秀嗣，内野滋彦

Point
- CRRTの原則は重篤な腎傷害に対する補助である
- 敗血症はnon-renal indicationのCRRTが導入される代表的疾患である
- non-renal indicationのCRRTが敗血症の予後を改善するという根拠はない

はじめに

　持続的腎代替療法（continuous renal replacement therapy：CRRT）は，主に循環動態の不安定な重症の急性腎傷害（acute kidney injury：AKI）に対して広く施行されている．なお，現場でよく耳にする"CHDF"などは血液浄化の方法を表したもので，CRRTの「モード」の名称にすぎない．CRRTの適応は「腎の代替」という名の通り重篤な腎傷害が原則であるが，1990年頃から循環，呼吸，免疫調節などの改善を目的に腎臓以外の臓器不全に対してCRRTが試みられ，**non-renal indication**という概念が生まれた．その後，CRRTが炎症性サイトカインの除去に有効との報告がなされ，現在もAKIを伴わない敗血症患者にCRRTが導入されることがある．しかし，具体的な適応基準や予後に関するデータは依然として乏しく，エビデンスを少しずつ構築している段階である．

1　敗血症ガイドラインにおけるCRRT

　まず，国際的なガイドラインである**Surviving Sepsis Campaign Guidelines 2012**[1]をみてみると，重症の急性腎傷害を伴った場合，すなわちrenal indicationについて記載があるのみでnon-renal indicationについては一切ふれられていない．

　次に，2013年に日本集中治療医学会Sepsis Registry委員会が発表した**日本版敗血症診療ガイドライン**[2]では，「サイトカイン除去目的のCRRTでは血液浄化量の増加，大孔径膜や吸着特性のある膜の選択などが必要であり，それにより循環動態の改善を図れる可能性がある（Grade 2C）．ただし，生命予後を改善するというエビデンスはない（Grade 2C）」とある．こちらはnon-renal indicationに関して言及してはいるものの，決して強い推奨とは言えない．

敗血症に対するnon-renal indicationのCRRTに対しては，欧米，わが国ともにガイドラインとしての後押しは弱いようである．生命予後などのhard outcomeを変えうるほどの根拠が十分でないことが一因であろう．

2 敗血症に対するCRRT（non-renal indication）の実際

1）通常のCRRT

まず，ここでいう「通常」のCRRTとは海外で一般的な1～2 L/時（25 mL/kg/時程度）の浄化量を指しており，わが国においては保険の制約のため，より少ない**10～16 mL/kg/時程度**であるということに注意が必要である．

Coleら[3]は24名の重症敗血症患者に対し，通常治療群と，それに2L/時の持続的静静脈血液濾過（continuous veno-venous hemofiltration：CVVH）を追加する群とを比較した．その結果，両群でサイトカインの血中濃度に差はなく，昇圧薬の必要量や人工呼吸期間，ICU滞在期間にも有意差を認めなかった．また，Payenら[4]は12施設における敗血症性多臓器不全76例に対し，通常治療群と25 mL/kg/時のCVVHを追加する群とを比較した．その結果，両群でサイトカインの血中濃度に差はなかったが，CVVH追加群で人工呼吸期間の延長，昇圧薬の必要量の増加を認め，CRRTが悪影響を及ぼす可能性が示唆された．また，この研究は予後も併せて検討した数少ないランダム化比較試験（RCT）の1つであるが，CVVH群でsequential organ failure assessment（SOFA）スコアが悪化し（$p = 0.027$），28日死亡率では改善どころか悪化傾向がみられた（54％ vs. 44％，$p = 0.49$）．

non-renal indicationのCRRTの有効性がサイトカインの除去によるものならば，**通常のCRRTで予後の改善を期待するのは難しい**と思われる．さらに言えば，海外に比べて浄化量がより少ないわが国において，「通常」のCRRTでサイトカインを除去し，予後の改善を図るという論理には無理があるだろう．

2）高流量のCRRT

理論的には浄化量を増やすことによりサイトカインのクリアランスを増加させることができるが，除去能の向上の程度や最適な浄化量など不明な点も多い．近年，治療抵抗性の敗血症性ショック患者を対象に高流量（6 L/時もしくは65～100 mL/kg/時程度）と通常流量（1～2 L/時）を比較したRCTが散見されるが[5～7]，いずれも高流量群で循環動態の改善やサイトカインの血中濃度の低下が示されている．しかし，予後も併せて検討した最近の研究では，Zhangら[8] [LRCT]が敗血症とAKIの患者280例を対象に50 mL/kg/時と85 mL/kg/時という高めの浄化量での比較を行ったが，28，60，90日死亡率のいずれも両群に有意な差を認めなかった．そして，最近発表された3カ国18施設のRCTであるIVOIRE study[9] [LRCT]では，敗血症とAKIの患者140例を対象に35 mL/kg/時と70 mL/kg/時の浄化量での比較検討がなされたが，両群で28日死亡率に有意な差を認めなかった（41％ vs. 38％，$p = 0.94$）．高流量のCRRTは効果が期待されていた方法の1つではあったが，残念ながら今のところ

予後への良い影響は示されていない．さらに，わが国においては保険範囲を大きく超える方法であることも考慮すると，**現時点で実施するのは困難**だろう．

3）特殊な膜（大孔径，吸着）の使用

　大孔径の膜を用いると中分子量物質である液性伝達物質の除去効率が上がることが理論的に想定されるが，実際にRCTによってサイトカインの血中濃度の低下が報告されており[10, 11]，現在も段階的に研究が進められている．

　また，わが国では一部の専門家によりポリメチルメタクリレート（PMMA）膜がサイトカインの吸着に有効であるとされ，敗血症に対するCRRTでは一般的になっている．しかし，その根拠はcase seriesによるものがほとんどで，本当にサイトカインの血中濃度を低下させるかどうかについてさえRCTが行われてこなかった．しかし近年ようやくはじめての前向きRCT[12]が行われ，CRRTを要したAKI患者15例に対しポリスルホン膜とPMMA膜での比較が行われたが，IL-6のクリアランスに差はみられなかった．実際の血中濃度や予後などを評価する追加研究が必要ではあるが，サイトカインの吸着ということを目的にPMMA膜をルーチンに使用することに疑問を投げかける貴重な報告である．

　膜の違いが予後に影響するかについてのデータは現在も全くと言ってよいほど存在しないが，大孔径膜の使用は有望な方法の1つとされており，今後大規模試験での有効性の証明が期待される．

3　まとめ

　わが国において，敗血症に対するnon-renal indicationのCRRTについてのエビデンスは，その多くが対照群のないcase series研究の段階で止まってしまっているという事実を改めて認識する必要がある．そのうえで，目の前の患者にCRRTを行うかどうかに対しては，常に客観的かつ慎重な姿勢であるべきと考える．CRRTは決して合併症のない治療ではない．代表的な合併症を表に挙げたが，CRRT自体が死亡率の増加やICU滞在期間や入院期間の延長の独立した危険因子であるという報告もある[13]．一般的に，治療行為自体にリスクがあってもそれを明らかに上回るメリットが期待されるのならばその施行は許容されるものだが，果

表●CRRTの合併症

● カテーテル関連：穿刺によるもの，感染，静脈血栓症
● 血行障害，血球減少・消費
● 異物との接触による炎症の惹起
● 電解質異常：低リン血症，低マグネシウム血症
● アミノ酸，微量元素などの除去
● 低体温
● 薬物の除去，血中濃度低下

たして敗血症に対するnon-renal indicationのCRRTは許容される治療であると確信をもって言えるだろうか.

重篤なAKIを合併した敗血症に対して腎補助のためにCRRTを導入することに異論はない. しかしnon-renal indicationについては, 欧米のガイドラインには記載自体がなく, 日本でも強く推奨されていないというのは十分妥当なものと考える.

Pro Con 論点のまとめ

敗血症に対するCRRTの導入

【賛成論】
- 大孔径膜の使用によりサイトカインの除去が図れる可能性がある

【反対論】
- 通常のCRRTではサイトカインの除去も予後の改善もみられない
- 高流量のCRRTは有効性が期待されていたが, 結果は芳しくない
- 浄化膜の違いによる臨床的なメリットは証明されていない

文献

必読 1) Dellinger RP, et al：Surviving sepsis campaign：international guidelines for management of severe sepsis and septic shock：2012. Crit Care Med, 41（2）：580-637, 2013
　→ 2004年から2回目の更新となった欧米での敗血症診療ガイドライン

必読 2) 日本集中治療医学会Sepsis Registry委員会：日本版敗血症診療ガイドライン. 日集中医誌, 20：124-173, 2013
　→ 日本におけるはじめての敗血症診療ガイドライン

3) Cole L, et al：A phase II randomized trial, controlled trial of continuous hemofiltration in sepsis. Crit Care Med, 30：100-106, 2002 ★★
　→ 敗血症に対して通常のCRRTでは臨床的メリットがみられなかった研究

4) Payen D, et al：Impact of continuous venovenous hemofiltration on organ failure during the early phase of severe sepsis：a randomized controlled trial. Crit Care Med, 37：803-810, 2009 ★★
　→ 敗血症に対するCRRTの有効性を調べた近年のRCTのうち, 唯一予後を評価した研究

5) Cole L, et al：High-volume haemofiltration in human septic shock. Intensive Care Med, 27：978-986, 2001 ★★
　→ 敗血症に対しての高流量CRRTの有効性を示唆する研究

6) Ghani RA, et al：Serum IL-6 and IL-1-ra with sequential organ failure assessment scores in septic patients receiving high-volume haemofiltration and continuous venovenous haemofiltration. Nephrology（Carlton）, 11：386-393, 2006 ★★
　→ 敗血症に対しての高流量CRRTの有効性を示唆する研究

7) Boussekey N, et al：A pilot randomized study comparing high and low volume hemofiltration on vasopressor use in septic shock. Intensive Care Med, 34：1646-1653, 2008 ★★
　→ 敗血症に対しての高流量CRRTの有効性を示唆する研究

8) Zhang P, et al：Effect of the intensity of continuous renal replacement therapy in patients with sepsis and acute kidney injury：a single-center randomized clinical trial. Nephrol Dial Transplant, 27：967-973, 2012 ★★★
　→ 高流量CRRTの長期予後への影響を検討した単施設比較試験

9) Joannes-Boyau O, et al：High-volume versus standard-volume haemofiltration for septic shock

patients with acute kidney injury (IVOIRE study) : a multicenter randomized controlled trial. Intensive Care Med, 39 : 1535-1546, 2013 ★★★
  → 高流量CRRTの予後への影響を検討した最新の多施設大規模比較試験

10) Morgera S, et al : Pilot study on the effects of high cutoff hemofiltration on the need for norepinephrine in septic patients with acute renal failure. Crit Care Med, 34 : 2099-2104, 2006 ★★
  → 大孔径膜を用いたCRRTの有効性を示唆する研究

11) Hasse M, et al : Hemodialysis membrane with a high-molecular-weight cutoff and cytokine levels in sepsis complicated by acute renal failure : a phase 1 randomized trial. Am J Kidney Dis, 50 : 296-304, 2007 ★★
  → 大孔径膜を用いたCRRTの有効性を示唆する研究

12) 白水和宏 ほか：急性腎不全患者に対する持続的血液濾過透析におけるポリスルホン膜とポリメチルメタクリレート膜との有効性の比較. 日集中医誌, 19 : 419-420, 2012 ★★
  → PMMA膜のサイトカイン吸着能を検証したはじめてのRCT

13) Elseviers M, et al : Renal replacement therapy is an independent risk factor for mortality in critically ill patients with acute kidney injury. Critical Care, 14 : R221, 2010 ★
  → CRRTの合併症と予後との関連を検討した研究

第5章 意見の分かれる治療

7. 敗血症性ショックにおける重炭酸塩投与の意義とは？

北村浩一，鈴木利彦，藤谷茂樹

Point

- 敗血症に伴う低灌流性typeA乳酸アシドーシスに対する重炭酸塩の投与は現時点では明確なエビデンスがなく，むしろ患者の容態を悪化させる可能性もあり投与には慎重になる必要がある

- 敗血症に伴う低灌流性typeA乳酸アシドーシスはAG開大型代謝性アシドーシスであり，重炭酸塩の投与よりも原疾患の治療を優先させる必要がある

- 重炭酸塩を不適切に使用すると細胞内CO_2産生量増加に伴うII型呼吸不全，Na負荷に伴う心不全，細胞内シフトに伴う低カリウム血症，炭酸水素イオンとCaイオンの結合による低カルシウム血症をきたす

1 歴史的背景

乳酸アシドーシスは1925年に最初に報告され1961年にHuckabeeらにより臨床的意義が明らかにされた．乳酸アシドーシスの持続的高値は予後を悪化させることが知られている[1]．また，EGDT（early goal directed therapy）にて，$ScVO_2$の6時間以内の改善は予後を改善させることがすでに知られているが[2]，乳酸の早期の改善も同等の予後改善が見込まれている（乳酸値を2時間ごとに合計8時間測定し，前値より20％減少させることで輸液量は増えたものの有意に死亡率改善に繋がった）[3,4]［共にLRCT］．

乳酸アシドーシスは原疾患を治療することで乳酸値は改善してくる．しかしより早期に乳酸値すなわちアシドーシスを改善することで予後の改善に繋がるのであれば，重炭酸塩や持続的腎代替療法（continuous renal replacement therapy：CRRT）を用いることがアシドーシスの改善，ひいては予後の改善に繋がるのではないかと考えられる．すなわち，原疾患の治療を優先するのか，それとも，一時的にアシドーシスを重炭酸塩やCRRTで改善させることがよいのかという議論がなされてきている．

アシドーシスに対する重炭酸塩の投与は1832年にThomas Lattaらによりはじめて報告された．現時点では重炭酸塩による治療は高カリウム血症，三環系抗うつ薬大量服薬，サリチル酸中毒，非AG開大型代謝性アシドーシスで適応が認められているが，一方で乳酸アシドーシスに対しての適応は議論中である．

2 重炭酸塩投与により予後は改善するのか？ そして具体的な投与開始基準はあるのだろうか？

Surviving Sepsis Campaign Guidelines（SSCG）2012には$pH≧7.15$の乳酸アシドーシス患者に対しては重炭酸塩を使用しないように勧めているが，根拠は2つのRCT[5,6]で示されている．しかしいずれのRCTも患者数が少ない欠点がある[5,6]．少なくとも$pH≧7.15$では有用ではないとされたが，7.15という数値はいずれも強いエビデンスが存在するわけではなく，pHがいくら以下であれば重炭酸塩が有効であるかを示す質の高い知見はない．

3 重症アシドーシスの改善がもたらしうること

pH改善にて期待されうることとして，左室収縮力低下[7]，不整脈出現[8]，動脈性血管収縮と静脈性血管拡張，カテコラミン反応性の低下[9]の改善が期待される一方で，後述する細胞内アシドーシスによりかえって増悪する可能性もある．

4 paradoxical intracellular acidosis とは

重炭酸塩を投与しているにもかかわらず細胞内アシデミア（paradoxical intracellular acidosis）を呈する可能性も報告されている[10]．最初に重炭酸塩を投与するとHCO_3^-が血管内（細胞外）に分布する．

$$HCO_3^- + H^+ \Leftrightarrow H_2CO_3 \Leftrightarrow H_2O + CO_2$$

上記の式で右方向に反応が進み局所のCO_2産生を増量させる．そしてCO_2は直ちに細胞膜を通過し細胞内でCO_2貯留（paradoxical intracellular acidosis）をきたす（図）．

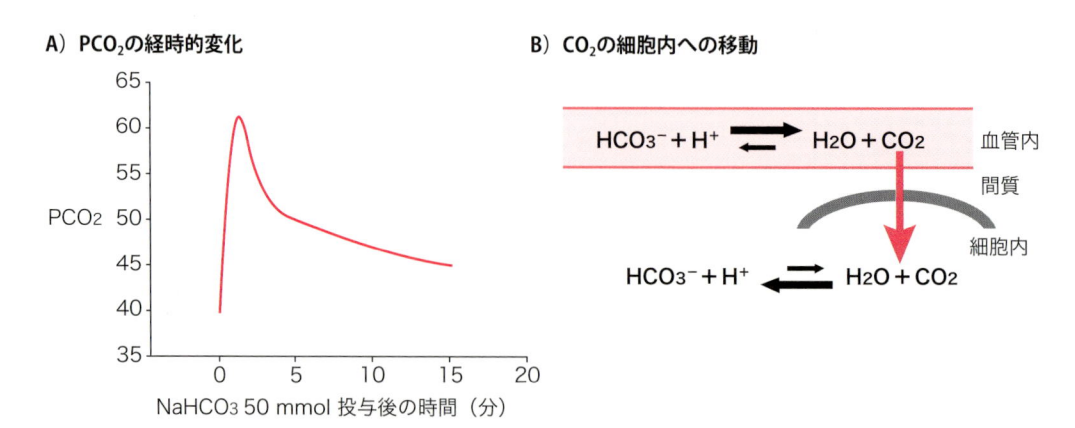

図 ● 乳酸アシドーシス治療における重炭酸塩の役割について
A）pH 7.00の患者に重炭酸塩50 mmol投与後のPCO_2の経時的変化．急激なCO_2上昇が認められ，投与直後は適切な換気が必要であることを示している．急激な高二酸化炭素血症は心筋収縮力を低下させ心停止にも繋がる．
B）CO_2が細胞膜を通過して細胞内pH低下に繋がる．
（文献10より引用）

表 ● 細胞内外のpHの変化（動物実験の結果）

論文	対象	アシドーシスの種類	細胞外pH	細胞内pH
Beech et al.	ラット	DKA, shock	↑	↑（心臓）
Rhee et al.	イヌ	hypoxic lactate	↔	↔（心臓）
Beech et al.	ラット	hypotensive lactic	↑	↔（筋肉）
Bollaert et al.	ラット	sepsis（LPS）	↑	↔（筋肉）
Shapiro	ラットの心臓	acidic perfusate	↑	↔（心臓）
Thompson et al.	ラット	none	↑	↔ or ↓
Kette et al.	ブタ	cardiac arrest	↑	↔（心臓）
Arieff et al.	イヌ	phenformin lactic	↔	↓（肝臓）
Graf et al.	イヌ	hypoxic lactate	↔	↓（肝臓）
Bersin and Arieff	イヌ	hypoxic lactate	↓	↓（肝臓）
Shapiro et al.	ラット	NH_4Cl hypercapnic	↑	↓（脳）
Shapiro et al.	ラット	NH_4Cl	↑	↓（肝臓）

〈記号の説明〉 ↑：増加, ↓：減少, ↔：変化なし
DKA：diabetic ketoacidosis（糖尿病性ケトアシドーシス）
LPS：lipopolysaccharide
（文献11を参考に作製）

　人ではないが動物を対象にした細胞内と細胞外のpHの変化を測定した研究は12論文認められ，1つの論文を除き細胞内pHは不変ないし低下の結果となった（表）[11]．

5 臨床的な使用方法：重炭酸塩投与 vs. CRRT[12]

　乳酸は89 Daであり尿素窒素60 Daとクレアチニン113 Daの間に位置する．すなわちCRRTを行うことで乳酸を除去することも可能になる．また乳酸アシドーシス患者は高カリウム血症や急性腎障害（acute kidney injury：AKI）を合併しているケースが多いためCRRTは良い適応になる可能性がある．

　実際にヨーロッパからRCTではないが観察研究で高用量の血液濾過を行うことで有意に敗血症や乳酸アシドーシスの予後が改善したとする報告がある[13, 14]．ちなみに，日本での透析液はHCO_3^-が35 mEq/Lと重炭酸イオンが高用量含まれている．

6 重炭酸塩投与による副作用[11]

　主に下記に挙げる5点の注意点があるためモニタリングが必要となる．

①動脈血と組織内のPCO_2の増加

- 重炭酸塩投与によりparadoxical intracellular acidosisが生じる．
- HCO_3^-の増加に伴いCO_2貯留の危険性があり，呼吸による代償機能が抑制されるリスクがある．

② 乳酸産生の増加
- 酸素解離曲線の左方シフトにより末梢組織への酸素供給が低下するため，アシデミアの改善によりホスフォフルクトキナーゼの活性が低下し乳酸産生が生じる[15]．

③ 細胞外アルカレミアによるイオン化Caの減少
- 重炭酸イオンとCaイオンの結合に伴い血清中イオン化Caが減少する．

④ 低カリウム血症
- アシドーシス改善によりKイオンが細胞内にシフトし，低カリウム血症となる．

⑤ 高ナトリウム血症，細胞外液負荷

7.5％ $NaHCO_3^-$ の中にNa 0.9 mEq/mLを含有している．

7　敗血症性ショックにおける重炭酸塩投与の意義

SSCG 2012における位置づけを示す．

1）重炭酸塩療法

低灌流によって誘発されるpH≧7.15の乳酸アシドーシスを有する患者に対して，血行動態の改善あるいは昇圧薬必要量の減少を目的として重炭酸塩を使用しないよう推奨する（Grade 2B）．

● 理論的根拠

敗血症に伴う低灌流性typeA乳酸アシドーシスの治療のための重炭酸塩療法を支持する質の高いエビデンスはない．乳酸アシドーシス患者における0.9％生理食塩水と重炭酸塩の効果を比較した2つの盲検化クロスオーバーRCTでは，両治療法間で血行動態指標や昇圧薬必要量に差は認められなかった．これらの研究では，血液pH 7.15未満の患者は少数であった．重炭酸塩投与は，ナトリウムおよび体液過多，PCO_2の増加および血清Caイオンの減少と関連すると報告されているが，これらの因子と治療結果の関連性は明らかではない．低pHにおいて，重炭酸塩投与により血行動態改善と昇圧薬必要量減少が得られるかは不明であり，それはいかなるpHの値でも同様である．重炭酸塩投与の臨床転帰に対する効果について検討した報告は見当たらない．

2）腎代替療法

① 重症敗血症と急性腎不全を有する患者の治療において，持続的腎代替療法と血液透析は同等の効果であると提案する．なぜならば，その両者はどちらも生存率が低いからである（Grade 2B）．

② 血行動態が不安定な患者の体液バランスの管理を行いやすくするために，持続的腎代替療法の使用を提案する（Grade 2D）．

●理論的根拠

　最近行われた最も大規模なRCTでは多臓器不全をきたしかつAKIと診断された360人の患者が登録された[16][LRCT]が，持続的腎代替療法と間欠的腎代替療法の間の生存率に有意差は認められなかった．同様に，乳酸アシドーシスを伴う敗血症性ショックに対する持続的腎代替療法を支持する強いエビデンスは，現段階でみられない．

一口メモ 濃度による重炭酸塩の投与量の決定：製剤によりNaHCO₃の含有量が異なるので注意

【メイロン®の含有mEq数】
重炭酸ナトリウム　1 g = 12 mEq
- メイロン® 8.4%　20 mL = 1.68 g = 20 mEq
- メイロン® 7.0%　20 mL = 1.40 g = 16.8 mEq

Pro Con 論点のまとめ

敗血症における重炭酸塩投与の賛成論・反対論

【賛成論】
- アシドーシスを是正することで心筋収縮力や低灌流を改善する可能性がある．
- ひいては死亡率の改善に繋がる可能性はあるが，現時点では有効性を明確に示したRCTはない．

【反対論】
- 重炭酸塩投与を行うことで血管内（細胞外）アシドーシスを改善させることができるが，少数の動物実験報告からはparadoxical acidosisを呈することが示されている．人間を対象にしたparadoxical acidosisを検証する研究自体がないが，重炭酸塩投与自体が害となる可能性もある．

8 結論

　pH < 7.1 or 7.15で，低血圧，高カリウム，不整脈など致死的な危険性が上回る場合，原疾患が改善されるまでの間，重炭酸塩 or CRRTを考慮することは妥当ではあるが，これらに関しても有用性を明確に示した質の高いエビデンスはない．

文献

1) Bakker J, et al：Blood Lactate Levels Are Superior to Oxygen-Derived Variables in Predicting Outcome in Human Septic Shock. Chest, 99：956-962, 1991 ★★
→ 乳酸値の改善が予後良好であることを示す敗血症性ショック患者48人のレビュー

必読 2) Dellinger RP, et al：Surviving sepsis campaign：international guidelines for management of severe sepsis and septic shock：2012. Crit Care Med, 41：580-637, 2013

→ 誰もが知っているSSCG 2012ガイドラインであり，必読．各項目が秀逸

3）Jones AE, et al：Lactate Clearance vs Central Venous Oxygen Saturation as Goals of Early Sepsis Therapy. JAMA, 303：739-746, 2010 ★★★
→ 敗血症の患者で6時間以内での乳酸値改善（10％以上の改善）群と$ScvO_2$>70％群では予後に有意差認められなかったという報告

4）Jansen TC, et al：Early lactate-guided therapy in intensive care unit patients：a multicenter, open-label, randomized controlled trial. Am J Respir Crit Care Med, 182：752-761, 2010 ★★★
→ 乳酸値を2時間ごとに20％ずつ改善することを目標にしたEarly Lactate-Guided Therapyは入院死亡率を減少させるという報告

5）Cooper DJ, et al：Does Not Improve Hemodynamics in Critically Ill Patients Who Have Lactic Acidosis. Ann Intern Med, 112：492-498, 1990 ★★
→ 重炭酸塩投与により血行動態は安定しないという報告．14人ではあるが貴重なRCT

6）Mathieu D, et al：Effects of bicarbonate therapy on hemodynamics and tissue oxygenation in patients with lactic acidosis- a prospective, controlled clinical study. Crit Care Med, 19：1352-1356, 1991 ★★
→ 重炭酸投与により血行動態は安定しないという10人の患者の貴重なRCT

7）Jeffrey A, et al：Use of Base in the Treatment of Severe Acidemic States. Am J Kidney Dis, 38：703-727, 2001
→ アシデミアによる心機能の変化を詳細に記述され，重炭酸塩を投与することで「何」が起こるのかを示したレビュー

8）Orchard CH & Cingolani HE：Acidosis and arrhythmias in cardiac muscle. Cardiovasc Res, 28：1312-1319, 1994
→ アシドーシスにより不整脈が誘発されることを記載したレビュー．イオン化Caの変化が重要との記載あり

9）Marsh JD, et al：Mechanism of diminished contractile response to catecholamines during acidosis. Am J Physiol, 254：H20-H7, 1988
→ アシドーシス下での細胞膜上のβ-受容体の数が低下することによりカテコラミンの効果が低下することを示したレビュー

必読 10）Boyd JH & Walley KR：Is there a role for sodium bicarbonate in treating lactic acidosis from shock？ Curr Opin Crit Care, 14：379-383, 2008
→ 重炭酸塩を投与することの弊害を記載したレビュー．細胞内アシドーシスを図で示しかつ，イオン化Ca10％ほど低下することの記載あり．pH<7.00以下で治療開始と新基準も示す

必読 11）Forsythe SM & Schmidt GA：Sodium Bicarbonate for the Treatment of Lactic Acidosis. Chest, 117：260-267, 2000
→ アシドーシスは悪か？，重炭酸投与に対する作用，副作用は？などについてのレビュー

12）Cuhaci B, et al：Sodium bicarbonate and intracellular acidosis：myth or reality? Crit Care Med, 29：1088-1090, 2001

13）Honore PM, et al：Prospective evaluation of short-term, high-volume isovolemic hemofiltration on the hemodynamic course and outcome in patients with intractable circulatory failure resulting from septic shock. Crit Care Med, 28：3581-3587, 2000 ★★
→ STHVH（short-term, high-volume hemofiltration）を敗血症ショックの治療として用いることで血行動態，また28日目の生存率を上げることを示した20人患者のRCT

14）Oudemans-van Straaten HM, et al：Outcome of critically ill patients treated with intermittent high-volume haemofiltration：a prospective cohort analysis. Intensive Care Med, 25：814-821, 1999
→ HV-HFを用いることで死亡率が低下したことを示したコホート研究

必読 15）HOOD VL & Tannen RL：Protection of acid-base balance by pH regulation of acid production. N Engl J Med, 339：819-826, 1998
→ 酸塩基に対して体はどのように対応するかを示したNEJMのレビュー

必読 16）Vinsonneau C, et al：Continuous venovenous haemodiafiltration versus intermittent haemodialysis for acute renal failure in patients with multiple-organ dysfunction syndrome：a multicentre randomised trial. Lancet, 368：379-385, 2006 ★★★
→ 多臓器不全患者においてはCVVHDF（持続的静脈血液濾過透析）とIHD（間欠的血液濾過）では60日生存率で有意差なかったとするRCT．ただしIHD選択にはさまざまな制限あり

第5章 意見の分かれる治療

8. 敗血症性ショックでPMXは必要か？

齋藤伸行，杉山和宏

Point

- ポリミキシンB固定化線維充填カラム（PMX）は，グラム陰性桿菌の外膜成分であるエンドトキシンを効率的に吸着する
- グラム陰性桿菌が起因菌となるような腹腔内感染症では，PMXを使用すると循環動態が安定し，肺酸素化能が改善する可能性がある
- しかしPMXにより生命予後が改善するかどうかについては，エビデンスが乏しい

はじめに

　重症敗血症/敗血症性ショックは，感染による炎症で生体反応が過剰となり臓器不全が引き起こされた状態であり，その発生は依然として増え続けており[1]，重症患者の代表疾患といえる．残念ながら，2000年代へ入り集中治療は確実に進歩しているにもかかわらず，集中治療室（ICU）における重症敗血症の院内死亡率は依然として高く，30～50％にも及ぶ[2,3]．グラム陰性桿菌は，重症敗血症の起因菌の40％を占めており[1]，しばしば多臓器不全へ陥り炎症もより高度となる[4]．また，グラム陰性桿菌は，主に院内感染症の起因菌であり，薬剤耐性菌が増加しているものの新規抗菌薬は開発されてきていないことから，治療に難渋することがしばしばある[5]．

PMXの有効性は示されているのか？

1）エンドトキシンとは？ PMXとは？

　エンドトキシンは，グラム陰性桿菌の細胞外膜の構成成分であり，それ自体が炎症を惹起させることから，重症敗血症による死亡の主因の1つと考えられている．ポリミキシンB固定化線維充填カラム（polymyxinB-immoblized fiber column：PMX）は，エンドトキシンの主な作用部位であるlipid AにポリミキシンBが結合する作用を利用し，わが国で1980年代前半から開発された．1990年ごろから臨床応用され，1994年には保険適用となっている．現在では，腹腔内感染症（特に下部消化管穿孔）を中心に広くわが国では使用されている．

2）PMXのエビデンス

PMXによってエンドトキシンを効率的に吸着することが，*in vitro*と*in vivo*ともに証明されており，敗血症の炎症カスケードを抑えることが期待されている[6]．実際にエンドトキシンが高値である場合の臨床転帰は不良となるが，エンドトキシンを標的としたPMXによるエンドトキシン吸着療法（以下，PMX-HP療法）の臨床的有効性についての明確なエビデンスは依然としてはっきりしていない[7〜9]．これはPMX-HP療法のわが国での治験において，患者が重篤であることを理由に対象群は設定されずに実施されたことに起因する[10]．この研究ではPMX-HP療法前後の血中エンドトキシン値の減少は示されたものの，これに付随した生理学的パラメータの変化が臓器不全を改善させたとするには論理上飛躍がある．以来，明確な有効性が証明されないまま保険適用となり，独自の治療法として採用され続けている．では，エビデンスは全くないのか？ 残念ながら，わが国から数多くの臨床報告[11〜36]が行われているが，その研究デザインは後ろ向き研究，前後比較研究がほとんであり，ランダム化試験（RCT）は実現していない．現在までに報告された多施設前向きRCTは，ヨーロッパから報告された2編のみである[37,38]．特に，2009年JAMA誌に発表されたEUHAS研究では，緊急手術を要する腹腔内感染症による重症敗血症/敗血症性ショックを対象としてPMX-HP療法による死亡率減少を示したものとして注目を浴びた[38]（図1）．ただし，この研究は中間解析段階で中止となっており，統計手法の不備も指摘され[39]，有効性についての確固たる結論は出ていない．また，PMXに関するシステマチックレビューでは，PMX-HP療法により平均動脈圧と肺酸素化能（PaO_2/F_IO_2比）が上昇し，最終的な死亡率も改善する（OR 0.53, 95%信頼区間：0.43-0.65）と報告されている[40]（図2）．しかし，このレヴューはほとんどわが国からの報告をもとに作成されており，publication biasがあることは明らかであ

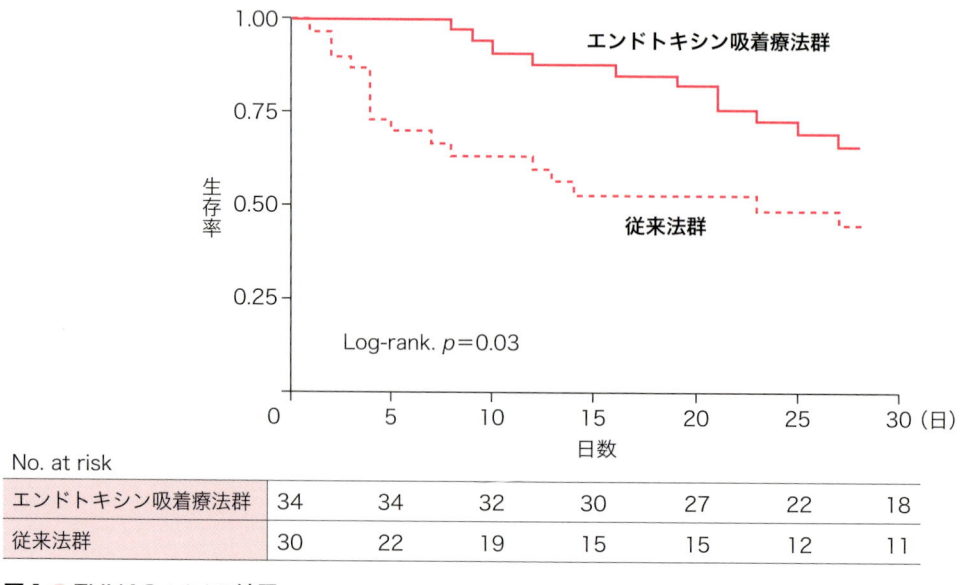

	0	5	10	15	20	25	30
エンドトキシン吸着療法群	34	34	32	30	27	22	18
従来法群	30	22	19	15	15	12	11

図1 ● EUHAS trialの結果
（文献38より引用）

り，このレヴューによりPMXの有効性が決定づけられない．

　また，日本集中治療医学会が2013年4月に発表した日本版敗血症診療ガイドラインでは，PMX-HP療法については，「腹部緊急手術を要する敗血症性ショックに対しては，循環動態改善効果，呼吸器機能改善効果が示されている（Grade2C）」「予後を改善するかどうかについての結論を出すには根拠が不十分である（Grade2C）」とされている[41]．

　以上のように過去の報告を踏まえるとPMX-HP療法については，その実施自体は完全に否定されるものではなく，むしろ循環動態，酸素化能の改善には寄与できるかもしれない．最重症の敗血症性ショックで起因菌としてグラム陰性桿菌が想定される場合で，かつショックが遷延する際は治療のオプションとなりうるかもしれない．ただし，PMX-HP療法により転帰が改善するかまでは不明であり，保険診療上1回37万円と高価であることを考えると実

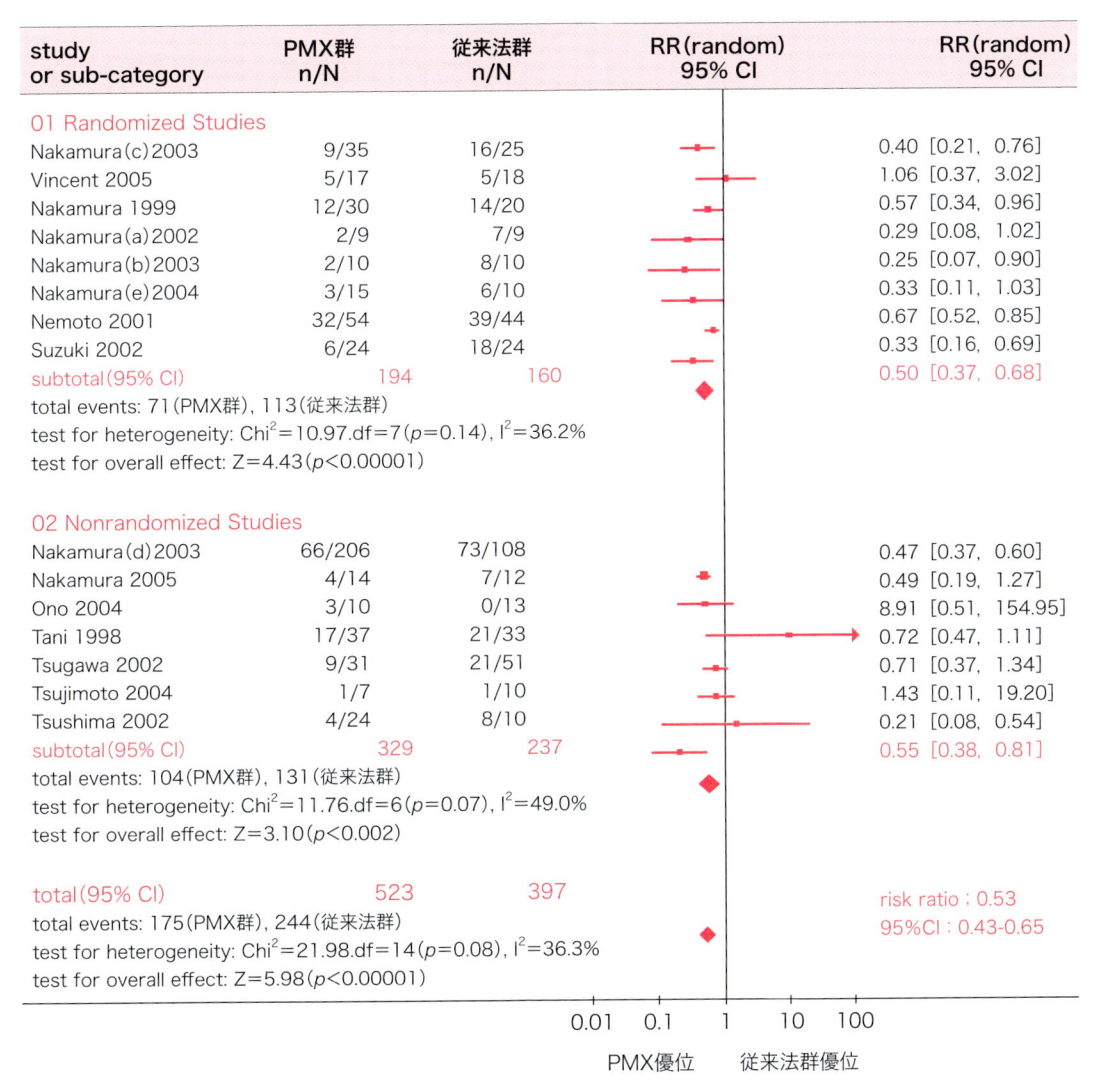

study or sub-category	PMX群 n/N	従来法群 n/N	RR(random) 95% CI
01 Randomized Studies			
Nakamura(c) 2003	9/35	16/25	0.40 [0.21, 0.76]
Vincent 2005	5/17	5/18	1.06 [0.37, 3.02]
Nakamura 1999	12/30	14/20	0.57 [0.34, 0.96]
Nakamura(a) 2002	2/9	7/9	0.29 [0.08, 1.02]
Nakamura(b) 2003	2/10	8/10	0.25 [0.07, 0.90]
Nakamura(e) 2004	3/15	6/10	0.33 [0.11, 1.03]
Nemoto 2001	32/54	39/44	0.67 [0.52, 0.85]
Suzuki 2002	6/24	18/24	0.33 [0.16, 0.69]
subtotal (95% CI)	194	160	0.50 [0.37, 0.68]
total events: 71(PMX群), 113(従来法群)			
test for heterogeneity: Chi²=10.97, df=7 (p=0.14), I²=36.2%			
test for overall effect: Z=4.43 (p<0.00001)			
02 Nonrandomized Studies			
Nakamura(d) 2003	66/206	73/108	0.47 [0.37, 0.60]
Nakamura 2005	4/14	7/12	0.49 [0.19, 1.27]
Ono 2004	3/10	0/13	8.91 [0.51, 154.95]
Tani 1998	17/37	21/33	0.72 [0.47, 1.11]
Tsugawa 2002	9/31	21/51	0.71 [0.37, 1.34]
Tsujimoto 2004	1/7	1/10	1.43 [0.11, 19.20]
Tsushima 2002	4/24	8/10	0.21 [0.08, 0.54]
subtotal (95% CI)	329	237	0.55 [0.38, 0.81]
total events: 104(PMX群), 131(従来法群)			
test for heterogeneity: Chi²=11.76, df=6 (p=0.07), I²=49.0%			
test for overall effect: Z=3.10 (p<0.002)			
total (95% CI)	523	397	risk ratio：0.53 95%CI：0.43-0.65
total events: 175(PMX群), 244(従来法群)			
test for heterogeneity: Chi²=21.98, df=14 (p=0.08), I²=36.3%			
test for overall effect: Z=5.98 (p<0.00001)			

0.01　0.1　1　10　100
PMX優位　　従来法群優位

図2 ● システマチックレビューの結果
PMX：エンドトキシン吸着療法
（文献40より引用）

施基準は厳密であることが望ましい.

2013年12月時点で欧米において2つの大規模臨床試験が進行しており（NCT01646229，NCT01046669：*Clinical Trail. gov*），その結果が待たれるところである.

◆ 文献

1) Martin GS, et al：The epidemiology of Sepsis in the United States from 1979 through, New Eng J Med, 2003 348：1546-1554, 2000
2) Levy MM, et al：Outcomes of the Surviving Sepsis Campaign in intensive careunits in the USA and Europe：a prospective cohort study. Lancet Infect Dis, 12：919-924, 2012
3) Quinot JP, et al：The epidemiology of septic shock in French intensive care units：the prospective multicenter cohort EPISS study. Critical Care, 17：R65, 2013
4) Abe R, et al：Cram-negative bacteremia induces greater magnitude of inflammatory response than Gram-positive bacteremia. Critical Care, 14：R27, 2010
5) Peleg AY, & Hooper DC：Hospital-Acquired Infections Due to Gram-Negative Bacteria. NEJM, 362：1804-1813, 2010
6) Shoji H：Extracorporeal endotoxin removal for the treatment of sepsis：endotoxin adsorption cartridge（Toraymyxin）. Ther Apher Dial, 7：108-114, 2003
7) Marshall JC, et al：MEDIC study.Diagnostic and prognostic implications of endotoxemia in critical illness：results of the MEDIC study. J Infect Dis, 190：527-534, 2004
8) Opal SM & Glück T：Endotoxin as a drug target. Crit Care Med. 31：57-64, 2003
9) Kellum JA：A targeted extracorporeal therapy for endotoxemia：the time has come Crit Care, 11：137, 2007
10) 小玉正智, ほか. 重症敗血症に対する流血申エンドトキシン除去治療−ポリミキシン固定化カラムによる血液潅流療法−. 日外会誌, 96：277-285, 1995
    → わが国における治験結果の報告. 前向き観察介入研究
11) Nakamura T, et al：Combination therapy with polymyxin B-immobilized fibre haemoperfusion and teicoplanin for sepsis due to methicillin- resistant Staphylococcus aureus. J Hosp Infect, 53：58-63, 2003
12) Nakamura T, et al：Effects of polymyxin B-immobilized fiber on urinary N-acetyl-B-glucosaminidase in patients with severe sepsis. ASAIO Journal, 50：563-567, 2004
13) Nakamura T, et al：Treatment with polymyxin B-immobilized fiber reduces platelet activation in septic shock patients：decrease in plasma levels of soluble P-selectin, platelet factor-4 and betathromboglobulin. Inflamm Res, 48：171-175, 1999
14) Nakamura T, et al：Hemoperfusion with polymyxin-B immobilized fiber for urinary albumin excretion in septic patients with trauma. ASAIO Journal, 48：244-248, 2002
15) Nakamura T, et al：Hemoperfusion with polymyxin-B immobilized fiber in septic patients with methicillin-resistant Staphylococcus aureus-associated glomerulonephritis. Nephron Clin Pract, 94：c33-c39, 2003
16) Nakamura T, et al：Effect of polymyxin B-immobilized fiber on bone resorption in patients with sepsis. Intensive Care Med, 30：1838-1841, 2004
17) Nemoto H, et al：Newly developed polymyxin B-immobilized fibers improve the survival of patients with sepsis. Blood Purif, 19：361-369, 2001
18) Suzuki H, et al：Continuous hemodiafiltration with polymyxin Bimmobilized fiber is effective in patients with sepsis syndrome and acute renal failure. Ther Apher, 6：234-240, 2002
19) Nakamura T, et al：Effects of hemoperfusion with polymyxin B-immobilized fiber on serum neopterin and soluble interleukin-2 receptor concentrations in patients with septic shock. J Infect, 37：241-247, 1998
20) Nakamura T, et al：Changes in plasma erythropoietin and interleukin-6 concentrations in patients

with septic shock after hemoperfusion and polymyxin Bimmobilized fiber. Intensive Care Med, 24：1272-1276, 1998
21) Nakamura T, et al：Effect of polymyxin B-immobilized fiber on blood metalloproteinase-9 and tissue inhibitor of metalloproteinase-11 levels in acute respiratory distress syndrome patients. Blood Purif, 22：256-260, 2004
22) Nakamura T, et al：Changes in plasma interleukin-18 by direct hemoperfusion with polymyxin B-immobilized fiber in patients with septic shock. Blood Purif, 23：417-420, 2005
23) Shimada N, et al：Effects of polymyxin B-immobilized fiber on serum phosphate concentrations in patients with sepsis. Nephron, 86：359-360, 2000
24) Tani T, et al：Therapeutic apheresis for septic patients with organ dysfunction：hemoperfusion using a polymyxin-B immobilized column. Artif Organs, 22：1038-1044, 1998
25) Tojimbara T, et al：Polymyxin B-immobilized fiber hemoperfusion after emergency surgery in patients with chronic renal failure. Ther Apher Dial, 8：286-292, 2004
26) Ueno T, et al：Effect over time of endotoxin adsorption therapy in sepsis. Ther Apher Dial, 9：128-136, 2005
27) Uriu K, et al：Endotoxin removal by direct hemoperfusion with an adsorbent column using polymyxin B-immobilized fiber ameliorates systemic circulatory disturbance in patients with septic shock. Am J Kidney Dis, 39：937-947, 2002
28) Nakamura T, et al：Polymyxin Bimmobilized fiber in patients with sepsis. Dialysis Transplant, 32：602-607, 2003
29) Ono S, et al：Modulation of human leukocyte antigen-DR on monocytes and CD16 on granulocytes in patients with polymyxin Bimmobilized fiber. Am J Surg, 188：150-156, 2004
30) Tsugawa K, et al：Results of endotoxin absorption after a subtotal resection of the small intestine and a right hemicolectomy for severe superior mesenteric ischemia. Hepatogastroenterology, 49：1303-1306, 2002
31) Tsujimoto H, et al：Hemoperfusion with polymyxin B-immobilized fibers reduced the number of CD16 + CD14 + monocytes in patients with septic shock. J Endotoxin Res, 10：229-237, 2004
32) Tsushima K, et al：Direct hemoperfusion using a polymyxin B immobilized column improves acute respiratory. J Clin Apheresis, 17：97-102, 2002
33) Ikeda T, et al：Clinical evaluation of PMX-DHP for hypercytokinemia caused by septic multiple organ failure. Ther Apher Dial, 8：293-298, 2004
34) Kushi H, et al：Early haemoperfusion with an immobilized polymyxin B fiber column eliminates humoral mediators and improves pulmonary oxygenation. Critical Care, 9：R653-R661, 2005
35) Tani T, et al：Correlation between plasma endotoxin, plasma cytokines, and plasminogen activator inhibitor-1 in septic patients. World J Surg, 25：660-668, 2001
36) Kojika M, et al：Endotoxin adsorption therapy for septic shock using polymyxin B-immobilized fibers （PMX）：evaluation by high-sensitivity endotoxin assay and measurement of the cytokine production capacity. Ther Apher Dial, 10：12-18, 2006
37) Vincent JL, et al：A pilotcontrolled study of a polymyxin B-immobilized hemoperfusion cartridge in patients with severe sepsis secondary to intra-abdominal infection. Shock, 23：400-405, 2005
38) 必読 Cruz DN, et al：Early use of polymyxin B hemoperfusion in abdominal septic shock-The EUPHAS Randomized Controlled Trial. JAMA, 301：2445-2452, 2009 ★★
→腹腔内感染症患者を対象とした小規模のランダム化試験．PMX-HP療法の有効性を提起した意味では画期的である
39) Vincent JL：Polymyxin B hemoperfusion and mortality in abdominal septic shock. JAMA, 302：1968, 2009
40) Cruz DN, et al：Effectiveness of polymyxin B-immobilized fiber column in sepsis：a systematic review. Crit Care, 11：R47, 2007
→PMX-HP療法に関するメタ分析．解析に採用されている論文はほとんどがわが国からの報告である
41) 日本集中治療医学会Sepsis Registry委員会：日本版敗血症診療ガイドライン．日集中医誌, 20：124-173, 2013

第6章

予防策，リハビリテーション，ゴール

第6章 予防策，リハビリテーション，ゴール

1. 敗血症での深部静脈血栓症予防はどのように行うのか？

松尾耕一，讃井將満

Point

- 静脈血栓塞栓症（VTE）予防は敗血症における全身管理の大切な要素の1つである
- 敗血症患者はさまざまなVTEの危険因子を有することが多く，その予防により重篤な合併症である肺塞栓症を減少できる
- 予防には薬物的予防法と機械的予防法があり，個々の患者の状態に応じて予防法を検討する

はじめに

敗血症の診療には感染のコントロールのみならず，臓器系統別に全身をくまなく評価し，最適な管理を行う必要がある．同時に，敗血症に伴って発生することが予想される合併症を予防することも重要であり，なかでも静脈血栓塞栓症（venous thromboembolism：VTE）予防は敗血症患者管理に不可欠な要素の1つである．

1 敗血症とVTE

1）敗血症におけるVTEの発生率

VTEの代表的なものに，深部静脈血栓症（deep venous thrombosis：DVT）と，それに引き続く肺血栓塞栓症（pulmonary embolism：PE）がある．ICU患者におけるVTEの発生頻度は高く，1980年代の報告ではヘパリン予防投与を行わない群で29％，ヘパリン予防投与群で13％とされ，内科的ICU患者においてもヘパリン予防投与を行わない群で10％，予防投与群で2％であった[1]．2012年のACCPガイドライン[2]では内科系疾患患者において11項目のVTEリスクを挙げ，累積ポイントにより高リスク群と低リスク群に分けた（表1）．リスクの程度によりVTE発生率に差を認め，高リスク群（≧4ポイント）で11.0％，低リスク群（＜4ポイント）で0.3％と，30倍以上の差があった．

敗血症症例に限定したVTE関連の研究は少ないが，これらの結果からICU入室が必要となるような敗血症におけるVTE発生は10～30％以上と想定され，重症敗血症や敗血症性ショック，あるいは腹腔内感染による敗血症により手術を要する症例ではさらに高率に発生

表1 ● 内科系疾患患者におけるVTEのリスク

リスクファクター	ポイント
悪性腫瘍	3
VTEの既往	3
安静	3
すでに凝固亢進状態と診断されている	3
最近（1カ月以内）の外傷または手術	2
高齢（≧70歳）	1
心不全，呼吸不全	1
急性心筋梗塞，脳梗塞	1
感染症，膠原病	1
肥満（BMI≧30）	1
ホルモン療法中	1
高リスク群≧4ポイント，低リスク群＜4ポイント	

（文献2より引用）

すると考えられる．

2）敗血症におけるVTE予防の意義

　重症敗血症および敗血症性ショック患者は循環動態が不安定であり，ひとたびPEをきたすと致命的となるため，VTE予防は不可欠である．VTEはこのような重大な結果を引き起こす一方で，その予防は比較的安価であり，患者の精神的，肉体的負担も少ない．DVTやPEの発症は予防により減らせることが多くの研究やメタ解析で証明されており[3,4]，これらは敗血症においても同様と考えられ，世界的な敗血症治療の指針となっているSurviving Sepsis Campaign Guidelines 2012（SSCG 2012）[5]でもVTE予防を行うことが強く推奨されている（Grade1A）．

　ACCPのガイドラインでは，内科系疾患のうちVTEリスクの低い患者（表1：＜4ポイント）には薬物的予防，機械的予防のいずれも不要（Grade1B）とされているが，集中治療を要する重症患者には薬物的予防（Grade2C）か，出血のリスクがあれば機械的予防（Grade2C）が推奨されている[2]．

2 敗血症におけるVTEの予防

1）ガイドライン

　わが国のVTE予防に関するガイドラインには，日本血栓止血学会などによる「肺血栓塞

栓症／深部静脈血栓症（静脈血栓塞栓症）予防ガイドライン」[6]や，日本循環器学会などによる「肺血栓塞栓症および深部静脈血栓症の診断，治療，予防に関するガイドライン」[7]がある．諸外国のものでは米国胸部専門医会（ACCP）[8]，米国内科学会（ACP）[9]や，世界脈管会議（IUA）[10]によるガイドラインがある．SSCG 2012は敗血症全般にわたるガイドラインであるが，VTE予防についても詳細に記載されている．一方，2013年に発表された日本版敗血症診療ガイドライン[11]ではVTE予防についてふれられていない．

2）予防方法

　予防方法には大きく分けて，抗凝固薬を使用した薬物的予防法と，弾性ストッキング（graduated compression stockings：GCS），間欠的空気圧迫法（intermittent pneumatic compression：IPC）を使用した機械的予防法がある．前述のACCP[8]やわが国のガイドライン[6,7]ではVTE発症のリスクを低リスクから最高リスクの4段階に分類しており（内科領域については表2に，外科領域については表3に示した），リスクの強さに伴い予防方法を異にしている（表4）．重症感染症はVTEの中リスクに分類され，GCSやIPCによる予防が推奨されている．ただし，ICUに入室するような重症感染症患者は，感染症そのもの以外にも心機能低下や呼吸不全の合併など，付加的な危険因子（表5）を多くもち合わせており，個々の症例に合わせてヘパリンなどの抗凝固薬を併用する必要がある．

　SSCG 2012では重症敗血症，敗血症性ショックの患者には薬物的予防と機械的予防の併用が推奨（Grade2C）されており，薬物的予防が禁忌である場合は機械的予防を行う（Grade2C）とされている．

　現在のところわが国では，DVTの薬物的予防法として未分画ヘパリン（unfractionated heparin：UFH）を使用するのが一般的である．ヘパリンカルシウム（カプロシン®）5,000単位を8時間ごと，または12時間ごとに皮下注射する．この方法はVTEの高リスク患者に対して単独で有効であり，最高リスク患者に対しても機械的予防法との併用で有効であるとされている[2,6,7]．出血性合併症のリスクがなければ可能な限り早期に開始し，十分な歩行が可能となるまで継続する．長期間にわたり抗凝固を行う必要がある場合はワルファリン（ワーファリン）への変更を考慮する．

　一方，SSCG 2012では未分画ヘパリンよりも低分子量ヘパリンが推奨されている（UFH 2回／日に対してGrade1B，UFH 3回／日に対してGrade2C）．わが国では現在，VTE予防における低分子量ヘパリンは手術後のみ保険適用となっており，敗血症単独では使用できない．

　一方，ICU患者は出血性の合併症も多い．観血的処置や手術を要する症例，消化管出血や出血性梗塞などの重大な出血が懸念される症例では，まず機械的なVTE予防を行い，出血の懸念がなくなった時点で薬物的予防法へ変更するか，併用を検討する．

3　特別な病態におけるDVT

　下部消化管穿孔から汎発性腹膜炎となりDICを合併した患者にDVT予防を行う場合，どのような方法を選択すればよいだろうか．

表2 ● 内科領域の静脈血栓塞栓症のリスクの階層化

リスクレベル	
低リスク	
中リスク	心筋梗塞, 呼吸不全, 重症感染症, 炎症性腸疾患
高リスク	脳血管障害, うっ血性心不全
最高リスク	

(文献7を参考に作製)

表3 ● 各領域の静脈血栓塞栓症のリスクの階層化

リスクレベル	一般外科・泌尿器科・婦人科手術	整形外科手術	産科領域
低リスク	60歳未満の非大手術 40歳未満の大手術	上肢の手術	正常分娩
中リスク	60歳以上, あるいは危険因子のある非大手術 40歳以上, あるいは危険因子がある大手術	腸骨からの採骨や下肢からの神経や皮膚の採取を伴う上肢手術 脊椎手術 脊椎・脊髄損傷 下肢手術 大腿骨遠位部以下の単独外傷	帝王切開(高リスク以外)
高リスク	40歳以上のがんの大手術	人工股関節置換術・人工膝関節置換術・股関節骨折手術(大腿骨骨幹部を含む) 骨盤骨切り術(キアリ骨盤骨切り術や寛骨臼回転骨切り術など) 下肢手術にVTEの付加的な危険因子が合併する場合 下肢悪性腫瘍手術 重度外傷(多発外傷)・骨盤骨折	高齢肥満妊婦の帝王切開術 静脈血栓塞栓症の既往あるいは血栓性素因の経腟分娩
最高リスク	静脈血栓塞栓症の既往あるいは血栓性素因のある大手術	「高リスク」の手術を受ける患者に静脈血栓塞栓症の既往あるいは血栓性素因の存在がある場合	静脈血栓塞栓症の既往あるいは血栓性素因の帝王切開術

総合的なリスクレベルは, 予防の対象となる処置や疾患のリスクに, 付加的な危険因子を加味して決定される. 例えば, 強い付加的な危険因子を持つ場合にはリスクレベルを1段階上げるべきであり, 弱い付加的な危険因子の場合でも複数個重なればリスクレベルを上げることを考慮する.
リスクを高める付加的な危険因子:血栓性素因, 静脈血栓塞栓症の既往, 悪性疾患, 癌化学療法, 重症感染症, 中心静脈カテーテル留置, 長期臥床, 下肢麻痺, 下肢ギプス固定, ホルモン療法, 肥満, 静脈瘤など. (血栓性素因:主にアンチトロンビン欠乏症, プロテインC欠乏症, プロテインS欠乏症, 抗リン脂質抗体症候群を示す)
大手術の厳密な定義はないが, すべての腹部手術あるいはその他の45分以上要する手術を大手術の基本とし, 麻酔法, 出血量, 輸血量, 手術時間などを参考として総合的に評価する.
〔肺血栓塞栓症および深部静脈血栓症の診断, 治療, 予防に関するガイドライン(2009年改訂版)http://www.j-circ.or.jp/guideline/pdf/JCS2009_andoh_h.pdf (2013年12月閲覧)より転載〕

　まずGCSやIPCなど機械的予防は術中から開始し, 術後の出血性合併症の懸念がある間はヘパリン予防投与を控える. 可能な限り早期に離床を促し, 離床できない場合は床上で関節運動を開始する.
　DICを合併し, 血小板低下や凝固異常が認められた場合, 出血性合併症の観点から薬物的予防を併用するかは慎重に検討する. 敗血症によるDICは線溶抑制により臓器の虚血性傷害

表4 ● リスクの階層化と静脈血栓塞栓症の発生率，および推奨される予防法

リスクレベル	下腿DVT（%）	中枢型DVT（%）	症候性PE（%）	致死性PE（%）	推奨される予防法
低リスク	2	0.4	0.2	0.002	早期離床および積極的な運動
中リスク	10～20	2～4	1～2	0.1～0.4	弾性ストッキング あるいは間欠的空気圧迫法
高リスク	20～40	4～8	2～4	0.4～1.0	間欠的空気圧迫法 あるいは抗凝固療法*
最高リスク	40～80	10～20	4～10	0.2～5	（抗凝固療法*と間欠的空気圧迫法の併用） あるいは （抗凝固療法*と弾性ストッキングの併用）

＊整形外科手術および腹部手術施行患者では，エノキサパリン，フォンダパリヌクス，あるいは低用量未分画ヘパリンを使用．その他の患者では，低用量未分画ヘパリンを使用．最高リスクにおいては，必要ならば，用量調節未分画ヘパリン（単独），用量調節ワルファリン（単独）を選択する．
エノキサパリン使用法：2,000 単位を1日2回皮下注，術後24時間経過後投与開始（参考：わが国では15日間以上投与した場合の有効性・安全性は検討されていない）．
フォンダパリヌクス使用法：2.5 mg（腎機能低下例は1.5 mg）を1日1回皮下注，術後24時間経過後投与開始（参考：わが国では，整形外科手術では15日間以上，腹部手術では9日間以上投与した場合の有効性・安全性は検討されていない）．
DVT：deep vein thrombosis，PE：pulmonary embolism
〔肺血栓塞栓症および深部静脈血栓症の診断，治療，予防に関するガイドライン（2009年改訂版）http://www.j-circ.or.jp/guideline/pdf/JCS2009_andoh_h.pdf（2013年12月閲覧）より転載〕

表5 ● 静脈血栓塞栓症の付加的な危険因子の強度

危険因子の強度	危険因子
弱い	肥満 エストロゲン治療 下肢静脈瘤
中等度	高齢 長期臥床 うっ血性心不全 呼吸不全 悪性疾患 中心静脈カテーテル留置 がん化学療法 重症感染症
強い	静脈血栓塞栓症の既往 血栓性素因 下肢麻痺 ギプスによる下肢固定

血栓性素因：アンチトロンビン欠乏症，プロテインC/S欠乏症，抗リン脂質抗体症候群など
〔肺血栓塞栓症および深部静脈血栓症の診断，治療，予防に関するガイドライン（2009年改訂版）http://www.j-circ.or.jp/guideline/pdf/JCS2009_andoh_h.pdf（2013年12月閲覧）より転載〕

を起こすことが多いとされる[12]が，DIC患者にDVTやPEをどの程度合併するかは明らかでない．DICに対して未分画ヘパリン，低分子量ヘパリンを使用する場合は，同時にVTE予防を行っていることになるが，アンチトロンビンや，トロンボモデュリン，タンパク分解酵素阻害薬などにVTE予防効果があるかどうかは不明である．われわれの施設では，DICに対して何らかの薬剤が使用されている場合は機械的予防のみを行っている．特に高用量のアンチトロンビンとヘパリンの併用により出血性合併症が増加するという報告[13] [LRCT]があり注意が必要である．不幸にしてDVTやPEが発生した場合には出血性合併症に留意しながらヘパリンによる治療を検討する必要がある．

Pro Con 論点のまとめ

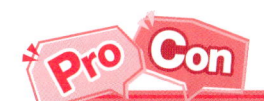

敗血症における深部静脈血栓症予防

【賛成論】
- 敗血症において，VTEの発症頻度は高く，PEを発症すればしばしば致命的となる．予防は有効であり，要する費用も比較的安価であるため，薬物的・機械的に予防を行うことを推奨する

【反対論】
- 敗血症でもVTE発症リスクの小さい患者もいる．また術後やDIC合併症例には重大な出血性合併症発症の懸念もあり，薬物的予防をルーチンに行うことには慎重であるべきである

文献

1) Cade JF：High risk of the critically ill for venous thromboembolism. Crit Care Med, 10：448-450, 1982
2) Kahn SR, et al：Prevention of VTE in nonsurgical patients：Antithrombotic Therapy and Prevention of Thrombosis, 9th ed：American College of Chest Physicians Evidence-Based Clinical Practice Guidelines. Chest, 141：e195-226S, 2012
3) Attia J, et al：Deep vein thrombosis and its prevention in critically ill adults. Arch Intern Med, 161：1268-1279, 2001
4) Geerts W, et al：Venous thromboembolism and its prevention in critical care. J Crit Care, 17：95-104, 2002
[必読] 5) Dellinger RP, et al：Surviving Sepsis Campaign：International Guidelines for Management of Severe Sepsis and Septic Shock：2012. Crit Care Med, 41：580-637, 2013
[必読] 6) 「肺血栓塞栓症／深部静脈血栓症（静脈血栓塞栓症）予防ガイドライン」（肺血栓塞栓症／深部静脈血栓症（静脈血栓塞栓症）予防ガイドライン作成委員会／編），Medical Front International Limited, 2004
[必読] 7) 日本循環器学会ほか：肺血栓塞栓症および深部静脈血栓症の診断，治療，予防に関するガイドライン（2009年改訂版）
http://www.j-circ.or.jp/guideline/pdf/JCS2009_andoh_h.pdf
[必読] 8) Guyatt GH, et al：Executive Summery, Antithrombotic Therapy and Prevention of Thrombosis, 9th ed：American College of Chest Physicians Evidence-Based Clinical Practice Guidelines. Chest, 141：7S-47S, 2012
9) Qaseem A, et al：Venous Thromboembolism Prophylaxis in Hospitalized Patients：A Clinical Practice Guideline From the American College of Physicians. Ann Intern Med, 155：625-632, 2011
10) Nicolaides AN, et al：Prevention and Treatment of Venous Thromboembolism：International Consensus Statement. Int Angiol, 25：101-161, 2006
[必読] 11) 日本集中治療医学会Sepsis Registry委員会：日本版敗血症診療ガイドライン．日集中医誌, 20：124-173, 2013
[必読] 12) 日本血栓止血学会学術標準化委員会DIC部会：科学的根拠に基づいた感染症に伴うDIC治療のエキスパートコンセンサス．血栓止血誌, 20：77-113, 2009
13) Warren BL, et al：High-Dose Antithrombin Ⅲ in Severe Sepsis：A Randomized Controlled Trial. JAMA, 286：1869-1878, 2001 ★★★
→ 重症敗血症に対しアンチトロンビンの大量投与（30,000単位／4日間）を行っても28日生存率は改善せず，ヘパリン併用群で出血性合併症が有意に増加したという多施設共同ランダム化比較試験（対象はDIC患者ではなく，またこれほど高用量のアンチトロンビン投与はわが国では認められていない）

第6章 予防策，リハビリテーション，ゴール

2. 消化管潰瘍予防薬はどのように使用するか？ 経腸栄養中も使用するのか？

吉江範親，橋本篤徳，小谷穣治

Point
- 重症敗血症の際には，胃酸抑制薬の投与を考慮すべきである
- 胃酸抑制薬使用時には，偽膜性腸炎や人工呼吸器関連肺炎（VAP）に注意する

はじめに

敗血症の患者に対して，消化管潰瘍予防策として胃酸抑制薬〔プロトンポンプ拮抗薬（proton pump inhibitor：PPI）やH_2受容体拮抗薬（H_2 blocker）〕を投与する必要はあるのだろうか．Surviving Sepsis Campaign Guidelines（SSCG）2012[1]を参照しながら，消化管潰瘍予防薬の適応と使用方法について解説する．

1 敗血症患者における消化管潰瘍とはストレス性潰瘍である

ストレス性潰瘍の概念の歴史は古く，1969年にSkillmanらにより「A clinical syndrome associated with lethal hemorrhage from acute stress ulceration of stomach」として報告されている[2]．その原因は胃粘膜への一過性の血流低下に伴う粘膜の虚血再灌流と考えられており，stress-related mucosal disease（SRMD）とも呼ばれる．敗血症患者の20～25％に上部消化管出血を認めたという報告もあり，そのリスクは凝固障害・48時間以上の人工呼吸器管理・血圧の低下とされている[3]．また，敗血症の際には脳・心臓の血流を保つために，腹部臓器血流はより障害されやすい病態を呈すると言われている．つまり，ストレス性潰瘍と重症敗血症／敗血症性ショックは非常に密接にかかわっていると言える．

2 SSCG2012における胃酸抑制薬の扱い

上記をふまえて，SSCG2012では「ストレス性潰瘍予防薬」として，「消化管出血のリスクがある重症敗血症／敗血症性ショックの患者へのH_2 blockerもしくはPPIの投与をGrade1B〔質の低いランダム化比較試験（RCT），もしくは質の高い観察研究〕で推奨する一方で，Grade2B（サブグループ解析を含み，結果と相反することもある）でリスクのない患者に関

しては予防投与はすべきではないとしている（その理由については後述する）．

小児に関しては成人と同様に消化管出血の重要性は述べられているが，ストレス性潰瘍予防薬に関してはGradeを伴う推奨はなされていない．

3　PPI vs. H_2 blocker

SSCG2012では「ストレス性潰瘍予防薬」としてPPIがH_2 blockerよりも勧められているが，エビデンスレベルは低く，Grade2D（良質ではない介入試験や専門家による意見）である．

PPIとH_2 blockerの効果を比較した文献は散見されるが，メタ解析で代表的な文献はBarkunによる報告であろう[4][LRCT]．同論文ではSRMDのリスクがある症例において，循環動態に影響が出たり輸血が必要となったりした症例での消化管出血の発症を，PPIの方がH_2 blockerよりも有意に減少させると結論づけている．しかしながら2010年のLinによる報告[5][LRCT]や同年のZhouの報告[6]ではICU管理下ではPPIとH_2 blockerにおいて消化管出血の発症頻度の抑制では有意差をもたないと結論づけられている．

なお，敗血症が対象ではないが，脳出血に伴うストレス性の潰瘍に関して，PPIとH_2 blockerを比較したRCTが2013年にLiuらにより報告されている．同報告ではPPIはH_2 blockerよりも有意に消化管出血の発症を減少させるが，ICU滞在日数および1カ月予後はPPIとH_2 blockerに有意差はなかったとされている[7][LRCT]．

PPIの方がH_2 blockerよりも胃内のpHを高く保つことは示されているが[8]，それらは消化管出血の予防とは相関しない可能性が示唆される．

4　投与経路による比較

PPI・H_2 blockerいずれにおいても経口（経腸）投与と経静脈投与でどのくらい効果に差があるのかは興味深いところではあるが，それらについての明確な解答は見あたらなかった．

またPPIとH_2 blockerの投与後からの効果発現時間に関しても意見が分かれている．現段階ではっきりといえるのは①PPI・H_2 blockerのいずれも，注射薬の方が内服薬よりも値段が高い，②内服薬・注射薬のいずれもPPIの方がH_2 blockerより値段が高い，という2点のみである．

5　胃酸抑制薬の副作用

PPI・H_2 blockerはともに肝臓薬物代謝酵素であるシトクロームP450の活性阻害を有するため，併用薬物の薬効に大きな影響を与える．テオフィリン（テオドール®）やフェニトイン（アレビアチン®），ワルファリン（ワーファリン）などとの相互作用が有名である．またH_2 blockerはプロカインアミドの腎排泄を抑制したり，せん妄を誘発したりすることも知っておくべきである．

また胃酸抑制薬の宿命であるが，**通常であれば胃酸によって不活化される*Clostridium***

difficile や細菌が腸管内や胃で増殖することによる偽膜性腸炎や人工呼吸器関連肺炎（ventilator associated pneumonia：VAP）の発症率が上がるとの報告があり[9, 10][10：LRCT]，これらに対する注意喚起は SSCG2012 でも行われている．

❻ 消化管出血時の対応

　SCCG2012 では，消化管出血を認めた場合の対処法についての明確な記載はない．PPI はプラセボや H_2 blocker と比較し，再出血や外科的止血術を減らすことはできたが，転帰としては有意差を認めないというメタ解析はある[11]が，ガイドラインとして明記されているものは見あたらない．

　したがってこの項目はわれわれの施設でのコンセンサスを中心に記載することとする．

　上部消化管出血を疑う場合には，経腸栄養チューブが消化管粘膜を機械的に刺激して損傷している可能性があるため，すみやかに内視鏡検査を施行すべきであろう．出血源が確認できるまでは経腸栄養を一時的に中止せざるを得ないが，いたずらに長期間の絶食状態を継続しないように留意しなくてはならない．出血源が同定できた場合には，出血源より遠位に経腸栄養チューブの先端を留置することにより，経腸栄養の継続が可能となる．

　下部消化管出血を疑う場合には残念ながら絶食にせざるを得ないが，出血が治まってきた頃合を見はからって，その後の下部消化管検索を念頭において低残渣食を開始することが多い．

❼ 経腸栄養中の胃酸抑制薬の使用に関して

　SCCG2012 では敗血症と診断してから 48 時間以内の経口・経腸栄養の開始が推奨されている（Grade2C）．また，日本版敗血症診療ガイドラインでは ICU 入室後 24 時間以内の経腸栄養の開始が Grade1B で推奨されている．では，経腸栄養中の PPI・H_2 blocker の投与に関してはガイドラインではどのように記載されているのだろうか．

　まず，「ストレス性潰瘍予防策」は胃酸抑制薬の投与のみではないことを知っておきたい．前述の通り，ストレス性潰瘍の原因は，胃粘膜の血流低下に伴う一過性の虚血であると考えられているが，胃粘膜の虚血を起こさないことにより，ストレス性潰瘍も起こりにくくなると考えられる．Eqhgrave は経腸栄養で酸を緩衝することにより胃粘膜を保護することができる[12]と述べている．また経腸栄養の施行によりプロスタグランジンの分泌促進や粘膜血流の改善も認めるとも報告している．

　しかし，これはあくまでも経胃的な経腸栄養剤の投与の場合であり，トライツ靱帯以遠に経腸チューブの先端を留置した場合に関しては議論されていない．解剖生理的にはトライツ靱帯以遠での経腸栄養は胃酸の分泌を促進しないため胃酸抑制薬の投与は不要であるとの考えもあるが，反対にストレスによる交感神経の緊張に伴う胃粘膜血流の低下からのストレス性潰瘍を予防するためには経腸栄養剤の投与ルートにかかわらず胃酸抑制薬は必要であるとの考えもあり，現時点では経腸栄養中の消化管潰瘍予防薬の要否は断定できない．投与に関しては明確なエビデンスはないと考えられる．

論点のまとめ

敗血症における胃酸抑制薬（PPI・H₂ blocker）

- 胃酸抑制薬の合併症として偽膜性腸炎やVAPがあるため，消化管出血のリスクの低い患者にはルーチンで使用すべきではないが，消化管出血のリスクの高い重症敗血症/敗血症性ショックの患者には使用を考慮した方がよいと考えられる
- PPIの方がH₂ blockerよりも胃内のpHを高く保つ作用があり，SSCG2012ではPPIの推奨レベルの方が高くなっているが，胃内のpHと消化管出血の発生率には有意差はないとの報告もあり，H₂ blockerの使用が否定されたわけではない
- 経管栄養中の胃酸抑制薬の使用に関しては現時点では明確なエビデンスはなく，現場の判断に任される

文献

1) **必読** Dellinger RP, et al：Surviving Sepsis Campaign Guidelines Committee including the Pediatric Subgroup. Surviving sepsis campaign：international guidelines for management of severe sepsis and septic shock：2012. CritCareMed, 41（2）：580-637 2013 Feb
   → 2012年に改訂されたSurviing Sepsis Campaign Guidlineであり，現在の集中治療における敗血症治療のStandardと言えよう

2) Skillman JJ, et al：Respiratory failure, hypotension, sepsis, and jaundice. A clinical syndrome associated with lethal hemorrhage from acute stress ulceration of the stomach. Am J surg, 117：523-530, 1969
   → acute stress ulceration of the stomachの概念を提唱した文献

3) Stollman N, & Metz DC：Pathophysiology and prophylaxis of stress ulcer in intensive care unit patients. J Crit Care, 20（1）：35-45, 2005

4) Barkun AN, et al：Proton Pump Inhibitors vs. Histamine 2 Receptor Antagonists for Stress-Related Mucosal Bleeding Prophylaxis in Critically Ill Patients：A Meta-Analysis：Am J Gastroenterol. 107（4）：507-520, 2012 ★★★
   → 消化管出血をアウトカムとしPPIはH₂brockerに対して有意な減少を認めた

5) Lin PC, et al：The efficacy and safety of proton pump inhibitors vs histamine-2 receptor antagonists for stress ulcer bleeding prophylaxis among critical care patients：a meta-analysis. Crit Care Med, 38（4）：1197-1205, 2010 ★★★
   → 上記とは逆に消化管出血をアウトカムとしPPIとH2brockerでは有意な差を認めず

6) Zhou JF, et al：Bleeding and pneumonia in intensive care unit patients given proton pump inhibitor or histamine-2 receptor antagonist for prevention of stress ulcer：a Meta analysis：Zhongguo Wei Zhong Bing Ji Jiu Yi Xue. 22（4）：221-225, 2010

7) Liu BL, et al：A randomized controlled study comparing omeprazole and cimetidine for the prophylaxis of stress-related upper gastrointestinal bleeding in patients with intracerebral hemorrhage：J Neurosurg, 118（1）：115-120, 2013 ★★★

8) Somberg L, et al：Intermittent intravenous pantoprazole and continuous cimetidine infusion：effect on gastric pH control in critically ill patients at risk of developing stress-related mucosal disease. J Trauma, 64（5）：1202-1210, 2008 ★★★

9) Howell MD, et al：Iatrogenic gastric acid suppression and the risk of nosocomial Clostridium difficile infection.：Arch Intern Med, 170（9）：784, 2010 ★

10) Herzig SJ, et al：Acid-suppressive medication use and the risk for hospital-acquired pneumonia.：JAMA, 301（20）：2120-2128, 2009 ★
    → 胃酸抑制薬は院内肺炎を助長するという文献

11) Leontiadis GI, et al：Systematic reviews of the clinical effectiveness and cost-effectiveness of proton pump inhibitors in acute upper gastrointestinal bleeding.：Health Technol Assess, 11（51）：iii-iv, 1-164, 2007

12) Ephgrave KS, et al：Enteral nutrients prevent stress ulceration and increase intragastric volume. Crit Care Med, 18（6）：621-624, 1990

第6章 予防策，リハビリテーション，ゴール

3. 敗血症患者での リハビリテーションは必要か？

畠山淳司，武居哲洋

Point

- 重症患者に発症するせん妄や長期にわたる四肢筋力低下に対する予防策として，ICUにおける早期リハビリテーションが注目されている
- 重症患者において安全に早期リハビリテーションが行える可能性が臨床研究により示唆されている
- 重症患者における早期リハビリテーションは，死亡率は改善しないものの身体機能，生活の質を改善し，人工呼吸期間，ICU滞在日数，在院日数を短縮させる

はじめに

近年のICUにおける集学的な治療により，ARDS（acute respiratory distress syndrome）や重症敗血症などの重症患者の死亡率は低下した[1,2]．ところが，生存率の改善とともにICUを生存退院した重症患者に，重篤な運動機能障害が高率に残存していることが明らかになってきた[3~5]．近年話題になっている重症患者に発症するミオパチーやポリニューロパチー（一口メモ参照）が，この長期にわたる筋力低下に関与していると考えられている[6]．

一方，重症患者にはせん妄のリスク因子が多数存在し，ICUでせん妄に遭遇することは稀でない．せん妄の発症は死亡率にさえ影響することが明らかになっており，その発症予防は重症患者管理のうえで欠かせない[7]．

深い鎮静やベッド上での長期にわたる不動化は，筋力低下とせん妄の両者に共通するリスク因子と考えられており，このため近年はたとえ人工呼吸中であっても鎮静を中止し早期にリハビリテーションを開始することが推奨されている[8,9]．本稿では，敗血症患者を含めた重症患者の早期リハビリテーションの安全性や有用性を中心に解説する．

一口メモ：ICU-acquired weakness（ICUAW）

重症患者に発症するびまん性の筋力低下はICUAWとよばれ，ポリニューロパチーとミオパチーの混在する症候群と考えられている[10]．2007年に報告されたシステマティック・レビューによると，敗血症，多臓器不全，長期人工呼吸のいずれかにあてはまる重症患者の46％にICUAWが発症している[11]．機序として，敗血症を代表とする高度炎症反応の関与が想定されており，鎮静薬による筋不動化も急速に筋構成タンパクを減少させる一因と言われている[6]．

1 重症患者における早期リハビリテーションの安全性

重症病態の極期には，気管チューブ，中心静脈カテーテル，透析用カテーテル，尿道カテーテルなどが挿入されており，多くの重要な薬剤が持続投与されている．また，人工呼吸器や呼吸回路がつながっており，早期リハビリテーションが安全に行われるかどうかという疑問を誰もが抱く．

リハビリテーションの安全性を敗血症患者に限局し論じた研究は見当たらないが，表1にICUにおける重症患者の早期リハビリテーションの安全性を検証した研究を示す．Baileyら[12]は，呼吸器内科ICUにおいて4日以上の人工呼吸管理を要する患者103名に対し，生理学的に安定した時点でベッド・いす上での坐位や歩行などの早期リハビリテーションを開始したところ，有害事象（転倒，チューブ抜去，予定外抜管，収縮期血圧＞200 mmHgまたは＜90 mmHg，SpO_2＜80％）の発生は1,449件の介入のうち14件（0.96％）であったことを報告し，人工呼吸中でも早期リハビリテーションは安全に行えると結論づけている．Bourdinら[13]は，急性呼吸不全，敗血症性ショック，多臓器不全を呈する重症患者20名に対し坐位，歩行など

表1 ● ICUにおける早期リハビリテーションの安全性に関する主な研究

研究	デザイン	対象患者，症例数	介入	主要評価項目	主な結果
Bailey[12], 2007	単施設，前向きコホート研究	呼吸器内科ICUに入室し4日以上の人工呼吸管理を必要とした103人	ベッド上坐位，いすでの坐位，歩行	有害事象（転倒，チューブ抜去，予定外抜管，収縮期血圧＞200 mnHg or ＜90 mmHg，SpO_2＜80％）	1,449回の介入において有害事象が生じたのは1％未満であり，予定外抜管はみられなかった
Bourdin[13], 2010	単施設，前向き観察研究	内科ICUに7日以上滞在しており，2日以上人工呼吸管理を必要とした20人	いすでの坐位，傾斜運動，歩行	介入時のバイタルサインの変化，有害事象（転倒，1分間以上のSpO_2＜88％，予定外抜管，立位時の収縮期血圧＜80 mmHg	424回のリハビリテーション（33％は人工呼吸中）の介入のうち，有害事象の発生は3％，予定外抜管は1例のみであった
Pohlman[14], 2010	2施設RCTの介入群の解析	72時間以内の人工呼吸患者で，さらに24時間以上人工呼吸管理が予想される内科ICUの患者の介入群49人	1日1回の鎮静の中断に続き，PTとOTを行う．能動的可動域運動から開始し，日常生活動作，坐位，立位，歩行を目標とする	N/A	89％の患者にALI，血管作動薬の使用，せん妄，腎代替療法，BMI＞30などの少なくとも1つのPT/OTを阻害する因子があった．有害事象（5％以上のSpO_2低下，20％以上の脈拍数増加，人工呼吸器との非同調・頻呼吸，興奮，チューブ類抜去）は，16％にみられたが，リハビリテーションが実際に行われなかったのは4％に過ぎなかった．リハビリを中断せざるを得なかった理由として，人工呼吸器との非同調・頻呼吸が多かった

ALI：acute lung injury（急性肺傷害）
BMI：body mass index
N/A：記載なし
PT：理学療法
OT：作業療法

の早期リハビリテーションを行い，全424回のリハビリテーション（33％は人工呼吸中）の介入のうち，有害事象が生じたのは3％であったことを報告している．有害事象のなかで最も多かったのは，転倒の7件であり，予定外抜管は1例のみであった．Pohlmanら[14]は，早期理学・作業療法の効果を検証したランダム化比較試験（RCT）の介入群を詳細に検討した．介入群のICU入室期間は5.9日，せん妄の発症率は33％，死亡率は18％であった．人工呼吸を行っている患者49名に対し，気管挿管の1.5日後に理学・作業療法が開始されており，途中で中止とせざるを得なかった理学・作業療法は4％に過ぎなかったと報告している．

さらには，外科系ICU[15]や体外式模型人工肺（extracorporeal membrane oxygenation：ECMO）管理中の患者[16]においても，早期リハビリテーションは安全に行われたとする報告がある．血行動態の安定や鎮静中止などいくつかの条件はあるものの，現時点ではICU滞在中の重症患者であっても，早期から坐位や立位，場合によっては歩行といったリハビリテーションを安全に行うことが可能と言えるだろう．

2 重症患者における早期リハビリテーションの有用性

重症患者における早期リハビリテーションの有用性を検討したいくつかのRCTが報告されている（表2）．

Routsiら[17]は，APACHE Ⅱスコアが13点以上のICU患者140名を無作為に入室2日目以降毎日55分間下肢の電気筋刺激を行う筋刺激群と，刺激しない対照群に割り付けるユニークなRCTを施行した．筋刺激群で有意に四肢の筋力低下が抑制されたが，人工呼吸期間やICU滞在日数に差はなかった．同じくPoulsenら[18]は，敗血症性ショックと診断された8名の患者の下肢に60分間の電気筋刺激を7日間施行した効果をCTで検証した．ところが，刺激肢と非刺激肢で筋肉容量低下に有意差は認めなかった．ICU患者における電気筋刺激の有効性に関しては，今後の大規模研究が必要と考えられる[19]．

またBurtinら[20]は，エルゴメーターを使用した早期リハビリテーションの有用性を検討した．ICUに今後7日以上滞在すると予想される患者90人を，無作為に通常の週5日間の呼吸理学療法および上下肢の他動・能動的運動療法を受ける対照群と，これらに加えて週5日1日20分間ベッド上でエルゴメーターを施行する介入群に割り付けたところ，介入群の方が有意に退院時における6分間の歩行距離が長く，大腿四頭筋筋収縮力も強かった．

Schweickertら[21]は，人工呼吸開始後72時間以内かつその後少なくとも24時間以上の人工呼吸管理が必要と予想される18歳以上の患者104名を，無作為に早期理学・作業療法を行う介入群と，プライマリケアチームによって指示されたときのみリハビリテーションを行う対照群とに割り付けたRCTを報告している．ICU滞在日数，在院日数，院内死亡率に有意差はみられなかったものの，介入群は対照群よりも退院時に自立した運動能力（入浴，着替え，食事，身繕い，ベッドからいすへの移動，排泄）を有する患者の割合が高かった．また，人工呼吸期間やせん妄期間が有意に短かった．このほか，敗血症患者における早期リハビリテーションの効果を検討したRCTが進行中であり，その結果が待たれる[22]．

2013年のメタ解析[23]によれば，ICUの重症患者に対する理学療法は，身体機能や生活の

表2 ● ICUにおける早期リハビリテーションに関する代表的なRCT

研究	デザイン	対象患者,症例数	介入	主要評価項目	主な結果
Routsi[17], 2010	単施設RCT	ICU入室時,APACHE Ⅱスコアが13点以上の患者140人	大腿四頭筋と長腓骨筋をEMSにて刺激した群(EMS群)と刺激しなかった群(対照群)	MRCスコア	● EMS群は対照群と比較して,MRCスコアが有意に高く(58 vs. 52, $p=0.04$),CIPNMの発症率も低かった(3人 vs. 11人, $p=0.04$) ● 人工呼吸期間やICU滞在日数に差なし
Burtin[20], 2009	単施設RCT	混合ICUの患者90人	ICU入室5日目から通常の呼吸リハ,運動療法を行った群(対照群)と通常リハに加えてエルゴメーターを使用した群(介入群)	退院時における6分間の歩行距離	介入群は対照群と比較して, ● 6分間歩行距離が長い(196 m vs. 143 m, $p<0.05$) ● SF-36スコアが高い(21 vs. 15, $p<0.05$)
Schweickert[21], 2009	2施設RCT	72時間以内の人工呼吸患者で,さらに24時間以上人工呼吸管理が予想される内科ICUの患者104人	早期から理学・作業療法を行う群(介入群)とプライマリケアチームによってオーダーされたときにのみリハビリテーションを行う群(対照群)	退院時の運動能力(入浴,着替え,食事,身繕い,移動,排泄)と自立歩行の複合アウトカム	介入群は対照群と比較して, ● 主要アウトカムを達成できた割合が多い(59% vs. 35%, $p=0.02$). ● せん妄期間が短い(2.0日 vs. 4.0日, $p=0.02$) ● 非人工呼吸期間が長い(23.5日 vs. 21.1日, $p=0.05$)

CIPNM:critical illness polyneuromyopathy
EMS:electrical muscle stimulation(電気筋刺激)
MRCスコア:筋力を表す尺度
SE-36スコア:健康関連の生活の質を表す尺度

質を改善し,人工呼吸期間やICU滞在日数,在院日数を短縮するが,死亡率低下には寄与しなかった.

3 早期リハビリテーションの実際

Pohlmanら[14]は,安全にリハビリテーションを行うために,以下の基準に該当しないかを毎朝評価し,これらに該当しない場合,鎮静を中止し患者の覚醒を促している.

①平均動脈圧<65 mmHg　⑥上部消化管出血
②脈拍<40回/分,>130回/分　⑦心筋虚血
③呼吸数<5回/分,>40回/分　⑧手術を要する状態
④SpO_2<88%　⑨鎮静薬の増量
⑤頭蓋内圧上昇　⑩気道確保が不十分

鎮静中止後に不穏や人工呼吸器との非同調を認めた場合,リハビリテーションは行わず鎮

静薬を再開する．①声かけで開眼する，②アイコンタクトがとれる，③握手ができる，④舌出しができる，の4項目中3項目が可能な場合に覚醒していると判断し，リハビリテーションを開始する．まず半坐位で能動的ROM（range of motion）訓練を行い，徐々に体位を端坐位まで上げていき，日常生活に必要な作業療法をベッド上で行う．端坐位保持が問題なくなった段階で，移動訓練（坐位から立位，臥床から車いす乗車，ポータブルトイレへの移動）を行う．立位でのバランス感覚や体重移動に問題のないことを確認し，最終的には人工呼吸器装着のまま歩行訓練を行う．

リハビリテーション中に，①平均動脈圧＜65 mmHg，②脈拍＜40回／分，＞130回／分，③呼吸回数＜5回／分，＞40回／分，④SpO_2＜88％，⑤人工呼吸器との非同調，⑥苦悶様表情，⑦新たな不整脈の出現，⑧心筋虚血の懸念，⑨気道確保の懸念，⑩転倒，⑪気管チューブの抜去，のいずれかがみられた場合にはリハビリテーションを中止する．なお，鎮静中止後覚醒不十分な状態が持続する場合には，受動的なROM訓練のみを行う．

当院では，敗血症などの重症病態においても早期からリハビリテーション介入を行い，ROM訓練，端坐位保持，移動訓練までは行っている．マンパワーなどの問題もあり，現時点では人工呼吸管理中の歩行訓練までは行えておらず，今後の課題である．

4 おわりに

かつては人工呼吸を要するような重症患者に鎮静や床上安静は必須と考えられていたが，その有害性が明らかになるとともにICUにおける早期リハビリテーションの有用性が示されてきた．今後も，生存退院後の長期的な効果も含めた，重症患者の早期リハビリテーションの有効性に関する研究が進展することが期待される．

文献

1）Spragg RG, et al：Beyond mortality：future clinical research in acute lung injury. Am J Respir Crit Care Med, 181：1121-1127, 2010
→ ARDS networkによる肺保護戦略によってARDSの死亡率が大きく低下したことを報告したレビュー

2）Ferrer R, et al：Improvement in process of care and outcome after a multicenter sever sepsis educational program in Spain. JAMA, 299：2294-2303, 2008
→ 敗血症でSSCGに準じ治療を行うと，死亡率が有意に減少したことを示したbefore-after試験

3）Herridge MS, et al：One-year outcomes in survivors of the acute respiratory distress syndrome. N Engl J Med, 348：683-693, 2003
→ ARDS後の機能障害の回復に時間を要することを報告した観察研究

4）Iwashyna TJ, et al：Long-term cognitive impairment and functional disability among survivors of severe sepsis. JAMA, 304：1787-1794, 2010
→ 重症敗血症の治癒後には，認知機能低下や機能障害が数年にわたり継続することを報告した観察研究

必読 5）Needham DM, et al：Improving lomg-term outcomes after discharge from intensive care unit：report from a stakeholders' conference. Crit Care Med, 40：502-509, 2012
→ 重症患者の長期転帰を改善することを目的とした2010年のSCCMのカンファレンスの要旨

必読 6）Schefold JC, et al：Intensive care unit-acquired weakness（ICUAW）and muscle wasting in critically ill patients with severe sepsis and septic shock. J Cachexia Sarcopenia Muscle. 1：147-157, 2010
→ ICUAWのレビュー

7) Witlox J, et al：Delirium in elderly patients and the risk of postdischarge mortality, institutionalization, and dementia：a meta-analysis. JAMA, 304：443-451, 2010
→ 高齢患者におけるせん妄は，多変量解析においても退院後の死亡率を上昇させる独立した因子であることを報告したメタ解析

8) Needham DM：Mobilizing patients in the intensive care unit：improving neuromuscular weakness and physical function. JAMA, 300：1685-1690, 2008
→ 長期臥床や深い鎮静を避け，ICU滞在中から早期にリハビリテーションを行うことの有用性を報告したレビュー

必読 9) Lipshutz AK & Gropper MA：Acquired neuromuscular weakness and early mobilization in the intensive care unit. Anethesiology, 118：202-215, 2013
→ 重症患者の早期リハビリテーションにおける安全性と有効性を論じたレビュー

必読 10) Latronico N & Bolton CF：Critical illness polyneuropathy and myopathy：a major cause of muscle weakness and paralysis. Lancet Neurol, 10：931-941, 2011
→ ICUAWの代表的なレビュー

必読 11) Stevens RD, et al：Neuromusclar dysfunction acquired in critical illness：a systematic review. Intensive Care Med, 33：1876-1891, 2007
→ ICUAWのシステマティック・レビュー

12) Bailey P, et al：Early activity is feasible and safe in respiratory failure patients. Crit Care Med, 35：139-145, 2007
→ 人工呼吸患者の早期リハビリテーションの安全性と有用性を示した前向きコホート研究

13) Bourdin G, et al：The feasibility of early physical activity in intensive care unit patients：a prospective observational one-center study. Respir Care, 55：400-407, 2010
→ 人工呼吸患者の早期リハビリテーションの安全性と有用性を示した前向き観察研究

14) Pohlman MC, et al：Feasibility of physical and occupational therapy beginning from initiation of mechanical ventilation. Crit Care Med, 38：2089-2094, 2010
→ 人工呼吸開始早期からリハビリテーションを開始する有用性を示した2009年のSchweickertらの研究（文献19）における介入群の二次解析

15) Garzon-Serrano J, et al：Early mobilization in critically ill patients' mobilization level depends on health care provider's profession. PM R, 3：307-313, 2011
→ 外科系ICUにおける早期リハビリテーションには，看護師よりも理学療法士の介入が有効であることを示した単施設前向き観察研究

16) Tumer DA, et al：Active rehabilitation and physical therapy during extracorporeal membrane oxygenation while awaiting lung transplantation：a practical approach. Crit Care Med, 39：2593-2598, 2011
→ ECMO施行中であっても，歩行を含めた早期リハビリテーションが可能なことを論じた症例報告

17) Routsi C, et al：Electrical muscle stimulation prevents critical illness polyneuromyopathy：a randomized parallel intervention trial. Crit Care, 14：R74, 2010 ★★
→ 重症患者に対する電気筋刺激は，CIPNMの発症を予防しウィーニング期間を短縮することを示したRCT

18) Poulsen JB, et al：Effect of transcutaneous electrical muscle stimulation on muscle volume in patients with septic shock. Crit Care Med, 39：456-461, 2011
→ 敗血症患者に対する経皮的電気筋刺激は，筋肉容量の減少を予防しなかったことを示したRCT

19) Parry SM, et al：Electrical muscle stimulation in the intensive care setting：a systematic review. Crit Care Med, 41：2406-2418, 2013
→ 重症患者に対する電気筋刺激の有効性を検討した研究のシステマティック・レビュー

20) Burtin C, et al：Early exercise in critically ill patients enhances short-term functional recovery. Crit Care Med, 37：2499-2505, 2009 ★★
→ 重症患者の通常のリハビリテーションにエルゴメーターによる運動を加えることで短期的な機能回復が促進されることを示したRCT

21) Schweickert WD, et al：Early physical and occupational therapy in mechanically ventilated, critically ill patients：a randomised controlled trial. Lancet, 373：1874-1882, 2009 ★★
→ 人工呼吸患者に早期リハビリテーションを行うことで，退院時の運動能力が改善し，せん妄期間が短縮することを示したRCT

22) Kayambu G, et al：Early rehabilitation in sepsis：a prospective randomised controlled trial investigating functional and physiological outcomes The i-PERFORM Trial（Protocol Article）. BMC Anesthesiol, 11：21, 2011
→ 敗血症患者における早期リハビリテーションの有用性を検討するRCTのプロトコル

必読 23) Kayambu G, et al：Physical therapy for the critically ill in the ICU：a systematic review and meta-analysis. Crit Care Med, 41：1543-1554, 2013
→ ICUの重症患者の理学療法に関するシステマティックレビューとメタ解析

第6章 予防策，リハビリテーション，ゴール

4. どのような目標で，どこまでの治療を行うべきか？〜Goal of Care〜

真弓俊彦，金澤綾子，染谷一貴，大坪広樹，高間辰雄，城戸貴志，亀崎文彦

Point
- 瀕死の重症患者を目の前にするとなんとか救いたいと思ってしまう
- しかし，藁にすがる医師にはなるな！
- 今行っている確かな治療に自信をもって見守ることができるのがプロフェッショナルだ
- これからは超長期予後も良くする視点での対策が必要だ

はじめに

　重症敗血症，敗血症性ショックは現在でも多臓器不全に陥った場合には死亡率が高く，**救急医，集中治療医は最も頻繁に死を体験する職種**でもある．ここでは，確かな医療のみを行い，死と向き合うことのできる医師になる秘訣を伝授する．

症例

　82歳，女性．独居でADLは自立していたが，3日前に救急搬送され，重症肺炎からの敗血症，低酸素血症で人工呼吸器管理となっている．2日前から胸部X線上，両側に浸潤影が増強し，ARDSとなり，現在PC-SIMV，F_IO_2 0.9，PEEP 15，PIP 32，PS 15，RR 18の設定でもpH 7.302，PaO_2 60.2 Torr，$PaCO_2$ 62.0 Torr，HCO_3^- 32 mEqとなんとか維持できている．

　来院時に採取した2セットの血液培養では菌は検出されず，挿管時の吸引喀痰のグラム染色でG（＋）双球菌が検出され，肺炎球菌（*Streptococcus pneumoniae*）が疑われたが，痰の培養では菌は検出されなかった．スルバクタム/アンピシリン点滴静注を診断直後から開始しており，培養検査を本日再度施行し，昨日から腹臥位やAPRVも試みたが，酸素化の改善は認められない．

1 効く可能性があるから…？

　ICUでは瀕死の患者が入室したり，また，軽症で入院した患者でも種々の治療に反応せずどんどん悪化してしまうことも少なくない．そのような患者を前にすると，効く可能性があ

表 ● 治療法の有効性を認識できるか？

例：活性化プロテインC（APC）の大規模なRCT		
死亡率	APC非使用群	30.7％（259/840例）
	使用群	24.6％（210/850例）

absolute risk reduction ＝ 6.1％
NNT（number needed to be treated）1/0.061 ≒ 17人

おのおの17人治療して死亡例は，APC非使用群が5.2人，使用群が4.2人．目の前の患者を治療してその差を実感できるであろうか？
（文献1を参考に作製）

るから治療法Aも，B薬も，血液浄化も，エンドトキシン吸着もやってみようという医師は少なくないのではなかろうか？

そしてその後，ショックから離脱すると，「やっぱりこの治療法A〜エンドトキシン吸着は有効だ！」と思ってはいないであろうか？

2 効果を臨床例で認識できるか？

例えば，今まで全く助からなかった患者が，新たな治療法Aで助かる例が出たという場合には，確かに有効性を認識でき，治療法Aは真に有効かもしれない．しかし，本当にその症例は救命できなかった症例であったのか，厳格に判定することが必要である．また，今まで亡くなる患者もいたが，ある治療法Bを行ったら，全例救命できているという場合も，治療法Bの有用性を認識できるかもしれない．しかしここでもまた，その症例は本当に死亡に至る症例であったのか厳格に判定することが必要である．

しかしながら，実臨床ではこのような状況は非常に稀で，死亡する症例もあれば生存する症例もあるのが通常である．このような状況において，**ある治療法を行って助かったら，その治療法は有効と言えるのであろうか？**

例えば，活性化プロテインC（activated proteinC：APC）の大規模なランダム化比較試験（RCT）[1] [LRCT] では，APC非使用群での死亡率は30.7％（259/840例），使用群は24.6％（210/850例）であった（表）．absolute risk reduction（絶対危険減少率）は6.1％であり，1人を救うために治療が必要な患者数は1/0.061≒17人で，17人治療して死亡例はAPC非使用群が5.2人，使用群が4.2人となる．目の前の患者を治療してその差を実感できるであろうか？

3 効果が明らかなことをしっかり行う

例えば人工呼吸器バンドルで示されている，ギャッジアップを読者の施設ではすべての患者で行っているであろうか？有効性が示されている30〜45°のギャッジアップは，筆者が属していたICUではなかなか実施できていなかった．実際に45°のギャッジアップを行うと患者は滑り落ちてしまうほどの角度で，30°でも維持するのはなかなか大変である．

効くか効かぬかわからない治療に悩むよりも，まず，**有効性が明らかな，やるべきことを行うことが原点**である．これらができていないのに，効果が定かでない治療法の有効性を評価すべきではない．

また，**有効性が明らかなやるべきことを行っていれば，効果が定かではないことは行わない方が患者のためであることも少なくないことをもっと認識すべき**である．効果が不確かなことを行うよりも，それに費やす労力，時間を患者観察，ケアに注いだ方が，早く異常を見つけ，早期に治療できる，あるいはメンタルが落ち着きせん妄にならないかもしれない．また，コストも少なくなる．

今行っている確かな治療に自信をもって，有効性が定かではない治療を行わず，見守ることができるのがプロフェッショナルだ．

4 ICU 患者の長期予後

種々な治療を行い救命でき，退院できた場合でも，敗血症患者の長期予後は，そうでない場合の長期予後よりも格段に悪いことが多数報告されている．ある報告では敗血症後8年間に1,505名中1,229名（82％）が死亡し，30日生存例でも，その後の予測生存期間が8.03年から4.03年に短縮していたと報告されている[2]．その理由として，既存の併存症以外に，敗血症の重症度も関与し，さらに炎症や異化亢進が十分コントロールされていない，免疫力，新たな臓器不全・障害が完全に治癒していない，ICUでの廃用症候群などによるQOL/ADLの低下，もともと敗血症になりやすいという体質のために敗血症をくり返したり，致命的な疾患に罹患したりすることなどが指摘されている[3]．

ICUで多大な労力，時間，薬剤，機器を使用し，多額の医療費を費やしても，その後に亡くなってしまっては，救命した意義が薄れてしまう．**今後，ICU患者の短期予後だけではなく，長期予後を改善できるように種々の方策を開発しなくてはならない．**

5 goal of care

ICU入室自体で高額な医療費がかかるだけではなく，ICUで用いられる薬剤や機器は高額で，人生で使用する医療費の大半が投下される場合もある．しかも，ICU患者はすべて救命できるわけではなく，また，救命できても植物状態や，高齢者の場合には，QOL/ADLが著明に低下し，寝たきりなどになってしまう場合も少なくない．また，前述のように長期予後も現時点では芳しくない．

ICU入室後にはできるだけ早期に，またくり返し，患者，家族とよく相談し，どこまでの治療を行うか，また，救命後のQOL/ADLレベルの目標を定めることが大切である．

救命後のQOL/ADLの維持のため，早期からのリハビリテーションによって筋力や関節機能を維持することが大切である．逆に積極的な治療を行わないのであれば，鎮痛で痛みを取り，家族との限られた時間を有効に使用できるような配慮が必要である．鎮痛と鎮静は別であり，このような状況では鎮静は不要な場合も少なくない．しっかりした鎮痛によって痛み

を除き，家族と時間を共有できる必要最小限の鎮静に留めるべきである．

◆ 文献

1) Bernard GR, et al：Efficacy and safety of recombinant human activated protein c for severe sepsis. N Engl J Med, 344：699-709, 2001 ★★★
   → 活性化プロテインCの大規模RCT

2) Quartin AA, et al. Magnitude and Duration of the Effect of Sepsis on Survival. JAMA, 277：1058-1063, 1997
   → 1,505名の敗血症患者とそうでない91,830名の患者の長期予後を比較

3) Gentile LF, et al：Persistent inflammation and immunosuppression：a common syndrome and new horizon for surgical intensive care. J Trauma Acute Care Surg, 72：1491-501, 2012
   → 敗血症や術後侵襲後に免疫不全状態が存続するというPersistent Inflammation-immunosuppression Catabolism Syndrome (PICS) を提唱した総説．

索引

ギリシャ文字

βラクタム系抗菌薬 ······················ 88

数字

2次性腹膜炎 ······················ 95
6 S trial ······················ 56

欧文

A～C

ACCP/SCCM の定義 ······················ 43
alarmin ······················ 27, 28, 173
antithrombin（AT）値 ······················ 193
ARDS ······················ 150
area under the curve（AUC） ······················ 111
assist/control モード ······················ 153
AT 製剤 ······················ 194
Candida ······················ 45
CARS ······················ 28
central venous oxygen saturation（$ScvO_2$） ······················ 45, 54, 77
central venous pressure（CVP） ······················ 62
CHEST trial ······················ 56
Clostridium difficile ······················ 92
cold shock ······················ 31, 66
continuous renal replacement therapy（CRRT） ······················ 204, 209
control mandatory ventilation（CMV） ······················ 153
CORTICUS 研究 ······················ 133
CRP 値 ······················ 112
CRT ······················ 54
C-type lectin receptors（CLRs） ······················ 28

D～F

damage-associated molecular patterns（DAMPs） ······················ 173
deep venous thrombosis（DVT） ······················ 222
de-escalation ······················ 99, 106, 114
DIC 治療のフローチャート ······················ 195
DIC の重症度 ······················ 193
DIC の病型分類 ······················ 193
disseminated intravascular coagulation（DIC） ······················ 182, 192
early goal directed therapy（EGDT） ······················ 55, 170
empirical therapy ······················ 99, 100
Enterococcus 属 ······················ 45
ESBL ······················ 91
extended spectrum-β-lactamase（ESBL）産生菌 ······················ 45
extravascular lung water index（ELWI） ······················ 59
FloTrac-Vigileo ······················ 58
Frank-starling 曲線 ······················ 64

G～K

global enddiastolic volume index（GEDI） ······················ 59
Global Sepsis Alliance ······················ 20
GRADE system ······················ 168
graduated compression stockings（GCS） ······················ 224
H_2 blocker ······················ 228
H_2 受容体拮抗薬 ······················ 228
high frequency oscillatory ventilation（HFOV） ······················ 155
HMGB1 ······················ 184
Ht ······················ 77
hydroxyethyl starch（HES） ······················ 55, 76
hyperpyrexia ······················ 174
hyperthermia ······················ 174
ICU-acquired weakness（ICUAW） ······················ 232
intermittent pneumatic compression（IPC） ······················ 224
intrathoracic blood volume index（ITBI） ······················ 59

L～O

LiDCOrapid ······················ 58
local factor ······················ 99, 103
Miller & Jones の分類 ······················ 49
MRSA ······················ 45
noninvasive positive pressure ventilation（NPPV） ······················ 154
non-renal indication ······················ 204
nucleotide-binding oligomerization domainlike receptors（NLRs） ······················ 28

P～R

paradoxical intracellular acidosis ······················ 210
passive leg raising（PLR）test ······················ 57
pathogen-associated molecular patterns（PAMPs） ······················ 26, 27, 173
pathogen recognition receptors（PRRs） ······················ 26, 28, 173
PEEP ······················ 152
PEM（protein energy malnutrition） ······················ 146
PiCCO ······················ 59

PK-PD（PK/PD） …… 88, 89, 110
PK/PDパラメータ …… 110
PMMA膜 …… 206
PMX …… 215
pre-DIC …… 188
PreSep CV Oxymetory Catheter …… 58
pressure control ventilation（PCV） …… 153
proton pump inhibitor（PPI） …… 228
pulmonary artery catheter（PAC） …… 58
pulmonary embolism（PE） …… 222
pulse pressure variation（PPV） …… 58
retinoic acid inducible gene 1 like receptors（RLRs） …… 28
Richmond Agitation-Sedation Scale（RASS） …… 158
ROM …… 236

S～U

SAFE試験 …… 72
ScvO$_2$ …… 45, 54, 77
selective decontamination of the digestive tract（SDD） …… 120
selective oropharyngeal decontamination（SOD） …… 121
Sepsis Registry …… 175, 176
sepsisの定義 …… 169
SIRS …… 21, 34
stroke volume variation（SVV） …… 58
Surviving Sepsis Campaign Guidelines（SSCG）2012 …… 44, 183
Surviving Sepsis Campaign（SSC） …… 168
synchronized intermittent mandatory ventilation（SIMV） …… 153

S$\overline{\text{v}}$O$_2$ …… 58
systemic vascular resistance index（SVRI） …… 58
The World Sepsis Declaration …… 20
thrombomodulin（TM）製剤 …… 194
toll-like receptors（TLRs） …… 28
TRICC試験 …… 78

V～Z

VAPバンドル …… 120
ventilator-associated lung injury（VALI） …… 151
VISEP trial …… 56
volume control ventilation（VCV） …… 153
VTE …… 222
warm shock …… 31, 66

和文

あ～お

アセトアミノフェン …… 178
アドレナリン …… 68
アポトーシス …… 29
アミノグリコシド …… 91
アミノグリコシド系抗菌薬 …… 88
アルブミン製剤 …… 71
アンチトロンビン …… 226
胃酸抑制薬 …… 228
異常高熱 …… 174
一回換気量 …… 151
一回拍出量変動率 …… 58
移動訓練 …… 236
イブプロフェン …… 178
医療関連感染 …… 100
ウリナスタチン …… 198

栄養管理プロトコール …… 145
壊死性筋膜炎 …… 95
エラスターゼ阻害薬 …… 198
嚥下性肺炎 …… 85, 87
炎症イニシエーター …… 27
炎症性サイトカイン …… 28
エンドトキシン …… 38, 215
黄色ブドウ球菌 …… 85, 86, 87
オートファジー …… 29
オピオイド …… 159

か・き

喀痰の肉眼的品質評価 …… 49
画像検査 …… 108
間欠的空気圧迫法 …… 224
感染症診療 …… 84
完全静脈栄養 …… 148
感染性DIC …… 193
感染性心内膜炎 …… 87
感染臓器ごとの血液培養陽性率 …… 51
吸気プラトー圧 …… 152
旧厚生省DIC診断基準 …… 188
急性期DIC診断基準 …… 186, 193
急性期高血糖 …… 162
救命後のQOL/ADL …… 240
強化インスリン療法 …… 164
胸腔内血液容量係数 …… 59
凝固異常 …… 30
筋弛緩 …… 157
筋弛緩薬 …… 155, 159

く・け

グラム陰性桿菌 …… 90
グラム染色 …… 47, 48, 102
訓練 …… 236
経験的治療 …… 114

こ

経腸栄養	147
血液データ	108
血液培養	24, 34, 47, 49, 102
血液培養結果から考慮すべき感染臓器	51
血液培養結果から推定される感染臓器	49
血液培養の適応	50
血管内皮細胞	30
血中乳酸値	45
血糖コントロール	162
血糖変動	162
血流感染	85
解熱	178
解熱薬	172

こ

抗菌薬投与期間	117
抗菌薬	108
抗菌薬併用療法	90
抗菌薬ロック	97
口腔内嫌気性菌	87
抗結核薬	88
高血糖	162
抗真菌薬	88
高体温	174
好中球エラスターゼ	200
高張製剤	74
高二酸化炭素血症	151
高熱	108
高濃度栄養剤	146
高頻度振動換気	155
呼吸管理	170
呼吸数	23
骨髄炎	87
混合静脈血酸素飽和度	58
コンタミネーション	49, 50

さ・し

細菌感染マーカー	39
細菌性髄膜炎	85, 86, 87
最適治療	84
細胞内アシデミア	210
作業療法	234
時間依存性の抗菌薬	88
持続的腎代替療法	204, 209
市中感染	100
市中肺炎	85
シベレスタットナトリウム	198
収縮期血圧変動率	58
重症感染症	175
重症膵炎	96
重症敗血症	43
重炭酸塩	209
自由輸血群	79
手術部位感染	94
消化管潰瘍予防	228
静脈栄養	147
静脈血栓塞栓症	222
少量ステロイド投与	133
初期治療	84
ショック	31
腎盂腎炎	87
人工呼吸	150
人工呼吸器関連肺傷害	151
心臓拡張末期容量係数	59
診断マーカー	37
深部静脈血栓症	222

す～そ

髄膜炎	85
スーパー抗原	173
ステロイド大量療法	133
ストレス性潰瘍	228
制限輸血群	78
正常体温	173
赤血球輸血	71
セフェピム	87
穿孔性S状結腸憩室炎	96
全身所見	22
選択的消化管除菌	120
全末梢血管抵抗係数	58
早期経腸栄養	143
早期診断マーカー	37
早期リハビリテーション	233
相対的副腎不全	133, 136
組織因子	184

た～つ

体温異常	172
体温コントロール	178
体温調節中枢	173, 174
大腸菌	85, 87
体表冷却	178
大量輸液	61
タゾバクタム	87
タゾバクタム・ピペラシリン	87
ダメージ関連分子パターン	173
端坐位	236
弾性ストッキング	224
タンパク質摂取量	146
タンパク分解酵素阻害薬	194, 198, 226
中心静脈圧	62
中心静脈カテーテル関連性血流感染	97
中心静脈血酸素飽和度	45, 54
腸管管理	147
腸球菌	85
長期予後	240
治療効果判定	108

Index

て・と

鎮静	157
鎮痛	157
低アルブミン血症	73
低血糖	164
低体温	172, 176
低分子量ヘパリン	224
低容量換気	151
デキサメサゾン	86
デクスメデトミジン	158
電気筋刺激	234
等張製剤	74
ドパミン	67
ドブタミン	69
トリプシン α_1	199
トロンビン	184
トロンボモジュリン製剤	194

な〜の

日本版敗血症診療ガイドライン	44, 168, 183
ニューキノロン系抗菌薬	88
乳酸	54
乳酸アシドーシス	209
ネクローシス	29
濃度依存性	88
ノルアドレナリン	67

は・ひ

肺炎球菌	85, 87
バイオマーカー	34
肺血管外水分量係数	59
敗血症	43, 182, 198
敗血症診断のための補助的指標	35
敗血症性ショック	43, 92
敗血症定義	21
敗血症の定義	169
肺血栓塞栓症	222
バイタルサイン	23
肺動脈カテーテル	58
肺胞リクルートメント手技	154
播種性血管内凝固症候群	192
バソプレシン	68
パターン認識レセプター（PRRs）	26, 28, 173
発熱	172
発熱物質	173
バンコマイシン	87
バンコマイシン耐性腸球菌	45
非侵襲的陽圧換気	154
比濁時間分析法	38
ヒドロキシエチルスターチ	55
ヒドロコルチゾン	138
病原微生物関連分子パターン（PAMPs）	26, 27, 173
標的治療	114

ふ〜ほ

フェニレフリン	68
腹腔内感染	95
腹腔内感染症	94
腹部膨満	147
フランス試験	134
フルオロキノロン	91
フルコナゾール	88
フルドロコルチゾン	138
プレセプシン	40
プロカルシトニン	39, 116
プロトンポンプ拮抗薬	228
プロポフォール	158
ヘパリン	194
歩行訓練	236
補助的指標	34
ボリコナゾール	88
ポリニューロパチー	232
ポリメチルメタクリレート膜	206

ま〜も

ミオパチー	232
未分画ヘパリン	224
メチシリン耐性 MRSA	86
メトロニダゾール	86
メロペネム	87
免疫グロブリン	125
目標トラフ値	87

や〜よ

薬剤性発熱	112
薬物動態	84, 110
薬物動態-薬力学	88, 89
薬力学	110
輸液療法	61
腰椎穿刺	86

ら〜ろ

理学療法	234
リコンビナントトロンボモジュリン	183
理想体重	151
立位	236
リハビリテーション	240
緑膿菌	85
臨床栄養概念図	144
ローカルファクター	99, 103

わ

ワーファリン	224
ワルファリン	224

◆ 編者紹介

真弓俊彦（Toshihiko Mayumi）
産業医科大学医学部 救急医学講座 教授

　産業医科大学では，救急外来を改築し，「救急車はすべて受ける」をスローガンに病院をあげて，救急医療に取り組んでいます．「救える命を1人でも多く救う」をミッションに掲げ，毎日，10名のスタッフとともに楽しく，ときに厳しく，救急，プライマリケア，Acute Care，外傷外科，災害の，診療，教育，研究にあたっています．

　産業医科大学のある北九州は，魚も酒も美味しいですが，ほかでは稀にしか遭遇しない銃創，刺創を頻繁に診療でき，救急医冥利に尽きない環境です．その分，患者だけではなくスタッフも安心して診療できる安全な体制を構築しています．

　ICU，麻酔，外科，内科各科，精神科など他領域の研修もできますので，熱い心をもった救急医も救急科志望者も募集しています．また，当直は1週間に1回までと，疲れ果ててburn out直前の医師・スタッフの再生工場としての機能もめざしています．女性，特に，家庭やお子さんをお持ちの救急医も大歓迎です．ご連絡をお待ちしています．

　なお，誤解があるかもしれないのであえて明記しますが，産業医科大学では，他学出身者も初期・後期研修可能です．

Surviving ICUシリーズ

敗血症治療　一刻を争う現場での疑問に答える

2014年 3月 5日　第1刷発行
2015年 4月15日　第2刷発行

編　集　真弓俊彦
発行人　一戸裕子
発行所　株式会社 羊　土　社
　　　　〒101-0052
　　　　東京都千代田区神田小川町2-5-1
　　　　TEL　03（5282）1211
　　　　FAX　03（5282）1212
　　　　E-mail　eigyo@yodosha.co.jp
　　　　URL　　http://www.yodosha.co.jp/
装　幀　関原直子
印刷所　日経印刷株式会社

© YODOSHA CO., LTD. 2014
Printed in Japan
ISBN978-4-7581-1201-7

本書に掲載する著作物の複製権・上映権・譲渡権・公衆送信権（送信可能化を含む）は（株）羊土社が保有します．
本書を無断で複製する行為（コピー，スキャン，デジタルデータ化など）は，著作権法上での限られた例外（「私的使用のための複製」など）を除き禁じられています．研究活動，診療を含み業務上使用する目的で上記の行為を行うことは大学，病院，企業などにおける内部的な利用であっても，私的使用には該当せず，違法です．また私的使用のためであっても，代行業者等の第三者に依頼して上記の行為を行うことは違法となります．

JCOPY　〈（社）出版者著作権管理機構　委託出版物〉
本書の無断複写は著作権法上での例外を除き禁じられています．複写される場合は，そのつど事前に，（社）出版者著作権管理機構（TEL 03-3513-6969，FAX 03-3513-6979，e-mail：info@jcopy.or.jp）の許諾を得てください．

羊土社のオススメ書籍

教えて！ICU Part 2
集中治療に強くなる

早川 桂／著

レジデントノート誌の人気連載の単行本化，待望の2巻目！教科書では教えてくれない，ICUの現場で必ずぶつかる疑問や，日頃気になっているアレコレについて，研修医目線でやさしく噛み砕いて教えます！

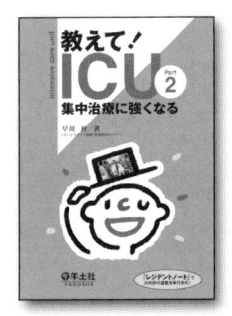

- 定価（本体3,800円＋税）
- A5判
- 230頁
- ISBN 978-4-7581-1763-0

教えて！ICU
集中治療に強くなる

早川 桂, 清水敬樹／著

教科書に載っていない，でも現場で困ることをカンファレンス形式でやさしく解説！鎮静薬の選択，ARDSの呼吸管理，経腸栄養の始め方などICU診療のツボがわかる入門書．最新知見などICUのホットな話題も満載

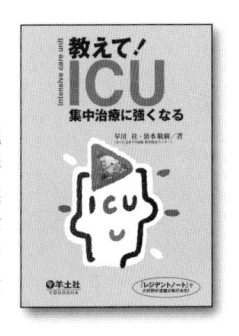

- 定価（本体3,800円＋税）
- A5判
- 239頁
- ISBN 978-4-7581-1731-9

ICU実践ハンドブック
病態ごとの治療・管理の進め方

清水敬樹／編

ICUにおける診断・治療，患者管理のための臨床マニュアル．具体的なコントロール目標値，薬剤投与量など現場ですぐに使える情報と，ガイドラインほか現時点でのエビデンスを交えた解説で実践の指針を簡潔に示す．

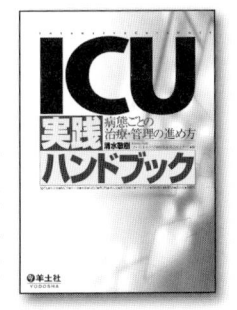

- 定価（本体6,500円＋税）
- A5判
- 598頁
- ISBN 978-4-7581-0666-5

救急ICU薬剤ノート
希釈まで早わかり！

清水敬樹／編

救急・ICUで頻用する180の薬剤が使いこなせる！「何で溶かして何分で投与する？」といった超具体的な希釈・投与方法がわかり，計算なしでも投与ができます．エキスパートからのアドバイスも盛りだくさん！

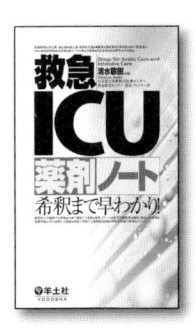

- 定価（本体4,500円＋税）
- B6変型判
- 375頁
- ISBN 978-4-7581-1764-7

発行 羊土社 YODOSHA　〒101-0052　東京都千代田区神田小川町2-5-1　TEL 03(5282)1211　FAX 03(5282)1212
E-mail：eigyo@yodosha.co.jp
URL：http://www.yodosha.co.jp/

ご注文は最寄りの書店，または小社営業部まで

羊土社のオススメ書籍

臨床にダイレクトにつながる 循環生理
たったこれだけで、驚くほどわかる！

Richard E. Klabunde／著
百村伸一／監
石黒芳紀，讃井將満／監訳

循環生理のモヤモヤ解消！初学者や理解が曖昧な方はもちろん，急性期医療に携わる医師は必読．臨床力が確実にUP！

※原題：Cardiovascular Physiology Concepts 2nd ed.

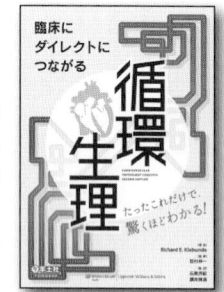

- 定価（本体5,200円＋税）　■ B5判
- 271頁　■ ISBN 978-4-7581-1761-6

M&Mで改善する！ICUの重症患者管理
何が起きたか？なぜ起きたか？今後どうすべきか？ 同じエラーをくり返さないために

讃井將満／編

重大事例検討会"M&Mカンファレンス"を誌上に再現！ICUで出会う重大なトラブルを網羅し，原因の究明と再発防止，適切な治療・管理のポイントが身につきます．また，M&Mの概要，進め方，導入法も学べます．

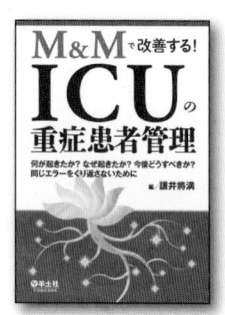

- 定価（本体4,300円＋税）　■ B5判
- 181頁　■ ISBN 978-4-7581-1744-9

血液浄化療法に強くなる
やさしくわかる急性期の腎代替療法・アフェレシスの基本から、ケースで学ぶ状況・疾患別の実践的対応まで

木村健二郎，安田 隆／監，
柴垣有吾，櫻田 勉 聖マリアンナ医科大学病院腎臓・高血圧内科／編

血液浄化療法の初学者にオススメの入門書！腎代替療法・アフェレシスの基本から透析導入・施行時のトラブル対応，疾患ごとのアフェレシスの使い分けまで，簡潔な解説と，研修医＆指導医の対話形式で楽しく学べる！

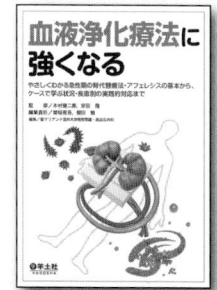

- 定価（本体4,700円＋税）　■ B5判
- 271頁　■ ISBN 978-4-7581-1738-8

救急・ERノート6 症候と疾患から迫る！ERの感染症診療
疑い，探し，組み立てる実践的な思考プロセス

大野博司／編

感染 or 非感染の見極め，必要な検査，治療開始のタイミングなど，ERでの鑑別・初期対応のポイントを症候・疾患別に解説．原因菌の絞り込みや抗菌薬処方などのコツも満載！的確な診療の組み立て方がわかる！

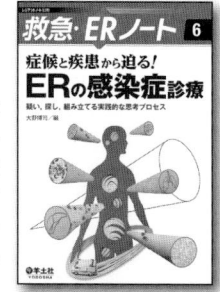

- 定価（本体5,500円＋税）　■ B5判
- 364頁　■ ISBN 978-4-7581-1346-5

発行　羊土社 YODOSHA
〒101-0052　東京都千代田区神田小川町2-5-1　TEL 03(5282)1211　FAX 03(5282)1212
E-mail：eigyo@yodosha.co.jp
URL：http://www.yodosha.co.jp/

ご注文は最寄りの書店，または小社営業部まで